实用临床检验诊断学丛书

总主编　刘贵建　刘凤奎

内分泌及代谢性疾病

主编　陈宝荣　朱惠娟

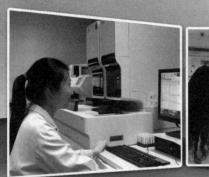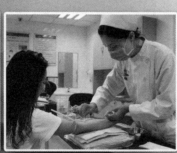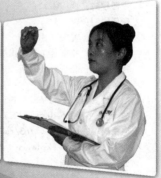

北京科学技术出版社

图书在版编目（CIP）数据

内分泌及代谢性疾病/陈宝荣，朱惠娟主编. —北京：北京
科学技术出版社，2014.9
（实用临床检验诊断学丛书/刘贵建，刘凤奎总主编）
ISBN 978 - 7 - 5304 - 7226 - 2

Ⅰ．①内… Ⅱ．①陈… ②朱… Ⅲ．①内分泌病 – 诊疗
②代谢病 – 诊疗 Ⅳ．①R58

中国版本图书馆 CIP 数据核字（2014）第 115311 号

内分泌及代谢性疾病（实用临床检验诊断学丛书）

主　　编：陈宝荣　朱惠娟
责任编辑：唐晓波
责任校对：贾　荣
责任印制：李　茗
出 版 人：曾庆宇
出版发行：北京科学技术出版社
社　　址：北京西直门南大街 16 号
邮政编码：100035
电话传真：0086-10-66135495（总编室）
　　　　　0086-10-66113227（发行部）　　0086-10-66161952（发行部传真）
电子信箱：bjkjpress@163.com
网　　址：www.bkydw.cn
经　　销：新华书店
印　　刷：三河国新印装有限公司
开　　本：720mm×980mm　　1/16
字　　数：353 千
印　　张：20.25
版　　次：2014 年 9 月第 1 版
印　　次：2014 年 9 月第 1 次印刷
ISBN 978 - 7 - 5304 - 7226 - 2/R · 1773

定　价：56.00 元

《实用临床检验诊断学丛书》
编写委员会

（以姓氏笔画为序）

于　峰　北京大学第一医院
王雪梅　北京大学人民医院
石远凯　中国医学科学院肿瘤医院
冯珍如　北京大学第一医院
朱惠娟　中国医学科学院北京协和医院
刘凤奎　首都医科大学附属北京友谊医院
刘贵建　中国中医科学院广安门医院
刘锦丽　首都医科大学附属北京友谊医院
李永哲　中国医学科学院北京协和医院
杨曦明　北京中医药大学东直门医院
陈宝荣　北京航天总医院
赵秀英　北京清华长庚医院
胡云建　北京医院
袁　慧　首都医科大学附属北京安贞医院
贾　玫　北京大学人民医院
曹永彤　中日友好医院
崔　华　首都医科大学附属北京友谊医院
崔　巍　中国医学科学院北京协和医院
韩　冰　中国医学科学院北京协和医院
韩晓红　中国医学科学院肿瘤医院
谢苗荣　首都医科大学附属北京友谊医院

《内分泌及代谢性疾病》编者名单

主　编　陈宝荣　朱惠娟

副主编　孙　琦　于　淼　王　鸥　孙慧颖

秘　书　孙慧颖

编　委　（以姓氏笔画为序）

于　淼　中国医学科学院北京协和医院
于洪远　北京航天总医院
王　鸥　中国医学科学院北京协和医院
王林杰　中国医学科学院北京协和医院
孔　晶　中国医学科学院北京协和医院
朱　巍　北京航天总医院
朱惠娟　中国医学科学院北京协和医院
刘淑明　北京航天总医院
刘　巍　中国医学科学院北京协和医院
阳洪波　中国医学科学院北京协和医院
孙　琦　中国医学科学院北京协和医院
孙慧颖　北京航天总医院
李　筠　北京航天总医院
李乃适　中国医学科学院北京协和医院
李悦芃　中国医学科学院北京协和医院
张　晶　北京航天总医院
张念荣　中国医学科学院北京协和医院
陈　适　中国医学科学院北京协和医院
陈宝荣　北京航天总医院
欧　华　中国医学科学院北京协和医院
季　宇　北京航天总医院
胡逢来　北京航天总医院
段　炼　中国医学科学院北京协和医院
高建勤　北京航天总医院
郭彩红　北京航天总医院
韩玉霞　北京航天总医院

总序一

　　近年来,检验医学的发展日新月异,新技术、新设备、新方法、新项目不断涌现,极大地促进了临床诊断和治疗水平的提高。许多在过去困扰临床医生的诊断难题,如今都得到了妥善解决。

　　然而,随着检验项目的不断增加,以及检验和临床专业分工越来越细,许多临床医生感到难以合理选择和正确解释检验项目。因此,检验和临床工作者都需要不断学习,以获得更多的跨学科知识。

　　正确诊断是正确治疗的基础。为做出正确的诊断,临床医生必须通过系统全面、重点突出的病史采集、体格检查形成初步诊断思路,然后有针对性地进行有关检查。这一过程需要临床医生与检验工作者的密切配合和良性互动。从某种意义上来说,检验技术水平的高低对临床医疗水平有很大的影响,甚至可以说,一个医院的检验科水平在某种程度上反映这个医院的医疗水平。

　　几年前,刘凤奎和刘贵建两位经验丰富的临床和检验专家曾经组织撰写了《临床检验与诊断思路》一书。作为北京市重点图书,该书一出版就受到了广大检验与临床工作者的欢迎。在此基础上,这两位主编又组织有关专家编写了这套《实用临床检验诊断学丛书》。

　　该丛书的一个重要特点是每一章节均由检验与临床专家分别从检验与临床两方面撰写,使得临床诊疗知识与检验技术融为一体,以期实现临床与检验学科的无缝对接。本书的另一特点是每个章节都配有示意图,不仅形象生动,而且便于记忆。

　　该丛书有助于临床医生培养良好的思维方式,摒弃撒大网式的检查习惯,根据患者的病史、体检结果,合理选择相关检查,从而得到正确的诊断。这样,临床医生就不会被检查结果误导,甚至被牵着鼻子走进误诊的歧途。

　　同时,该丛书也有助于拓宽检验工作者的临床知识,形成从临床的角度来看待和思考检验工作的良好习惯。

总之,该丛书的内容有助于临床和检验工作者拓展知识面,系统了解和掌握检验项目的目的、意义及结果分析,不断提高临床诊断和治疗水平。因此,该丛书适合检验、临床工作者参考使用,也可作为综合医院医生、专科医院医生及全科医生教学用参考书。

贾继东　教授

首都医科大学附属北京友谊医院肝病中心主任

国际肝病学会(IASL)副主席

中华医学会肝病学分会前主任委员

亚太地区肝病学会(APASL)前主席

2014 年 7 月

总序二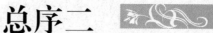

　　受总编之约,欣然接受为此书作序,源于此套书针对目前检验行业中的实际问题,深入系统地结合临床实际并以分析问题和解决问题为主线,详细阐述了消化系统疾病、循环系统疾病、感染性疾病、恶性肿瘤、血液系统疾病、内分泌及代谢性疾病、免疫性疾病的临床检验与诊断思路,特别是对于目前检验界存在的疑难问题,如感染性疾病检验指标中的假阳性和假阴性、免疫类检测项目的溯源性、各种检验中的生物学因素和干扰因素、肿瘤标志物的复杂性和各种疑难检验结果的解释等问题,在各位具有丰富实际工作经验和临床经验的检验专家的笔下娓娓道来,非常值得学习。

　　检验结果在不同个体、不同状态、不同时间的分析和解释越来越引起人们的重视,尤其随着疾病的诊断和防治等循证医学的发展,人们对健康要求的提高,人类生存环境的变化等都使检验医学在疾病发病原因、发病机制及发病趋势等方面起重要作用,在此前提下,此套以临床检验与诊断思路为特色的书籍尤显具有重要意义,希望此套书籍的出版能够为提高检验医学的知识服务能力做出贡献。

张　曼

主任医师、教授、博士生导师

中国医师协会检验医师分会会长

首都医科大学附属北京世纪坛医院检验中心主任

2014 年 7 月

欣闻《实用临床检验诊断学丛书》即将出版,这是一套大型系列丛书,首次出版的包括《消化系统疾病》《血液系统疾病》《感染性疾病》《循环系统疾病》《免疫性疾病》《内分泌及代谢性疾病》《恶性肿瘤》,共 7 个分册,以后还将陆续出版其他器官或系统疾病的分册。《实用临床检验诊断学丛书》的问世是中国临床检验诊断学发展史上的又一个里程碑,它标志着医学检验朝检验医学的真实转化,必将成为检验与临床结合的范例。

如果到实体书店或网络书店去浏览一下,您会看到书名与之类似的书或丛书确实不少,您也可能早已买过或珍藏过。您还会再去买或收藏这套《实用临床检验诊断学丛书》吗? 即使买了,您愿意花时间去阅读它吗? 我们或许都有这样的体会:有些书买了以后翻了几页或浏览后就放在书架上,成了装饰品;但有那么几本书你会爱不释手。我相信《实用临床检验诊断学丛书》将会成为您经常翻阅、细读和参考的一本案头书。

虽然我只看了《实用临床检验诊断学丛书》的一部分内容,但却为其所吸引。这套书汲取了检验与临床密切结合的精髓,以检验结果的解读和检验诊断为核心,从生理到病理、基础到疾病、检验到临床,深入浅出、全面精准地阐述了临床检验诊断思维的形式、方法及路径,并将其融合于各系统疾病诊疗过程的临床实践中,特别是通过一些具有代表性的临床病例的分析与讨论,十分有助于提高检验医(技)师和临床医师的“检验与临床结合”能力,培养检验诊断的临床思维。

《实用临床检验诊断学丛书》编著的另一大特色体现在编写人员组成上,是以在临床一线担负重要医疗任务的中青年专家为主,包括总主编、各分册主编、编委,都是临床和检验专家的适当组合。检验与临床专家有效组合、密切合作的结果使得此套丛书在内容安排、要素处理、病例整理、诊疗流程等方面更切合检验与临床的实际,读者无论是检验医(技)师还是临床医师,都容易理解和应用。

　　刘贵建教授是我国临床检验诊断学领域中青年专家的杰出代表之一,他一直致力于检验与临床结合,特别是中西医结合的研究与实践,辛勤耕耘、勇于探索、著述颇丰,该套丛书是他与全体编者同心协力、殚精竭虑的重要成果。相信他担任总主编的《实用临床检验诊断学丛书》将给读者带来新感觉、新思路,共同促进检验医学和临床医学更加紧密地结合与发展。

王建中

北京大学第一医院主任医师、教授

2014 年 7 月

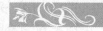

近几十年,特别是近十余年来,检验医学快速发展。新的分析技术、检验设备、检测方法、检验项目不断应用于临床检验和诊疗过程,使得检验服务范围不断扩大。临床工作对于检验质量要求的不断提高使得临床实验室高度重视检验过程的质量保证,通过建立质量管理体系,加强室内质量控制和室间质量评价等措施,检验过程中的质量得以保证并不断提高。

检验能力范围的扩大和检验过程中质量的提高是否已经有效促进了医疗质量的提高和满足了保证医疗安全的要求? 检验专家的答案应当是相当保守的,而临床专家恐怕是更加的不能肯定。因为检验过程包括了项目申请、受检者准备、标本采集、标本送检和接收、标本处理、样本检测、结果分析报告、临床应用等过程,需要接受了检验项目有关知识良好培训的临床医师、检验医(技)师,甚至是患者和家属的密切协作,才能实现检验全过程的质量保证。但目前检验与临床在诸多方面并未得到很好的融合,还未能有效实现有机联系和紧密合作。

检验医(技)师从学历教育阶段开始常被要求从检验目的、标本采集、检测原理和方法、参考区间、临床意义、注意事项等几个方面学习和掌握各种检验项目,这样的学习方式在工作后的继续教育中得以习惯地保持着。其结果是对检验结果改变的机制、疾病、病理生理过程没有较好的理解,难以实现密切结合临床对检验结果进行合理的解释和提出进一步的解决方案或建议。

同样,临床医师从医学生开始至工作后的继续教育过程中,对于检验医学知识的学习和掌握也多局限于检验项目(指标)的参考区间、临床意义和临床应用,对检验技术和方法、检验结果的影响因素、分析性能等了解有限。同时,由于目前临床科室专业分工过细,导致一些医师只对自己专业所涉及的检验项目掌握得很好,对其他专业的检验项目则了解不多,甚至很少。对检验项目的肤浅认识,造成了仅凭某一项或几项检验结果的异常就诊断某种疾病,出现检验结果与疾病之间对号入座的现象。事实上,一种检验结果的异常可由几种疾病引起;相反,一种疾病又可导致反映病理生理改变的多种检验项目的结果异常。况且,任何检验结果都不可能百分之百的准确,存在一定的假阳性和假阴性。所以,过分依赖和不加分析地应用检验结果将导致诊断的错误。

从目前存在的问题着手,加强检验与临床的有效联系、沟通,实现检验过程与临床诊疗工作的密切结合,是提高检验诊断质量、保证医疗安全的关键环节。一方面,应加强对临床医师进行持续有效的检验知识的培训。临床医师如果精通检验,了解各种检验项目的临床意义、检测结果的影响因素、检验方法的局限性、异常结果的产生机制、检验项目的分析性能和诊断性能等,那么在日常工作当中就会熟知应该检查哪些项目,如何分析结果,如何应用于临床,这样才能保证甚至提高检验项目的效率。另一方面,检验医(技)师必须要掌握一定的临床知识和经验。因为检验人员执行了具体的检验操作,更加了解检验方法的性能,如多了解和掌握一些临床知识,熟知哪些临床因素影响检验结果值,检验结果的变化在疾病诊断、治疗观察、预后判定方面的意义,那么检验医(技)师就有能力指导临床医师对检验项目进行合理的应用,对检验结果进行正确的分析和解释。

基于从提高检验医(技)师和临床医师的"检验和临床结合"能力的目的出发,编写专家委员会经过充分的研讨,确定了本套专业丛书的编写内容和形式。本套丛书目前编入了《消化系统疾病》《循环系统疾病》《感染性疾病》《恶性肿瘤》《血液系统疾病》《内分泌及代谢性疾病》《免疫性疾病》7个分册。

本套丛书融临床诊疗与检验内容于一体。从临床实用性出发,以临床系统疾病为分册,以临床检验项目或项目组合为出发点,以检验结果的解读和检验诊断思路为核心,对常用的临床检验项目的概念、参考值、结果异常的产生机制或疾病进行了一般介绍,重点结合生理、病理改变对检验结果的异常进行了分析,对结果异常的临床意义和临床应用价值进行了阐述。在内容的结构安排上符合临床检验诊断思维,在编写人员的组成和内容分工上保证了临床与检验的紧密结合。在内容的表达形式上增加了较多的诊断思路图,力求通过图示形式表达临床医生的思路。

本套丛书是检验专家与临床专家通力合作的结果,实现了知识上、思维上、应用上的有效结合。对提高检验医(技)师的检验诊断能力,对拓宽临床医师的诊断思路,提高临床诊疗水平将提供有益的帮助。可供临床各专科医师、全科医师、实习医师、临床检验医(技)师及从事医学教育的教师参考应用。

刘贵建　刘凤奎

2014 年 7 月

前　言

　　随着科技的发展,化学发光、高效液相色谱、质谱等一系列精密分析技术被引入临床检验医学领域,为检验医学及临床医学的发展注入新活力。内分泌代谢学是研究激素及其相关物质代谢的学科。众所周知,激素是人体内分泌细胞分泌的微量高效能化学信息分子,虽然在人体血液、体液中含量极低(ng/ml 或 pg/ml 水平),但对机体的物质代谢和各种生理功能的维持发挥着重要的作用。为了更好地了解这类微量物质如何调节人体代谢,科学工作者耗时 60 余年通过放射免疫法终于实现了激素的量化。但早年受科技发展的制约,准确、快速定量这类微量、痕量物质依然是摆在医学工作者面前的一个巨大难题。20 世纪 70 年代出现但在近 10 余年得到迅速发展的免疫发光技术基本解决了这类微量物质的精确、快速定量及环境保护问题。随着研究的深入,人们发现免疫发光技术并非完美无缺,一个致命的缺陷即免疫交叉反应的存在,也是以抗原抗体反应为基础的各类免疫学测量方法存在的普遍问题。事实上,免疫发光技术仍未能在溯源的基础上解决激素准确定量问题。激素多为具有空间结构的化合物,类似物对激素准确测量的干扰成为目前困扰检验医学工作者的一个难题。近年来随着高效液相色谱、质谱分析技术被引入检验医学领域,免疫发光技术的特异性问题正逐步发现并得到认知,这类技术不仅能有效解决类似物的干扰等免疫发光技术测量中的难题,还能改进现有测量技术的敏感性、准确性等重要方法学性能,为实现激素项目测量的量值溯源奠定基础。目前在美国、德国等发达国家已经使用该类技术建立了部分检验项目的参考系统,并将这类技术用于临床患者样本的测量,从根本上解决了激素的准确测量问题。相信在不久的将来我国的实验室也将应用这一先进的技术服务于临床患者。

　　鉴于激素等微量、痕量物质测量技术的飞速发展、临床实验室同一检验项目多种测量技术并存、患者流动性大、临床专业分科越来越细的现状,为帮助临床医生正确合理使用检验结果,提升内分泌代谢病的诊断和治疗水平,我们组织临床一线工作多年的内分泌及检验专业技术人员依据国内外近年研究文献、相关标准等编写《实用临床检验诊断学丛书·内分泌及代谢性疾病》分册。本分册分10章，第一章"概述"介绍激素与内分泌及代谢性疾病的基本信息，其余九章介绍各类代谢性疾病。各章包含"概述"和"临床常见疾病"两部分，"概述"部分介绍该类疾病的概念、分类及相关实验室检查项目，结合我国临床实验室特点，给出该类代谢病相关检验项目常见检测原理及方法学性能、参考区间、影响因素等与临床诊疗相关的重要信息。"临床常见疾病"部分介绍疾病的临床表现、病因与发病机制、临床诊断和鉴别诊断的思路与要点。一方面希望帮助临床医师全面了解与内分泌及代谢性疾病诊疗相关的检验项目信息，能正确选择并合理使用检验项目或项目组合，同时给出了临床诊断和鉴别诊断的思路与要点；另一方面也希望帮助临床检验技术人员了解内分泌及代谢性疾病相关的病理生理变化、疾病病因与发病机制、临床诊疗思路及可能对测量产生的影响，更好地服务于临床。

尽管编者们已尽力完成撰写任务，但限于技术水平和医学科学的快速发展，书中难免会有不足之处，真诚希望各位读者提出宝贵意见。

陈宝荣　朱惠娟

2014 年 7 月

目　　录

第一章

概　述

内分泌代谢学是研究激素及其相关物质代谢的学科。1905 年英国生理学家 EH. Starling 发现了从小肠分泌入血后能够刺激胰腺分泌的一种物质，首次提出"激素（hormone）"一词，开创了内分泌学作为独立学科的新纪元。此后，内分泌学的发展伴随着激素的不断发现和测定方法的革新进步。近百年来，经过生化学家、生理学家和临床学者的不懈努力，发现了分泌激素的腺体和器官，建立了发现和测定激素的方法，并通过提纯激素，了解激素的结构以及生物学途径即激素受体及下游信号传导通路研究，最终使临床内分泌学成为重要的学科分支，主要研究激素及与激素作用相关疾病的诊断和治疗。此外，由于内分泌激素具有严格的反馈调节机制，因此内分泌疾病需要独特的诊疗思路和流程。

一、激素及分类

激素是指由内分泌细胞分泌的微量高效能化学信息分子，它释放入血后可通过循环系统到达靶细胞发挥生理功能，包括生殖、生长发育，能量的生成、利用和储备，维持内环境稳态以及调节神经系统的生理功能，这是经典的内分泌概念，也被称为循环内分泌学。随着研究的深入，人们发现激素也能够通过旁分泌、自分泌、胞内分泌和膜连分泌等方式发挥生理作用。

激素的分类方式很多，根据激素的化学结构可以分为：肽类激素、氨基酸衍生物以及类固醇激素。肽类激素既包括促甲状腺激素释放激素（TRH）、促肾上腺激素释放激素（CRH）等只含有数个氨基酸的短肽类激素，也包括生长激素（GH）、催乳素（PRL）等由数百个氨基酸组成的糖蛋白激素，以及胰岛素等中等长度的肽类激素。儿茶酚胺属于酪氨酸来源的激素。而性腺激素、肾上腺皮质激素以及维生素 D 等属于类固醇激素。激素的化学结构不同也导致了激素的受体结合方式、激素的代谢以及测定方法的差异。根据激素的分泌来源可以分为下丘脑激素、垂体激素、甲状腺激素等内分泌靶腺激素和胃肠道内分泌激素等。根据激素的生理效应又可分为水盐代谢激素、钙磷代谢激素、三大物质代谢激素、生长发育激素和生殖相关激素。

二、激素的代谢与调节

激素的正常合成、分泌及作用决定了机体生理功能的正常稳定,因此激素在人体内受到复杂且精细的调节。通常认为,神经系统具有重要的激素调节作用,下丘脑肽能神经元以及自主神经均参与内分泌激素的分泌调节;而反馈调节机制在激素的分泌中发挥重要的作用,体液中的靶激素/代谢物质的浓度和作用通过正/负反馈通路直接调节激素的分泌,下丘脑－垂体－靶腺激素是典型的反馈调节;另外,激素间相互作用,包括拮抗作用和允许作用也参与激素的分泌调节;微量的激素发挥重要的生理作用还通过靶细胞受体高浓度表达、门脉等特殊循环的集中作用及激素原等使激素的作用更加集中和放大,同时也调节激素的分泌。

三、激素的测定

体液中激素的浓度通常在 $10^{-12} \sim 10^{-6} mol/L$,因此实验室测定方法的准确度和灵敏度决定了内分泌疾病的诊疗水平。1968 年,放射免疫方法的出现使得临床内分泌学发生了质的飞跃。目前在医学实验室主要有三类激素的测定方法:免疫分析法、色谱法、质谱法。基于抗原－抗体免疫反应的免疫分析法包括竞争性免疫分析以及双抗体夹心的免疫测定法。根据标志物质的不同可将免疫分析方法分为放射免疫(RIA)、免疫放射(IRMA)、酶免疫分析(EIA)、荧光免疫分析(FIA)和化学发光免疫分析(CLA)。随着临床检验技术的发展,目前通常使用非放射性核素信号系统来测定激素浓度,包括比色法、荧光法和目前广泛应用的化学发光法。这类测定方法试剂半衰期长,避免同位素污染,同时还能够使自动化免疫分析成为可能。高效液相色谱法(HPLC)在临床上可以同步测量多种形式的分析物,如儿茶酚胺类(肾上腺素、去甲肾上腺素和多巴胺)等。质谱测定技术是 20 世纪后期出现的痕量物质测定技术,它通过定向识别目标分子,继以分离和测量,能够快速且准确地测量多种内分泌激素,常用于类固醇激素的测定。随着对内分泌疾病的深入认识,发现基因缺陷在内分泌疾病的发病中发挥重要的作用,因此基因测序分析也成为许多内分泌疾病诊断的重要工具。同时无论是临床内分泌医生还是实验室的检测人员都应当了解不同激素的测定方法以及该方法的局限性,包括测定方法的精确度、线性、回收率、可测量范围以及可能的干扰因素、标本的采集要求以及在所处地域的正常人群的参考值范围。这样才能密切从临床出发,结合实验室检查做出正确的诊断和治疗。

四、内分泌及代谢性疾病的分类

内分泌及代谢性疾病是各种原因导致的一种或多种激素分泌异常或作用障碍导致的一系列临床症候群。根据腺体的功能状态可以分为功能亢进、功能减退;根据疾病发生的层面不同分为激素分泌减少、激素分泌增多、激素结构异常、激素受体及受体后异常、激素运输和代谢障碍等。

激素分泌减少是由各种原因导致的内分泌腺体功能减退,如原发性甲状腺功能减低、原发性肾上腺皮质功能减低等。一些遗传缺陷如由于 X 染色体缺陷导致的 Turner 综合征、PIT-1 基因缺陷导致的 GH 缺乏症等,多数患者是由于肿瘤、炎症(结核等)、创伤和自身免疫损伤导致的内分泌腺体功能的破坏,也有上位调节激素分泌减少(如继发性甲状腺功能减退等)或内分泌外疾病导致活性激素生成障碍(如肾衰竭导致的 1,25-二羟维生素 D_3 生成障碍)或激素的降解增加导致的相应的内分泌激素功能障碍。

激素分泌增加是各种原因导致的内分泌激素生成增加而产生的一系列激素功能亢进的临床症候群(如原发性甲状腺功能亢进症、库欣综合征等)。内分泌腺体的肿瘤或增生都会导致相应腺体激素分泌增加。异位的肿瘤常常可以分泌激素类的物质导致临床上出现腺体功能亢进的表现(如异位 ACTH 综合征等)。而外源性的给予激素也会导致医源性功能亢进表现(如长期接受大量糖皮质激素治疗的患者会出现高皮质醇血症的相关临床表现等)。兴奋型自身免疫抗体也可引起相应腺体功能亢进(如促甲状腺激素受体抗体的增加会导致 Graves 病)。另外,当某些激素生物合成酶缺陷时会导致其他通路上激素合成的增加(如先天性肾上腺皮质增生症 21-羟化酶缺陷患者由于皮质醇合成酶的缺陷导致酶作用部位前底物及性激素合成和分泌增加)。此外,当内分泌腺体受到过度的病理生理刺激时也可导致激素的过多分泌(如肾衰竭时继发的甲状旁腺功能亢进)。

激素结构异常可导致临床上出现相应的内分泌疾病临床表现。例如,基因缺陷导致胰岛素结构异常,而结构发生变化的胰岛素与靶组织中的胰岛素受体亲和力下降从而导致生理效能的下降,临床表现出高血糖等。

激素受体或受体后信号传道通路中的障碍均可导致内分泌疾病相关临床表现。根据受体或受体后通路抑制或兴奋,临床上表现出内分泌腺体功能亢进或减退的临床表现。由于激素相关生理作用异常,机体通过负反馈调节,功能减退时常常测得激素的水平是高的，而功能亢进时循环中激素的水平反而降低。例如，假性甲状旁腺功能减退、B 型胰岛素抵抗以及 McCune - Albright 综合征均属于此类疾病。

多内分泌腺体疾病常常由于基因缺陷导致多个内分泌腺体功能障碍，既包括功能亢进，也有功能减退。临床上常见的有多发内分泌腺瘤病(MEN)，MEN1 等基因缺陷导致胰腺、甲状旁腺、垂体、肾上腺髓质出现增生或腺瘤样改变出现一组多内分泌腺体功能亢进临床表现症候群。而多发性内分泌腺免疫综合征(APS)时，由于内分泌腺体特异性自身免疫破坏导致甲状腺、肾上腺皮质、胰腺等多腺体功能减退。还有一些基因缺陷相关的综合征可导致单个或多个内分泌腺体功能障碍，如 Wolfram 综合征(糖尿病、尿崩症、视神经萎缩和神经性耳聋)、Carney 综合征(心房黏液瘤、皮肤色素沉着和肢端肥大症等)。

五、内分泌及代谢性疾病的诊断思路

内分泌及代谢性疾病具有独特的临床诊疗思路，需要在临床实践中不断提炼和总结。内分泌专业临床医师应重视临床信息的采集，正确选择测定的激素项目和相关功能试验，并通过影像学进行进一步的定位诊断，必要时还需通过分子病理诊断和基因诊断获得正确的诊断结论，选择恰当的治疗方法。所有内分泌及代谢性疾病患者的诊断都应当遵循从定性诊断到定位诊断，最后进行确定病变性质的诊断过程。

定性诊断通常需要通过认真而翔实的临床病史询问以及全面的查体初步判断患者可能涉及的内分泌腺体及代谢障碍，再通过激素及激素调节物质的检测判断相关腺体的功能状态。由于激素分泌常常具有节律性，而且随着年龄、性别、应激状态甚至季节的不同都会有相应的变化，因此不能仅通过激素水平判断腺体的功能状态，需要一些功能试验帮助临床医生确认其功能状态。例如，单次的皮质醇水平偏高不能做出库欣综合征的诊断，皮质醇节律和小剂量地塞米松抑制试验是临床上定性诊断库欣综合征的重要功能试验。而单次测定的空腹生长激素(GH)也不能确定患者是生长激素缺乏症还是肢端肥大症，需要 GH 兴奋试验(如低血糖 GH 兴奋试验、精氨酸 GH 兴奋试验等)来判断 GH 是否真的缺乏。而使用口服葡萄糖 GH 抑制试验来判断 GH 是否处于高分泌状态(如巨人症或肢端肥大症)。

当确定了相应内分泌腺体的功能状态后，即定性诊断后，要进行定位诊断，进一步判断腺体功能障碍的确切病变部位，是下丘脑还是垂体，或者是靶腺本身的功能障碍。例如，库欣综合征的患者通过临床表现(向心性肥胖、水牛背、

满月脸及紫纹等）、激素测定（血或尿的皮质醇水平）及功能试验（皮质醇节律结合小剂量地塞米松抑制试验）定性诊断为高皮质醇血症，接下来需要通过进一步的功能试验判断患者的病变部位是垂体 ACTH 腺瘤还是肾上腺皮质腺瘤或者是肿瘤导致的异位 ACTH 综合征。通过 ACTH 水平的测定及大剂量地塞米松抑制试验可以进行定位诊断。进一步通过垂体磁共振成像及肾上腺 CT 检查验证定位诊断的正确性。

根据功能试验的结果及影像学表现可以初步进行病变性质的判断，包括增生、腺瘤或自身免疫、炎症等。而随着分子生物学技术的飞速发展，基因测序在内分泌及代谢性疾病的临床诊断中正在逐步发挥重要作用。

总之，内分泌及代谢性疾病的临床诊疗和科研都离不开临床检验，它们相辅相成、互相促进。临床医师需要准确的激素测定结果结合缜密的临床思维进行正确的诊疗，而临床检验人员需要了解内分泌及代谢性疾病的发病机制、激素的生理作用和调节及患者的临床表现，从而科学客观地进行激素测定，并给出检验结果的正确解读。

（朱惠娟）

第二章

下丘脑－垂体疾病

第一节　概述

下丘脑和垂体是机体神经内分泌网络的中枢。下丘脑位于大脑腹面、丘脑的下方,构成第三脑室的下壁。下丘脑自前向后可分三部,即前部(又名视前区和视上区)、中部(结节区)和后部(乳头体区),它由多种细胞核团和纤维束组成,与中枢神经系统有密切联系,接受多种神经冲动。同时它通过神经和血管途径调节脑垂体前叶、后叶激素的分泌和释放,而且还参与调节自主神经系统、水盐代谢、体温、摄食、睡眠、生殖、内脏活动及情绪等。因此,下丘脑是神经－内分泌系统的中枢。下丘脑分泌的因子通过门脉到达垂体前叶,其中刺激垂体前叶激素释放的激素,称释放激素,释放激素包括促甲状腺激素释放激素、促肾上腺皮质激素释放激素、促卵泡生成素释放激素、促黄体生成素释放激素、生长激素释放激素、黑色素细胞刺激激素释放激素、催乳素释放激素;而抑制垂体前叶激素释放的激素,称抑制激素,包括生长激素抑制激素、催乳素抑制激素和黑色素细胞刺激激素抑制激素。下丘脑的视上核和室旁核能够分泌抗利尿激素和催产素,上述激素能够与其相应的运载蛋白形成复合物经过神经束输送到垂体后叶储备,按照生理需要释放入血发挥浓缩尿液、血管加压和催产等生理功能。

下丘脑激素通过门脉系统到达垂体,发挥重要的调节垂体激素分泌的生理作用,但是在循环中下丘脑激素水平极低或代谢速度很快,因此目前尚不能通过直接测定下丘脑激素来进行临床疾病的诊断。下面简述重要的下丘脑激素的生理作用:①促甲状腺激素释放激素(thyrotropin－releasing hormone,TRH),为一个仅有 3 个氨基酸的肽类激素,半衰期仅 2 分钟。主要生理作用是促进垂体前叶合成分泌促甲状腺激素,同时能够刺激催乳素(PRL)的合成和分泌。②促性腺激素释放激素(gonadotropin - releasing hormone,GnRH),是10个氨基酸的肽类激素,半衰期数分钟,能够刺激腺垂体合成和分泌两种促性腺激素——促黄体生成素(LH)与卵泡刺激素(FSH)。性发育的启动依赖 GnRH 的脉冲分泌增加,但如果持续高分泌或外源给予 GnRH 反而能够抑制性腺轴的功能。③生长激素释放激素(growth hormone releasing hormone,GHRH),为含有44个氨基酸的肽类激素,能够刺激腺垂体生长激素分泌细胞的增生及合成分泌GH。④生长激素释放抑制素(somatostatin releasing inhibiting factor, SRIF),为含有14个氨基酸的肽类激素,能够抑制腺垂体合成和分泌 GH,同时它的受体也广泛存在于胃肠道、胰腺等组织,能抑制消化系统的胃泌素、促胰泌素、胆囊收缩素等激素的释放,以及减弱胃酸的分泌、胃与胆囊的蠕动等。胰岛内的 δ细胞也分泌此激素,它抑制毗邻 α 细胞及 β 细胞分泌胰高血糖素及胰岛素的活动。⑤促肾上腺皮质激素释放激素(corticotropin releasing hormone,CRH),为含有41个氨基酸的肽类激素,其主要作用是促进腺垂体合成与释放促肾上腺皮质激素(ACTH)。腺垂体中存在大分子的促阿片 - 黑素细胞皮质素原(pro - opiomelanocortin,POMC),简称阿黑皮质原。在 CRH 作用下经酶分解 ACTH、溶脂激素(lipotropin,β - LPH)和少量的 β - 内啡肽。CRH 为脉冲式释放,并呈现昼夜周期节律,其释放量在上午6~8时达高峰,在夜间0时最低。这与 ACTH及皮质醇的分泌节律同步,而且在应激状态下能够迅速增加分泌,刺激 ACTH以及皮质醇的分泌以对抗应激状态。

垂体是位于蝶鞍内的重要内分泌腺体,通过垂体柄与下丘脑相连。垂体呈卵圆形,平均重量750mg。垂体具有重要的内分泌功能,分为腺垂体(垂体前叶)和神经垂体(垂体后叶)。腺垂体分泌6种具有重要生理活性的激素,包括生长激素、催乳素、促肾上腺皮质激素、促甲状腺素、卵泡刺激素、黄体生成素。上述激素能够特异性与靶腺细胞受体结合发挥相应的调节靶腺激素分泌的作用。而神经垂体是由神经胶质细胞和神经纤维组成,并无分泌功能,储备抗利尿激素和催产素。

下丘脑－垂体功能障碍会导致单独或多个内分泌轴激素分泌或作用异常,出现相应的临床表现。下丘脑－垂体疾病主要分为两大类:激素分泌减少或激素分泌增加,但临床上的病因却十分复杂,而且由于下丘脑和垂体解剖位置的限制,常常难以获得病变的组织学标本,从而难以进行病理学诊断。下丘脑－垂体疾病的主要病因有:①出现周围组织压迫的相关症状,如视力视野障碍、头痛、脑神经受压相关症状;②出现下丘脑－垂体－靶腺轴功能亢进或减退的临床表现;③因其他原因行 MRI、CT 等影像学检查时意外发现的。下丘脑－垂体疾病可以因基因缺陷或先天发育异常导致相应的功能减退。例如,PIT－1、HESX－1 等基因缺陷可以导致孤立或多个垂体前叶激素分泌异常,随着基因检测技术的发展,越来越多的基因被发现与下丘脑－垂体前叶胚胎发育和功能密切相关。而更多的下丘脑－垂体疾病表现为该部位的占位性病变(表 2－1),根据病变性质的不同,可以表现为相应轴系的功能亢进,而其他正常垂体轴系功能的减退,也可以表现为下丘脑和全垂体功能减退。下丘脑－垂体疾病的诊断流程和内分泌及代谢性疾病的诊断流程一致,需要通过详细完整的临床问诊和查体、针对性地进行相关轴系腺体分泌激素的测定,必要时结合功能试验进行定性诊断,判断累及哪个或哪些内分泌轴系,这些内分泌轴系的功能是亢进还是减退;进而通过实验室检查结合影像学检查进行定位诊断,是下丘脑、垂体还是靶腺发生病变,并尽可能判断病变性质,从而为最终选择恰当的治疗方案建立正确的诊断。

表 2－1　下丘脑－垂体占位性病变及病因

病变性质	病因
垂体腺瘤	激素分泌型垂体腺瘤、无功能垂体腺瘤
垂体增生	妊娠相关、原发性甲状腺功能减退、异位 GHRH 综合征、异位 CRH 综合征
其他良性肿瘤	颅咽管瘤、脑膜瘤、良性血管瘤、垂体细胞瘤
恶性肿瘤	垂体腺癌、转移癌、生殖细胞来源肿瘤、肉瘤、淋巴瘤、脊索瘤、组织细胞增生症
囊性病变	Rathke 囊肿、脓肿、腺瘤囊变
自身免疫相关病变	淋巴细胞垂体炎、IgG$_4$ 相关垂体病变

　　根据本章内容,特详述下列激素的合成、分泌及生理调节,实验室测定方法以及可能的影响因素(促肾上腺皮质激素、促甲状腺激素和促性腺激素见相关章节)。

一、抗利尿激素

　　抗利尿激素(antidiuretic hormone,ADH)是由下丘脑视上核和室旁核分泌的具有重要水平衡调节作用的激素。

　　1. ADH 的合成、分泌和代谢　19 世纪 50 年代,科学家从牛和猪垂体后叶纯化和分离出三种激素,分别具有催产、血管加压和抗利尿作用。这三种激素均为含有 9 个氨基酸的肽类激素。人和其他哺乳动物的抗利尿激素为精氨酸加压素(ADH),而猪的为赖氨酸加压素(LVP),ADH 和 LVP 统称为抗利尿激素。ADH 由下丘脑的核团合成,视上核主要产生 ADH,而室旁核主要合成催产素(OXT)。神经元细胞体的核蛋白先合成 ADH 前体,它与同时合成的神经垂体激素运载蛋白以及蛋白水解酶一起在高尔基体内被包裹在膜性囊泡中,囊泡沿着神经轴突随着轴浆流向神经垂体,储存在神经末梢的膨大处。运输过程中,ADH 前体能够被蛋白水解酶降解为具有生物活性的 9 肽、运载蛋白和 39 肽糖蛋白(VGP)。当血浆渗透压升高或血容量减少等刺激下,分泌囊泡以胞吐的方式将 ADH 释放入血,并随着血液循环到达靶器官,即肾小管的集合管和远曲小管而发挥生理作用。ADH 的代谢清除途径主要是在肝脏内代谢、降解和灭活,由肾脏清除经尿液排出。

2. ADH 的生理功能 ADH 的已知生理作用较为广泛,它发挥生理作用的途径与其他蛋白质激素一样,ADH 和靶器官上特异性受体结合激活腺苷酸环化酶,环磷酸腺苷(cAMP)水平增加进而使细胞膜蛋白磷酸化,细胞膜构型改变,"水分子通道"打开,对水的通透性增加,促进水的重吸收。ADH 有两种特异性受体:V_1 受体和 V_2 受体,V_1 受体主要分布在血管平滑肌和心脏,介导 ADH 的收缩血管和降低心率的生理作用,而肝脏和垂体前叶等组织上的 V_1 受体能够介导加快糖原分解和促进 ACTH 释放的生理作用;V_2 受体分布在肾远曲小管和集合管上,介导 ADH 保水的主要生理功能。

3. ADH 分泌的调节 ADH 分泌的调节主要受血浆渗透压、血容量等调节。其中血浆渗透压是 ADH 分泌释放的主要调节因素,当各种原因导致血浆渗透压升高时,细胞内液向细胞外转移导致细胞脱水,下丘脑视上核附近的渗透压感受器细胞能够感知渗透压的变化,从而刺激 ADH 的合成和释放,进而发挥其保水的生理作用以达到维持正常渗透压平衡的作用。人体正常 ADH 分泌的阈值为 280~284mOsm/L,开始口渴的血浆渗透压阈值为 290~294mOsm/L。当渗透压升高并引起渴感时,ADH 分泌的水平可达 5.0ng/L。尿液被充分浓缩,尿渗透压甚至达到 1000mOsm/L 以上。

另外,血容量和血压也是 ADH 的重要调节因素,在心房、腔静脉和肺静脉上有血容量感受器,血容量减少导致静脉回流减少,会刺激 ADH 的释放,以达到减少尿量维持血容量的生理作用。而颈动脉和主动脉上的压力感受器感受到血压过低时同样能够刺激 ADH 的分泌。

许多下丘脑的神经递质均参与 ADH 分泌调节,包括乙酰胆碱、组胺和缓释肽等。吗啡、长春新碱、环磷酰胺和氯磺苯脲等药物能够刺激 ADH 的释放。糖皮质激素与 ADH 对水的作用具有拮抗性作用,糖皮质激素能够提高 ADH 释放的渗透压阈值。

4. 实验室检查　血浆中的 ADH 含量甚微(pg/ml 水平),受血浆渗透压等因素的影响,准确测定相当困难。外源注射 ADH 的血浆半衰期为 6.5 分钟,总的清除时间为 30 分钟,因此单次 ADH 水平测定并不能反映机体真实的 ADH 合成和分泌能力。临床上诊断中枢性尿崩症以及抗利尿激素不适当分泌综合征等与 ADH 分泌及作用相关的疾病时并不主要依赖 ADH 测定结果,而是根据临床表现结合禁水加压试验和限水试验等功能试验综合判断。

目前,医学实验室血浆 ADH 浓度测定主要采用放射免疫测定方法,测定的特异性和灵敏度要求高。正常人血浆 ADH 浓度在 0.5～5.0pg/ml,禁水后能够显著升高达到 15pg/ml 以上,如果严重低血容量可增加 100 倍以上。由于 ADH 的释放受到血浆渗透压、血容量等众多因素的影响,单次测定波动较大,缺乏临床诊断意义,现也在探索 24 小时尿 ADH 水平测定对相关疾病的诊疗意义。

二、生长激素

生长激素(growth hormone,GH)是腺垂体合成分泌量最大的蛋白质激素,具有重要的促生长作用,并参与葡萄糖、蛋白质等代谢作用。

1. GH 的合成和分泌　编码 GH 的基因位于 17 号染色体的长臂,GH 是含有 191 个氨基酸的长肽链激素。分子量约 22kD,但是循环中的 GH 的分子形式并不一致,包括多种形式的单体、多聚体以及蛋白质复合物等。腺垂体的生长激素细胞在下丘脑生长激素释放激素和抑制激素调节下合成并分泌 GH。生长激素呈脉冲式分泌,脉冲频率和幅度个体差异较大,但通常入睡后生长激素分泌幅度增加。GH 分泌入血后和血浆中特异的生长激素结合蛋白相结合,随血循环到达靶器官,生长激素受体分布广泛,并与特异性受体相结合启动受体后信号传导途径,刺激胰岛素样生长因子-1(IGF-1)的合成和分泌,发挥相应生理功能。

2. GH 的生理功能　GH 最重要的生理作用是促生长作用,通过 IGF-1 介导以及 GH 本身就能够作用于骨骺的软骨细胞,刺激软骨细胞克隆增殖、肥大,最终成为骨细胞,从而使骨骼生长。同时 IGF-1 受体遍布全身各种细胞,因此能够促进各种细胞的有丝分裂和增殖;同时 GH 对葡萄糖、蛋白质以及脂肪代谢具有重要的调节作用。GH 急性作用类似胰岛素的作用,可以增加葡萄糖的摄取、氧化和抗脂肪分解,同时 GH 慢性作用具有抗胰岛素作用,降低胰岛素敏感性。GH 具有很强的促进蛋白质合成代谢的作用。GH 能够增加小肠对钙的重吸收并增加近段肾小管对磷的重吸收。GH 还能够刺激细胞外基质的合成。

3. GH 分泌的调节　GH 合成、分泌受到严密的调节,下丘脑分泌的生长激素释放激素(GHRH)和生长激素抑制激素(SRIF)是重要的调节因素。GHRH从下丘脑腹内侧核弓状核分泌后经门脉到达腺垂体,作为强有力的特异性 GH 分泌因子作用于 GH 细胞,刺激细胞增生,促进 GH 的合成与分泌。而 SRIF 则发挥相反的生理作用,能够抑制细胞内 cAMP 活化,抑制 GH 的合成、分泌等。GH 的合成与分泌是这两种下丘脑调节激素相互拮抗平衡的结果。GH 也通过长路、短路等负反馈抑制通路参与分泌调节。

多巴胺、去甲肾上腺素、肾上腺素、乙酰胆碱以及 5－羟色胺等神经递质也参与 GH 的合成和分泌调节。同时甲状腺素、糖皮质激素以及性激素对 GH 分泌都具有重要的调节作用。

4. 实验室检查 我国最早的 GH 测定方法于 20 世纪 70 年代在北京协和医院内分泌实验室建立。最初采用放射免疫测定方法,该方法的最低可测值为 1.5～2.0ng/ml,随后建立了更为敏感的免疫放射测定法,使灵敏度提高到 0.5ng/ml。近年,随着医学技术的发展和化学发光免疫测定方法的出现,GH 的测定敏感性明显提高,已达 0.05ng/ml。但由于 GH 是脉冲分泌的激素,而且有着显著的昼夜分泌节律,GH 分泌谷值可以低于 0.2ng/ml,而分泌峰值可以达到 2～40ng/ml,因此清晨单次 GH 水平的测定并不能客观反映机体 GH 分泌能力,这限制了 GH 在临床的广泛应用。目前,临床多采用相应的功能试验客观判断生长激素的分泌情况,如果要除外 GH 分泌不足,通常采用 GH 兴奋试验,在儿童青少年 GH 兴奋后的峰值应该超过 10ng/ml,而成人目前尚缺乏统一参考值,暂定 5ng/ml。如果要除外 GH 高分泌,如肢端肥大症和巨人症,需要行 GH 葡萄糖抑制试验,GH 抑制的谷值应该低于 1ng/ml。同时结合血清 IGF－1 水平能够提高临床诊断的准确性。

三、催乳素

催乳素(prolactin,PRL)是腺垂体催乳素分泌细胞合成分泌的蛋白质激素,对泌乳以及生殖功能具有重要的生理作用。

1. PRL 的合成、分泌和代谢 编码 PRL 的基因位于第 6 号染色体上,含有 199 个氨基酸,分子量 23kD。但是血循环中的 PRL 分子具有高度不均一性,含有小 PRL 分子(23kD)、大 PRL 分子(二聚体)和大大 PRL 分子(常大于 100kD 的多聚体或蛋白质复合物),小 PRL 分子具有高受体亲和性和生物活性。腺垂体的催乳素分泌细胞是机体合成和分泌 PRL 的主要来源,PRL 与乳腺、卵巢、睾丸等广泛组织上的受体结合发挥相应的生理作用。但是研究表明,大脑、免疫系统以及其他脏器也能合成分泌微量 PRL,其相关生理作用还有待进一步的研究。体内 PRL 主要经过肾脏排泄,因此肾衰竭患者常常伴有 PRL 水平升高。

2. PRL 的生理功能　　PRL 受体广泛存在于机体各种器官组织中,包括乳腺、肝脏、肾脏、卵巢、睾丸等,PRL 通过与特异性的受体结合发挥生理作用,目前对 PRL 生理作用的了解有限,包括:PRL 对乳腺泌乳作用是已知的最重要的生理作用,PRL 能够和乳腺 PRL 受体结合促进乳汁的主要蛋白质——酪蛋白合成增加;对男性睾丸功能以及女性的卵巢功能具有重要的生理作用,特别是对女性妊娠期的子宫有调节渗透压的作用,同时能够抑制前列腺素的合成,抑制子宫收缩,妊娠末期 PRL 水平下降,促进宫缩启动分娩过程。近年来也有研究发现 PRL 对免疫系统具有重要的调节作用。

3. PRL 分泌的调节　　PRL 和其他腺垂体激素一样也是脉冲分泌的激素,同时夜间分泌的频率和幅度显著升高,进入青春期的女性血清 PRL 水平高于青春期前,而妊娠期和哺乳期女性血清 PRL 水平也显著升高。同时 PRL 是应激激素,运动、饥饿、手术等应激状态时其水平显著升高。雌激素是 PRL 的重要分泌调节激素,雌激素能够直接通过 PRL 基因水平的调节刺激 PRL 的合成和分泌。同时 PRL 也受到下丘脑神经内分泌的调节:多巴胺、γ - 氨基丁酸(GABA)具有抑制 PRL 分泌的作用,而 TRH 能够刺激 PRL 合成和分泌。生理条件下,PRL 抑制因子(PIF)占优势能够抑制 PRL 水平的升高,如果下丘脑 - 垂体病变导致 PIF 的下传受阻,常常导致 PRL 水平的升高。而多巴胺受体阻滞剂、精神类药物以及雌激素等药物均可以刺激 PRL 的合成和分泌。

4. 实验室检查　　在我国各医学实验室 PRL 的测定主要采用基于抗原抗体免疫反应的测定方法。20 世纪 PRL 的测定多采用放射免疫测定方法。随着医学技术的发展,目前已广泛被测量性能相对稳定的化学发光免疫测定法取代。血清 PRL 水平有明显的周期性和性别差异。通常认为基础分泌 PRL 水平低于 20 ~ 25ng/ml,而男性和青春期前女性较育龄期女性水平偏低。妊娠期 PRL 水平显著升高,甚至可超过 200ng/ml,但是妊娠期 PRL 的分泌仍然存在昼夜分泌节律,妊娠末期产程启动前 PRL 水平迅速下降,产后 4 ~ 6 周 PRL 水平可以降至妊娠前水平,即使哺乳的女性也仅在哺乳的刺激时快速分泌 PRL 增加,哺乳后 2 ~ 3 小时降至正常水平。因此,PRL 水平的测定一定要结合生理时期进行分析,通常在上午 10 ~ 11 时全天 PRL 分泌的谷值时采血对高催乳素血症的诊断具有重要临床意义,而且要除外妊娠、应激等生理性升高因素。某些药物可导致药理性 PRL 水平升高,应加以区别。另外,肾衰竭的患者由于排泄障碍也会出现轻中度的 PRL 水平升高。而 PRL 水平高于 150 ~ 200ng/ml 且伴有典型的闭经 - 泌乳或男性性腺功能减退症状要高度怀疑垂体催乳素瘤,需要结合进一步的影像学检查进行诊断。少数患者虽然血清测定 PRL 水平偏高,但是临床上月经规律、正常排卵,要考虑可能血清中是否存在具有免疫活性但生物活性低的大分子 PRL,必要时应将血清进行层析柱分离后进行测定。值得一提的是由于下丘脑－垂体疾病相关激素在人体内含量极低,目前各激素测量方法尚有待改进,因此各实验室应当建立本实验室的正常参考范围。随着质谱技术在临床实验室的应用和各项目参考系统的建立,这类激素项目将有可能和其他临床检验项目一样拥有统一的参考范围,并在临床得到广泛应用。

总之,在临床工作中要注意下丘脑－垂体激素的分泌受到复杂的调控,影响因素众多,因此不能根据一次血清测定的水平高低就给予患者诊断,需要结合临床表现,选择恰当的时间和患者状态进行抽血检测,必要时要选择科学的功能试验进行确诊。

第二节 尿崩症

尿崩症是指肾脏不能保留水分而造成尿液排出过多,临床上主要表现为排出大量低渗透压、低比重的尿和烦渴、多饮。根据病变部位不同可分为:①由于抗利尿激素分泌和释放不足导致的中枢性尿崩症;②肾小管对抗利尿激素不起反应的肾性尿崩症;③因妊娠期抗利尿激素降解酶含量或活性增加导致的一过性妊娠期尿崩症;④因精神因素导致的原发性烦渴(精神性多饮)。本节主要讨论中枢性尿崩症。

一、临床表现

(一)尿崩症临床表现

尿崩症的主要临床表现为多尿、烦渴、多饮。通常起病日期明确,突发多尿〔成人 $>3L/d$,儿童 $>2L/(m^2 \cdot d)$〕,尿色清淡如水;烦渴、多饮、喜冷饮及流食,需间隔较短时间排尿和饮水,日夜尿量相仿;部分患者可出现不同程度的脱水、皮肤干燥、心悸、汗液及唾液减少,可伴便秘、乏力、头痛、头晕、焦虑、失眠、烦躁、记忆力减退、消瘦。

(二)原发病表现

中枢性尿崩症除尿崩症表现外,常有不同病因原发病的临床表现,如颅脑外伤或手术所致的头痛、视力减退及其他中枢神经系统受损所致的症状和定位体征。肿瘤所致的中枢性尿崩症多因肿瘤压迫下丘脑、垂体所致,也可有头痛、视野缺损或原发肿瘤的临床表现,如颅咽管瘤可有头痛、视力减退、视野缺损、睡眠障碍、食欲改变、情绪波动、智力低下等下丘脑综合征表现。颅内生殖细胞肿瘤可有性早熟、眼球活动障碍、共济失调等症状。

(三)并发症表现

患者饮水过多、过快时,可发生水中毒,表现为头痛加剧、恶心呕吐、肌肉运动不协调、体温下降、精神错乱、惊厥、昏迷以至死亡。患者因失水过多、过分禁饮、高热、昏迷、口渴中枢功能异常或发育不全致渴感消失,可以导致高钠血症、高渗状态。急性高渗性脑病多见于婴幼儿,表现为呕吐、发热、呼吸困难、抽搐,重者昏迷、死亡。慢性高钠血症多见于成年患者,表现为淡漠、眩晕、无欲、嗜睡、肌张力高、腱反射亢进、抽搐等。

二、病因与发病机制

抗利尿激素(antidiuretic hormone,ADH)主要由下丘脑视上核和室旁核神经元合成分泌,沿下行纤维束通路运输至垂体后叶贮存,待需要时释放入血,其释放受血浆渗透压感受器和血浆容量的调节。因此任何导致 ADH 合成、分泌与释放受损的情况都可引起中枢性尿崩症的发生。具体病因如下。

(一)下丘脑 – 垂体的占位性或浸润性病变

下丘脑 – 垂体的占位性或浸润性病变包括:①各种良性或恶性肿瘤性病变。原发性如颅咽管瘤、生殖细胞肿瘤、脑膜瘤、胶质瘤、星形细胞瘤等;继发性如肺或乳腺等转移癌、淋巴瘤、白血病等。②肉芽肿性、感染性或免疫性疾病。如结节病、组织细胞增生症、脑炎或脑膜炎(结核性、真菌性)、淋巴细胞性垂体炎等。③血管性或其他病变。如席汉综合征、动脉瘤、动脉粥样硬化等。以上是中枢性尿崩症最需注意的病因,约占全部病因的 1/3,部分患者可同时合并不同程度的垂体前叶功能减退的表现。

(二)头部外伤或手术

头部外伤导致的尿崩症应有相关病史,部分患者可追溯到数年前发生的头部外伤,鞍区核磁可发现垂体柄中断、局部变细。涉及下丘脑区的手术几乎都并发不同程度的中枢性尿崩症。多数患者发生一过性暂时性尿崩,多在 2 ~ 3 日内消失,术后尿崩症状持续 3 周以上不减轻者,可能成为永久性尿崩症。

(三)家族性或先天性

目前已知有家族性中枢性尿崩症、Wolfram 综合征、先天性垂体功能减退症及视隔发育不全。家族性中枢性尿崩症有常染色体显性遗传或隐性遗传,主要由于编码抗利尿激素的基因发生突变导致。Wolfram 综合征(或称 DIDMOAD

综合征)是一种常染色体隐性遗传疾病,临床表现包括尿崩症、糖尿病、视神经萎缩和耳聋,常为家族性,患者自幼多尿,可能由于渗透压感受器缺陷所致。

（四）特发性

经仔细检查后排除了各种颅内病变及全身性疾病后才能谨慎考虑,约占中枢性尿崩症的30% ~ 50%。目前发现特发性中枢性尿崩症患者中部分与自身免疫相关,可能由于视上核和室旁核神经元及血循环中存在室旁核抗体所致。通常儿童期起病,合并垂体前叶功能低减者少见。

三、临床思路

（一）诊断思路与要点（图2 – 1）

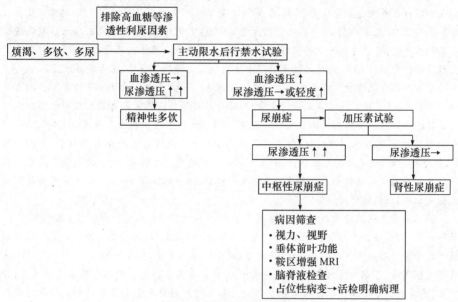

图 2 – 1　尿崩症的诊断思路

1. 诊断思路　第一步是明确是否存在尿崩症,即定性。第二步为定位,明确是中枢性还是肾性尿崩症。第三步,寻找导致尿崩症发生的病因。典型的尿崩症不难诊断,凡有烦渴、多饮、多尿及低比重尿者应考虑本病,进行禁水加压素试验及血、尿渗透压测定,可明确定性、定位诊断。当中枢性尿崩症诊断明确后,需进一步进行病因筛查,为疾病诊治的关键所在。

2. 诊断要点　分为定性、定位诊断和病因诊断。

(1)定性、定位诊断。包括尿量、血和尿渗透压以及禁水加压素试验,下面分别详述。

◎ 尿量　成人 >3L/d,儿童 >2L/(m² · d) 为多尿,尿崩症患者尿量可达 4~20L/d。尿比重常在 1.005 以下,部分尿崩症患者的尿比重可达 1.010。

◎ 血、尿渗透压　患者血渗透压正常或稍高(血渗透压正常值为 290~310mOsm/L),尿渗透压多低于 300mOsm/L(尿渗透压正常值为 600~800mOsm/L),严重者低于 60~70mOsm/L。

◎ 抗利尿激素(ADH)的测定　ADH 为小分子 9 肽,分子量约 1000,血浆浓度很低,目前虽有人体液 ADH 放射免疫和酶联免疫测定药盒,但其测定的准确性及效率仍较低,且费用高,因此尚未广泛开展于临床。

◎ 禁水加压素试验　禁水加压素试验是尿崩症的定性、定位试验。其原理为:禁水后正常人和精神性多饮者尿量减少,尿渗透压和比重上升。中枢性尿崩症因 ADH 缺乏,或肾性尿崩症对 ADH 无反应,在禁水后仍排出大量低渗透压、低比重尿,机体因脱水而血浆渗透压及血钠水平升高,此为定性试验。补充外源性垂体后叶素后可根据尿量减少、尿渗透压上升的程度评估肾脏对 ADH 的反应性来确定是中枢性还是肾性尿崩症,此为定位试验。

禁水加压素试验的方法是试验前行主动限水 1~2 周,以除外精神性多饮等因长期大量饮水导致 ADH 反馈性分泌不足或肾小管对 ADH 反应降低。根据患者最长可耐受不饮水时间估计禁水时间。禁水前测体重、血压、脉率、尿比重、尿渗透压及血浆渗透压,以后每小时留尿测尿量、尿比重和尿渗透压,待连续 2 次测尿比重相同或尿渗透压变化小于 30mOsm/L ("平台期")时,测定血浆渗透压,然后皮下注射加压素 5U,再留取 1~2 次尿液测尿量和尿渗透压。整个试验过程中应严密监视患者生命体征,如患者血压下降、心率明显增快等脱水症状突出时,应随时中止试验。

禁水加压素试验结果判读:①正常人及精神性多饮患者禁水后尿量减少,尿比重增加,尿渗透压升高,可大于 800mOsm/L,而体重、血压、脉率及血浆渗透压变化不大。②中枢性尿崩症患者禁水后尿量多不明显减少,尿比重、尿渗透压不升高,体重下降可大于 3%,严重者可有血压下降、脉率加快,伴烦躁不安等精神症状。只有在补充了加压素后尿量才减少,尿比重、尿渗透压才增加。根据病情轻重可分为部分性尿崩症和完全性尿崩症。部分性尿崩症患者血渗透压最高值小于 300mOsm/L,尿渗透压可稍超过血渗透压,注射加压素后,尿渗透压可继续上升(>10%)。完全性尿崩症患者血渗透压平台期大于 300mOsm/L,尿渗透压低于血渗透压,注射加压素后,尿渗透压可明显上升,可至 750mOsm/L。③肾性尿崩症患者禁水后尿液不能浓缩,注射加压素后亦无反应。

(2)病因诊断。需测定视力、视野、蝶鞍 X 线平片、头颅 CT、鞍区 MRI 等,以进一步寻找尿崩症病因。若发现占位性病变,根据情况选择活检或手术进一步明确病理,必要时可考虑行相关基因检测。

(二)鉴别诊断思路与要点

应与其他原因所致的多尿相鉴别:①渗透性利尿。如高尿糖、应用甘露醇等引起。②精神性多饮。主要由精神因素引起烦渴、多饮而导致多尿和低比重尿,症状可随情绪而波动,并可伴有其他神经症状。经主动限水后行上述诊断性试验结果与正常人相同。

表 2－2 多尿常见病因主要实验室检查结果鉴别

检查	中枢性尿崩症	肾性尿崩症	精神性多饮
随机血渗透压	↑或N	↑或N	↓
尿渗透压	↓	↓	↓
ADH	↓	N或↑	↓
禁水血渗透压	↑	↑	N或↑
尿渗透压	↓	↓	↑
ADH	↓	↓	↑
加压素试验血渗透压	N	N	N
尿渗透压	↑	N	N

注:N—正常。

第三节　抗利尿激素不适当分泌综合征

抗利尿激素不适当分泌综合征(the syndrome of inappropriate secretion of antidiuretic hormone,SIADH)是临床最常见的等容量性低钠血症病因,患者体内存在抗利尿激素(antidiuretic hormone,ADH)的不适当分泌,可导致血液稀释、血钠降低、血渗透压降低,并引起一系列神经、消化、运动系统障碍。

一、临床表现

SIADH 是低钠血症的重要原因,而低钠血症的临床表现主要有神经系统和肌肉系统两方面表现。

(一) 神经系统表现

血钠是构成晶体渗透压的主要物质,而晶体渗透压是血渗透压的主要成分,所以血钠水平往往决定了血渗透压的水平。若血钠水平下降,则血渗透压降低,细胞外水增加,细胞外水可以进入细胞内,而使细胞肿胀。这种细胞肿胀若发生在颅脑,则可以造成大脑功能受损,颅内压增高,并导致一系列中枢神经系统表现,如头痛、恶心、呕吐、肌肉痉挛、乏力、不安、定向力障碍和反射减弱等。急性(几小时内)发生的严重的低钠血症还可导致脑疝,继而出现抽搐、昏迷、永久性脑损伤、呼吸暂停,甚至死亡。

低钠血症对患者可以造成严重危害。文献报告道,并低钠血症的患者(包括轻度低钠血症),死亡率可以是正常人群的 3~60 倍。严重急性低钠血症更可危及生命。若同时伴有其他广泛的实质性疾病患者,合并低钠血症时死亡率会更高。过度、快速地纠正慢性低钠血症也可以引发严重的神经性病变和死亡。

(二)肌肉系统表现

低钠血症还可以造成肌肉系统的损害。肌肉细胞内生理状态下钾离子水平高,细胞外钠离子水平高,细胞的内负外正的静息电位,主要靠细胞内阳离子——钾离子外流维持。生理状态下,若肌细胞表面的钠通道开放时,细胞外的阳离子——钠离子进入细胞内,则细胞内外的电位发生倒转,产生动作电位,刺激肌肉收缩。若血钠降低,则细胞外的钠离子浓度降低,可以降低动作电位的幅度,若这种变化发生在骨骼肌细胞,则出现乏力表现;若发生在平滑肌,则可出现恶心、呕吐等表现。因此,低钠血症的患者还常有运动系统的表现和消化系统的症状。

(三)其他表现

SIADH 可由中枢神经系统疾病、肺部疾病、恶性肿瘤、强体力劳动或者药物作用引起。所以,SIADH 患者除了低钠血症的临床表现外,还可能有上述疾病特有的各种临床表现。

二、病因与发病机制

SIADH 的病因是由于患者体内存在 ADH 的不适当分泌,导致肾集合管重吸收水增多,一方面导致尿液浓缩,尿渗透压增高;另一方面导致血液稀释,血钠降低,血渗透压降低。

(一)ADH 的分泌与生理作用

ADH 是一种由下丘脑视上核和室旁核细胞分泌的肽类激素。当人饮水后,体液容量增加,血液被稀释,主动脉体和颈动脉窦的压力感受器可以感知体液容量的增加,通过迷走神经和舌咽神经传入下丘脑,使下丘脑视上核和室旁核细胞减少 ADH 的分泌。此外,稀释的细胞外液也可直接刺激下丘脑,减少 ADH 的分泌。ADH 是调节血钠浓度的主要激素。它的作用是开放肾脏集合管的水通道,重吸收自由水。ADH 分泌减少,可使自由水重吸收减少,利尿排水,恢复血钠水平稳定。

（二）SIADH 的常见病因

SIADH 可由中枢神经系统疾病、肺部疾病、恶性肿瘤、强体力劳动或者药物作用引起。上述疾病，可以是炎症、肿瘤，也可以是变性病等，急性间歇性卟啉病也可引起 SIADH。SIADH 可分为四种类型：①A 型约占 37%，完全无规律，呼吸系统疾病引起的 SIADH 多属此型。② B 型约占 16%，为血管升压素类，中枢神经系统疾病引起的 SIADH 多属此型。③C 型约占 33%，调定点下移，渗透物质不适当地积聚于渗透压感受器细胞内，支气管肺癌和结核性脑膜炎引起的 SIADH 常属此型。④D 型约占 14%，机体的 ADH 分泌调节机制完好，血浆 ADH 水平也正常，但肾脏对 ADH 的敏感性升高。

SIADH 可见于以下情况，见表 2－3。

表 2－3　SIADH 的常见疾病

疾病	病因
肿瘤	肺部、胃肠、妇科、鼻咽、白血病
中枢神经系统紊乱	炎症、肿瘤、血管性疾病、脑外科手术后
肺部疾病	感染、换气性疾病
药物原因	尼古丁、吩噻嗪、三环类抗抑郁药、醋酸去氨加压素 DDAVP、催产素、前列腺素合成阻滞剂等
其他	AIDS、卟啉病、长期的紧张性运动

三、临床思路

（一）低钠血症的诊断和鉴别诊断思路（图 2－2）

低钠血症是 SIADH 的主要临床表现，但能引起低钠血症的疾病种类繁多。低钠血症患者需要先测定血渗透压，血渗透压正常者应除外高蛋白血症、高脂血症和高血糖、甘露醇引起的假性低钠血症。根据尿渗透压不同，还可进一步将低血渗性低钠血症中精神多饮、多饮低渗液、肾外失钠的患者区分开。根据体液容量判断可进一步把低血渗性低钠血症分为低容量性和不低容量性两种类型，还可以根据患者的甲状腺、肾上腺和心脏、肝脏、肾脏功能情况对低钠血症的原因做进一步的鉴别。

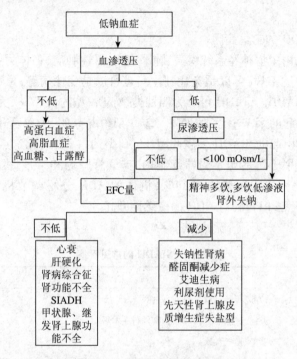

图 2 - 2　低钠血症的鉴别诊断思路

（二）SIADH 的诊断要点

2003 年,Palmer 认为 SIADH 患者的诊断应该符合高尿钠症(>20mmol/L),高尿渗(>100mmol/L),低钠血症(<135mmol/L),低血渗(<280mmol/L)。此外中心静脉压大于12cmH$_2$O;血尿素氮、肌酐和清蛋白浓度在正常低限或低于正常;血细胞比容小于 0.35 和周围组织水肿也是诊断条件。2007 年,有学者提出 SIADH 应符合以下诊断的主要指标:有效血浆渗透压降低(<275mOsm/L);尿渗透压增加(低渗时 >100mOsm/L);尿钠增加(正常钠水摄入量时 >40mmol/L);根据临床表现判断血容量正常;正常甲状腺和肾上腺功能;近期无利尿剂使用。但值得注意的是,SIADH 的诊断还需排除肾上腺、甲状腺、心、肾以及肝脏等病变。

（三）水负荷试验

因为并非所有 SIADH 患者均表现为 ADH 增高,且 ADH 半衰期较短,故可采用水负荷试验协助诊断。试验前需除外肾上腺或肾功能不全,且对于血钠小于 125mmol/L 的患者行此试验较危险,故行此试验必须慎重。试验需令患者

10 ~ 20 分钟内快速饮水 1500ml（20ml/kg），此后每小时抽血渗、留尿渗、记尿量。正常人水负荷时均有利尿作用，于 5 小时内有 80% 水排出，尿渗透压降低至 100mOsm/L（比重为 1.003 左右），比血浆渗透压低。SIADH 患者尿量少于摄入水量 40%，且不能排泄低渗尿，尿渗透压大于血浆渗透压。

（四）SIADH 和脑性失盐综合征的鉴别

脑性失盐综合征（cerebral salt – wasting syndrome，CSW）常见于头颅外伤或手术后，尿排钠和排氯首先增加，心钠素和脑钠素分泌增多，能影响肾上腺皮质激素的功能。因为脑性失盐综合征患者也表现为低钠血症、低血渗透压、尿渗透压增高，所以有与 SIADH 鉴别的必要。明确诊断 CSW 或 SIADH 非常重要（表 2 – 4）。

表 2 – 4　SIADH 和脑性失盐综合征的鉴别

检查	SIADH	CSW
细胞外液	正常或增多	减低
尿钠水平	>30mmol/L	>30mmol/L
血尿酸	降低，但血钠纠正后可正常	降低，血钠纠正后仍不正常
尿渗透压	增高	增高
血渗透压	降低	降低
血 BUN/CR	正常或降低	增高
尿量	<1800ml	>1800ml
中心静脉压	正常或增高	降低，<6mmHg
肺动脉楔压	正常或增高	降低，<8mmHg
脑钠肽	正常	增高

第四节　垂体生长激素瘤

垂体生长激素瘤（GH 瘤）是临床上引起 GH 分泌过多的主要病因。持久过度分泌的 GH 可导致全身软组织、骨和软骨过度增生，引起面容改变、手足肥大、皮肤粗厚、内脏增大、骨关节病变以及心血管系统、呼吸系统、代谢异常等一系列并发症。发生在成年人表现为肢端肥大症（acromegaly）；发生在青春期前、骨骺未闭合者可表现为巨人症（gigantism）；发生在骨骺闭合前后的患者表现为巨人症，兼有肢端肥大症的外貌,称为肢端肥大性巨人症(acromegalic gigantism)。

一、临床表现

GH 瘤起病隐匿,病程进展缓慢,起病初患者没有典型的自觉症状或者仅有乏力,待出现显著的外貌改变、功能异常或肿瘤压迫症状后才寻求诊治。患者从起病到诊断平均时间为 10 年左右。GH 瘤的症状主要包括肿瘤占位引起的局部压迫症状和长期 GH/IGF - 1(胰岛素样生长因子 - 1)分泌过多引起的生物学效应。

(一)肿瘤压迫症状

1. 头痛   多数患者诉头痛,早期肿瘤压迫鞍隔、硬脑膜或附近的大血管而致眼后部、额部或颞部疼痛。晚期肿瘤延伸至后上方而累及第三脑室和室间孔,影响脑脊液循环而致颅内压升高,可有全头痛,并伴有恶心、呕吐、视乳头水肿等颅内高压表现。

2. 视功能障碍   由于垂体肿瘤对视神经或血管的压迫,视神经萎缩导致视力障碍。视力障碍发展一般较缓慢,垂体腺瘤引起的视力下降可由视物模糊逐渐发展至视力减退,甚至失明。垂体瘤患者视功能障碍还包括视野缺损、视神经乳头变浅苍白(单纯性视神经萎缩)和动眼神经麻痹。

3. 下丘脑功能障碍   压迫下丘脑可出现食欲亢进、肥胖、睡眠障碍、体温调节异常、尿崩症及颅内压升高等。

(二)腺垂体功能减退

肿瘤生长压迫正常垂体组织导致腺垂体功能减退,其临床表现因患者的性别、年龄及受影响的垂体激素的类别、数目和程度而不同。一般受影响的首先为性腺,成年女性有闭经,成年男性有性功能减退,青少年有青春期不发育。甲状腺和肾上腺皮质功能受影响的较少见。

(三)GH 过度分泌

1. 面容改变和肢端肥大   肢端肥大症具有特征性面容,是由于局部骨骼和皮肤软组织过度增生所致。表现为头形变长,鼻大唇厚,鼻唇沟变深,舌体肥大,前额和头皮多皱褶,眉弓突出,颧骨和下颌骨前突,齿间隙相对增宽和咬合错位。患者四肢长骨变粗,手脚掌骨宽厚如铲,手指足趾增宽,手套和鞋码均增加。

2. 皮肤及软组织变化   皮肤及皮下组织有明显的肥厚增生,同时伴皮肤附属器的功能增强。患者表现为多汗,皮脂分泌增多,皮肤油腻;由于毛囊下 2/3 有 GH 受体表达,毛发生长受到刺激,往往多毛;严重时可出现皮肤纹理变粗,皮赘形成,头部出现"回状头皮"。此外,口腔、气道黏膜及声带肥厚,音调变低沉、洪亮。

3. 骨关节病变 绝大多数肢端肥大症患者在诊断时已合并有骨关节病变,患者整体骨架变大,体重增加,在负重关节可以见到骨刺形成。关节疼痛是本病的常见表现,多见于负重关节,严重时使患者日常活动受限,是降低患者生活质量的最重要并发症。

4. 心血管系统 心血管系统病变是肢端肥大症患者死亡的最主要原因。肢端肥大症患者高血压的发病率较正常人高,达30% ~63%。最常见的心肌病变是双心室肥大。如果未及时治疗,心肌病变持续进展将引起心脏舒张功能下降和(或)收缩功能不全,少数患者可发展为心力衰竭。心律失常可表现为异位搏动、阵发性房颤、阵发性室上性心动过速、病态窦房结综合征、室性心动过速和束支传导阻滞,心律失常可以非常严重而成为手术治疗的禁忌证,或者导致患者猝死。心脏瓣膜病变也是很常见的,与左心室肥大有关。

5. 呼吸系统 肢端肥大症患者死于呼吸系统疾病者比普通人群高3倍,这主要是由于患者存在呼吸功能障碍。其原因包括颅面骨骼和软组织、呼吸道黏膜/软骨、肺容积、胸腔解剖结构以及呼吸肌功能的改变。这些异常可以导致睡眠呼吸暂停和呼吸功能受损。睡眠呼吸暂停还可以伴有呼吸道阻塞,也是心血管疾病的危险因素,导致动脉血氧饱和度下降、心律失常和血压难于控制。

6. 神经肌肉系统 约35%肢端肥大症患者有正中神经受压导致的腕管综合征。患者双侧手部麻痛、手部肌力下降,检查发现有神经运动及感觉传导方面的障碍。肢端肥大症即使不并发糖尿病也可发生多发性周围神经病变,导致肢体远端肌肉萎缩及肌无力,患者常诉活动耐力下降。此外,骨和软组织增生致神经根受压也可以引起神经病变。

7. 糖代谢紊乱 GH分泌及作用过度导致糖代谢紊乱。肢端肥大症患者中35% ~50%有糖耐量减退(IGT),9% ~23%有糖尿病(DM)。肢端肥大症患者糖代谢的异常与高GH血症的持续时间及IGF-1的水平有关。

8. 钙磷代谢异常 GH通过两条途径影响钙磷代谢:①刺激肾脏1α-羟化酶活性,使$1,25-(OH)_2D_3$合成增多,刺激胃肠道钙磷吸收;②GH和IGF-1还直接刺激肾小管上皮细胞对磷的回吸收,血磷明显增加,血钙处于正常水平或正常高限。由于尿钙排出增多,少数患者发生尿路结石。GH和活性维生素D_3对骨转换都有影响,成骨细胞活性增强,骨转换指标水平升高,部分患者有骨密度增加。

9. 生殖系统 在疾病早期,男性性欲可增强,但以后多逐渐减退,胡须减少,发展成阳痿。女性性欲减退、不孕、月经周期紊乱、闭经,部分患者有溢乳。性腺功能减退主要是垂体肿瘤压迫导致促性腺激素的分泌减少。部分GH瘤合并分泌 PRL,可以加重性腺功能障碍。

10. 并发肿瘤　结肠息肉及腺癌与肢端肥大症的关系最密切,其患病率分别达 54% 和 6.9%。回顾性研究结果表明,10% 的肢端肥大症患者伴胃肠肿瘤(特别是 55 岁以上的患者),皮赘是有无结肠息肉的重要线索。患者年龄在 50 岁以上,病程超过 10 年,皮赘多于 3 个者,应高度警惕结肠息肉和(或)腺癌可能。长期高 GH 血症增加恶性肿瘤发生的机制,可能与 GH 和 IGF – 1 对细胞有促有丝分裂作用有关。

(四)垂体瘤卒中

垂体 GH 瘤多为大腺瘤,若生长迅速,容易发生出血、梗死或坏死。垂体瘤卒中最常见的诱因是垂体放射治疗(占 20% ~ 57%),放疗可能损伤肿瘤的新生血管。其他诱因有颅内压增高、糖尿病、抗凝治疗等。垂体瘤卒中的临床表现依出血和水肿的速度、程度和范围而定,可分为爆发型和寂静型两类。爆发型患者出血量大,发病突然,主要症状包括:①垂体瘤迅速扩大,产生压迫症状,如剧烈头痛、呕吐、视交叉受压引起视野缺损,侵入海绵窦而有动眼神经麻痹等;②瘤内容物或血液进入蛛网膜下腔,引起发热、颈项强直等脑膜刺激征,甚至昏迷;③垂体其他细胞被破坏引起暂时性或永久性靶腺功能减退症。寂静型患者垂体瘤有多次小量出血,每次发作时患者可无临床症状,但在垂体组织破坏达到一定程度后,GH 分泌功能亢进的症状消失并出现其他垂体功能减退的相应表现。

二、病因与发病机制

(一)病因

超过 95% 的肢端肥大症的病因是垂体 GH 瘤,其他引起肢端肥大症的病因包括:下丘脑原位、垂体部位、异位生长激素释放激素(GHRH)肿瘤、异位 GH 瘤、无症状 GH 瘤和 GH 细胞癌等。GHRH 分泌过多是引起高 GH 血症和肢端肥大症的病因之一。下丘脑原位 GHRH 分泌过多主要由下丘脑有神经内分泌功能的肿瘤引起,如神经节细胞瘤、错构瘤和迷芽瘤。异位 GHRH 分泌报道较多,主要由支气管、肺、肠道的类癌引起,胰岛细胞肿瘤、小细胞肺癌、肾上腺肿瘤、甲状腺髓样癌、嗜铬细胞瘤等也可以分泌 GHRH。GHRH 刺激垂体肥大,甚至可向鞍上扩展,压迫视交叉。异位 GH 分泌肿瘤报道甚少,迄今比较肯定的是 1 例胰岛细胞瘤和 1 例非霍奇金淋巴瘤。无症状 GH 瘤是指垂体部位有明显的影像学改变,手术后病理证实肿瘤为 GH 细胞来源,但患者 GH 水平不高或者在正常上限,临床上没有明显的肢端肥大症的表现。GH 细胞癌甚为罕见,可能

在于垂体瘤的良恶性之分不能依据病理、组化甚至超微结构,而是根据其生物
学行为,主要是有无远处转移。

（二）发病机制

GH 瘤的形成主要与抑癌基因的失活和致癌基因的激活有关。抑癌基因的
"杂合性缺失（LOH）"是指两条同源染色体的等位基因均丢失。已经发现与
GH 瘤致病有关的 LOH 主要为 RB 基因（13q14）、MEN1 基因（11q13）。致癌基
因的活化包括 Gs 蛋白的错义突变（Arg201Cys 或 His,或者 Gln227Arg 或 Leu）、
H－ras 基因活化、垂体瘤转化基因（PTTG）活化。其中 RB 基因的 LOH 和 H－
ras 活化与垂体肿瘤、GH 瘤呈侵袭生长和恶变有关。MEN1 基因 LOH 和家族性
GH 瘤发病有关,也有与目前已知基因无关的家族性 GH 瘤的报道。Gs 突变多
见于 McCune－Albright 综合征（阳性率 60% ~70%）,Gs 突变体失去 GTP 水解
酶的活性,cAMP 水平持续升高,一方面刺激 GH 释放;另一方面通过激活下游
的 cAMP 反应元件结合蛋白（CREB）、Pit－1 等刺激 GH 合成、细胞增殖。垂体
瘤转化基因（PTTG）为新近发现的有表达产物的致癌基因,位于 5q33,编码 199
个氨基酸残基的蛋白质产物。正常细胞并没有该基因的活化和表达,向正常垂
体细胞注射 PTTG 蛋白能诱导肿瘤形成。在动物 GH 瘤模型中能分离出 PTTG
基因,在人类几乎全部的 GH 瘤细胞都有 PTTG mRNA 的升高,大腺瘤甚至升高
10 倍,故 PTTG 基因活化与 GH 瘤发病有一定关系。

三、诊断与鉴别诊断

（一）诊断思路和要点（图 2－3）

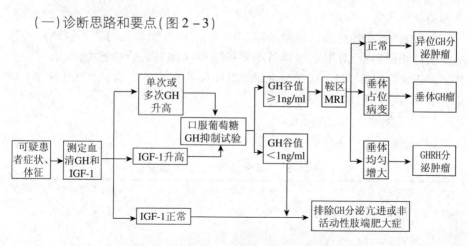

图 2－3　GH 分泌异常增多的诊断思路

1. 定性诊断　首先要明确有无 GH 分泌异常增高的证据,肢端肥大症患者的 GH 分泌丧失昼夜节律性,但仍保持着间断的脉冲式分泌,其血浓度的个体差异较大,故仅一次血 GH 测定不能作为诊断和排除肢端肥大症的依据。GH 的作用主要经 IGF-1 介导来完成,血清 IGF-1 水平在 24 小时变化很小,因此是反映慢性 GH 过度分泌的最佳指标。由于血清 IGF-1 水平的正常值随人的性别和年龄不同而变化,因此当患者血清 IGF-1 水平高于同年龄、同性别的正常人均值 2 个标准差以上时,判断为血清 IGF-1 水平升高。如果平均 GH 水平和 IGF-1 升高,还需进行葡萄糖 GH 抑制试验,如果 GH 谷值不能被抑制到 1ng/ml 以下,则存在 GH 异常高分泌并呈活动性;如果能被抑制到 1ng/ml 以下,为非活动性。

2. 定位诊断　由于超过 95% 的高 GH 血症为垂体 GH 瘤来源,对垂体进行影像学检查可以明确大部分肢端肥大症的病变来源。MRI 可以有效发现直径小于 10mm 的微腺瘤。少数 GH 瘤可与空泡蝶鞍合并,瘤体位于被挤压成弯月状的垂体内,需要仔细鉴别。相对而言 CT 扫描对微腺瘤诊断的敏感性较差,一般仅作为辅助检查。如果垂体部位无异常发现,对头颅应扩大扫描范围,以排除异位垂体和下丘脑肿瘤。对于怀疑胸腹部肿瘤来源的异位 GHRH 或 GH 分泌性肿瘤患者,对这些部位要进行 CT 或 MRI 检查。

3. 并发症和合并症的筛查　确定了 GH 高分泌及其来源(多为垂体 GH 瘤)后,还应明确是否有其他垂体激素分泌过多(主要是 PRL),以及是否存在垂体功能减退。此外还应对患者各系统急慢性并发症进行评估,特别是心肺功能和糖耐量的变化。视力和视野的检查有助于了解肿瘤对视神经系统的影响。GH 瘤患者罹患恶性肿瘤的风险增加,对有癌前病变如结肠管状腺瘤样息肉者应定期行肠镜检查,对甲状腺结节亦要排除甲状腺癌。肢端肥大症活动期,血钙可比正常高出 0.125 ~ 0.25mmol/L,但如果升高非常显著,要考虑 MEN1 可能,同时测定血清 PTH 有助于诊断。

(二)鉴别诊断思路与要点

GH 分泌异常增多的病因见表 2-5。

表 2-5　GH 分泌异常增多的病因

原发 GH 分泌过多	垂体外 GH 分泌过多	GHRH 分泌过多
垂体腺瘤(致密颗粒型和疏松颗粒型)	胰岛细胞瘤	下丘脑肿瘤(错构瘤、迷芽瘤和神经节细胞瘤)
GH/PRL 混合细胞腺瘤	淋巴瘤	类癌(支气管、胃肠道或胰腺)

续表

原发 GH 分泌过多	垂体外 GH 分泌过多	GHRH 分泌过多
泌乳生长细胞腺瘤	医源性	小细胞肺癌
嗜酸干细胞腺瘤		肾上腺腺瘤
多种垂体激素（GH、PRL、TSH 及其他 垂体糖蛋白激素）分泌腺瘤		甲状腺髓样癌
GH 细胞增生		嗜铬细胞瘤
GH 细胞腺癌或转移		
异位蝶窦或咽旁窦垂体腺瘤		
家族性综合征 　多内分泌腺瘤病－Ⅰ型 　家族性肢端肥大症 　McCune－Albright 综合征 　Carney 综合征		

肢端肥大症和巨人症的诊断并不困难,详细询问病史和体格检查是诊断的基本依据,实验室检查和特殊检查有助于确定疑难病例的诊断,但应与下列疾病鉴别。

1. 体质性巨人　常有家族史,可能与遗传有关。身高虽然远远高于正常人,但身体各部发育较匀称。性发育无异常,骨龄无延迟,蝶鞍不扩大。血清 GH 不增高,无代谢异常。

2. 青春期发育提前　其特征是生长发育迅速,身高超过正常标准,过早出现第二性征,但无内分泌及神经系统症状,最终身高与正常人相近。

3. 性腺功能减退性巨人症　患者性腺功能减退发生于骨骺闭合前。由于性激素不足导致骨骺闭合延迟,骨骼过度生长,身材高,四肢细长,与躯体比例不相称,形成瘦高身材。第二性征缺如,性腺发育不全。

4. 皮肤骨膜肥厚症　该症较少见,具有家族聚集特点。多发生于青年男性,其外表与肢端肥大症相似,手脚增大、皮肤粗糙、毛孔增大、多汗等。患者还可有非特征性多关节病变,X 线可显示典型的增生性骨关节病,垂体影像显示无肿瘤,血清 GH 水平正常。

5. 血清 GH 升高的其他原因　血清 GH 升高见于一些生理情况(空腹后、运动、应激和睡眠期、高个男孩)和病理情况(1 型糖尿病、肝脏疾病、慢性肾衰竭、抑郁、营养不良、食物摄入行为异常、甲亢等),但是与肢端肥大症相比,上述的绝大多数情况下 IGF－1 的水平是降低的。

6. 血清 IGF-1 升高的其他原因　妊娠妇女,尤其是妊娠最后 3 个月的血清 IGF-1 水平升高,达正常人的 2~3 倍,这与胎盘分泌胎盘 GH 有关。

第五节　催乳素瘤及高催乳素血症

催乳素是由垂体催乳素分泌细胞合成和分泌的一种多肽类激素,其水平持续性增高可导致女性月经异常、泌乳和不孕,男性性欲减退、阳痿和乳房女性化。最常见的引起催乳素水平升高的原因包括生理性、药物性和病理性,其中催乳素瘤是高催乳素血症最常见的病因。

一、临床表现

高催乳素血症的主要临床表现是性腺功能减退及其继发症状,可因发病年龄、性别、持续时间及催乳素增高程度的不同而有所差异。催乳素瘤患者还可有垂体占位产生的局部压迫症状;垂体混合瘤或多发内分泌腺瘤病患者,还可出现其他激素水平增高相应的临床表现。

(一)高催乳素血症表现

1. 性腺功能减退　青春期前起病的患者可表现为原发性性腺功能减退,即女孩原发性闭经,男孩无青春期发育,睾丸容积小。育龄期女性多有月经周期的改变,出现不同程度的月经稀少甚至闭经,通常影响排卵,引起不孕。血清雌激素水平降低可引起乳腺萎缩、阴毛脱落、外阴萎缩、阴道分泌物减少、骨质疏松等症状。男性患者雄激素水平下降可导致性欲减退、阳痿、射精量及精子数目减少、不育及骨质疏松等。因男性患者症状隐匿且特异性低,常被忽视导致就诊时间晚。

2. 泌乳　女性高催乳素血症患者中 30%~80% 发生自发或触发泌乳,出现性功能低下后由于雌激素水平低下,泌乳的发生率也降低。男性患者可有轻度乳腺发育,少数患者也可出现泌乳。

3. 体重增加　具体病因不清,可能与水钠潴留、脂肪分化异常、性功能低下及下丘脑功能异常等有关。

(二)肿瘤局部压迫症状

多见于垂体催乳素大腺瘤。其他类型的垂体腺瘤、下丘脑及鞍旁肿瘤因瘤体巨大向鞍上扩展而阻断催乳素抑制因子(PIF)引起高催乳素血症者,也可伴有局部压迫表现。最常见的局部压迫症状是头痛、视野缺损(最常见为双颞侧偏盲）。若肿瘤向两侧生长,可包绕海绵窦,影响第3、4、6对颅神经及第5对颅神经眼支功能,引起眼睑下垂、瞳孔对光反射消失、复视、眼球运动障碍、面部疼痛等。若肿瘤破坏蝶窦或筛窦骨质还可出现脑脊液漏。大腺瘤压迫正常垂体组织还可引起其他垂体前叶功能受损表现,如甲状腺功能减退或肾上腺功能减退等。

（三）多激素混合瘤或多发内分泌腺瘤病症状

合并分泌生长激素、促甲状腺激素、促肾上腺皮质激素等的催乳素混合瘤可伴有其他垂体前叶激素分泌过多表现,如肢端肥大症、甲状腺功能亢进、库欣综合征等。此外,垂体瘤还是多发内分泌腺瘤病(MEN),特别是 MEN1 型的表现之一,故要注意有无胰腺神经内分泌肿瘤、甲状旁腺功能亢进等其他内分泌腺体功能异常的表现。

二、病因与发病机制

催乳素的分泌受中枢或外周释放因子和抑制因子的调控,在正常情况下,下丘脑抑制因子(PIF)为主导作用。高催乳素血症的原因主要包括生理性、药物性、病理性和特发性。

（一）生理性高催乳素血症

主要发生于妊娠、乳头刺激或应激的时候。在妊娠期间,催乳素的水平呈逐步升高趋势,至分娩时达高峰,但升高的幅度因人而异,其升高原因与孕期的高雌激素水平有关。产后6周,由于雌激素水平的下降,无论母亲是否哺乳,其催乳素的基础值均会下降至正常水平。

（二）药物性高催乳素血症

很多常用药物可引起催乳素水平升高,如多巴胺受体阻滞剂、含雌激素的口服避孕药、某些抗高血压药、阿片制剂及 H_2 受体阻滞剂等。其中多巴胺受体阻滞剂是一些具有安定、镇静或镇吐作用以及抗抑郁、抗精神病的药物,在常用剂量时催乳素水平一般不超过 $100\mu g/L$;氯丙嗪和甲氧氯普胺(胃复安)的作用最强,25mg 氯丙嗪可使正常人血清催乳素水平增加 5~7 倍。长期应用胃复安治疗时,催乳素水平可升高 15 倍以上。

（三）病理性高催乳素血症

多见于下丘脑－垂体疾病,以垂体催乳素瘤最为多见。此外,其他下丘脑－垂体肿瘤、浸润性或炎症性疾病、结节病、肉芽肿以及外伤、放射性损伤等均是由于下丘脑多巴胺生成障碍或阻断垂体门脉血流致使多巴胺等 PIF 不能到达腺垂体所致。由于 PRL 释放因子(PRF)增多引起高 PRL 血症的情况见于原发性甲状腺功能减退症、应激刺激和神经源性刺激。慢性肾衰竭患者由于肾小球滤过清除催乳素障碍而导致高催乳素血症。肝硬化患者由于雌激素及催乳素在肝脏的灭活障碍致血催乳素升高。

（四）特发性高催乳素血症

需除外以上三种原因后方能谨慎诊断，病因不明，可能为下丘脑－垂体未能发现的病变引起。一般血清催乳素仅轻度升高（多 < 100μg/L）。少数患者日后可演变为催乳素瘤，需定期随诊。

三、临床思路

（一）诊断思路与要点（图 2 - 4）

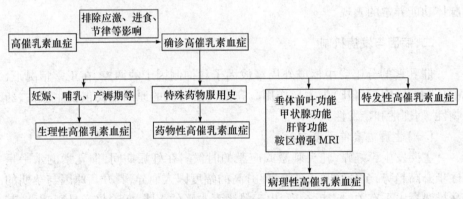

图 2 - 4　高催乳素血症的诊断思路

1. 诊断思路　第一步是明确是否存在高催乳素血症。第二步是明确病因，是生理性、药理性还是病理性高催乳素血症。第三步，如为病理性因素导致，进一步寻找疾病所在。

2. 诊断要点　包括基础催乳素测定和病因诊断两部分。

（1）基础催乳素测定。明确是否存在高催乳素血症。对于可疑患者，最好在以下情况下静脉取血测定催乳素，以减少应激、昼夜节律等对测定结果的影响：正常进食含碳水化合物的早餐，避免摄入蛋白质和脂肪类食物，于上午10：30至11：00休息半小时后抽血测定。血催乳素基础值一般小于20μg/L。大于200μg/L要考虑催乳素瘤可能性大。

（2）病因诊断。明确高催乳素血症病因是生理性、药理性还是病理性。

◈ 氯丙嗪（或甲氧氯普胺）兴奋试验：基础状态下肌注或口服氯丙嗪30mg或甲氧氯普

胺 10 mg,分别于给药前 30 分钟及 0 分钟,给药后 60 分钟、90 分钟、120 分钟及 180 分钟抽取血标本测催乳素。正常人及非催乳素瘤性高催乳素血症患者的峰值在 1～2 小时,峰值/基值 >3。催乳素瘤患者无明显峰值出现或峰值延迟,但峰值/基值 <1.5。

◈ 观察催乳素水平:停用可引起催乳素升高药物,观察催乳素水平变化。

◈ 需测定视力、视野、蝶鞍 X 线平片、头颅 CT、鞍区 MRI、甲功测定等,以进一步寻找高催乳素血症病因。

（二）鉴别诊断

诊断高催乳素血症并不困难,有相应临床表现,实验室测定催乳素水平升高者即可诊断。鉴别诊断主要是围绕高催乳素血症病因进行。当血清 PRL 呈轻至中度升高(20～200μg/L)时须考虑药物性、垂体非 PRL 瘤、下丘脑肿瘤或鞍区垂体外肿瘤等原因(表 2-6),明显升高超过 200μg/L 时则为催乳素瘤的可能性大。

表 2-6　高催乳素血症的病因

下丘脑疾病	浸润性疾病(结节病、结核、巨大肉芽肿)
肿瘤(颅咽管瘤、生殖细胞瘤、转移瘤、囊肿、神经胶质瘤、错构瘤等)	原发性甲状腺功能减退症
浸润性疾病(结节病、结核、组织细胞增多症、肉芽肿等)	系统性疾病(慢性肾功能不全、肝硬化、某些风湿性疾病)
假脑瘤	神经源性疾病(乳腺疾病、胸壁损伤、脊髓损伤、带状疱疹)
颅脑放射性损伤	生理性(妊娠及产褥期、精神性或躯体性应激等)
垂体疾病	药物性
垂体腺瘤(催乳素瘤、生长激素瘤、ACTH 瘤、混合瘤、无功能腺瘤等)	H_2 受体阻滞剂(如西咪替丁、雷尼替丁等)
其他肿瘤(转移瘤、脑膜瘤、鞍内生殖细胞瘤)	抗高血压药物(如利血平、甲基多巴、维拉帕米、依那普利等)
空泡蝶鞍综合征	多巴胺受体阻滞剂(氯丙嗪、丙咪嗪、氟奋乃静、奋乃静、氟哌啶醇、多潘立酮、甲氧氯普胺、硫苯酰胺等)
手术或头部外伤或垂体柄离断	雌激素或长期口服避孕药物
	其他(阿片制剂、卡比多巴、单胺氧化酶抑制剂)
	特发性

第六节　促甲状腺激素腺瘤

促甲状腺激素腺瘤(thyroid – stimulating hormone – secreting pituitary adenoma)是垂体腺瘤中少见的病理类型,占垂体腺瘤的 1% ~3%,多为中年起病,平均发病年龄 40 ~50 岁,确诊前病程较长。主要临床表现包括甲亢和肿瘤占位效应,T_3 抑制试验和 TRH 兴奋试验是鉴别 TSH 瘤和甲状腺激素抵抗综合征的重要方法,生长抑素受体显像和鞍区 MRI 是定位诊断的重要手段,手术切除是一线治疗方案,生长抑素类似物作为主要的药物治疗方案,可有效抑制 TSH 分泌。

一、临床表现

1. 继发性甲状腺功能亢进症相关症状　TSH 瘤患者可表现为不同程度的甲亢症状,包括便次增多、心慌、多汗、易饥、消瘦等,部分患者有房颤等心血管系统表现,多数患者伴有甲状腺弥漫性肿大,少数表现为结节性甲状腺肿。患者易被误诊为 Graves 病而采用抗甲状腺药物、甲状腺大部切除术或[131]I 治疗。

2. 肿瘤占位效应　主要包括头痛、视力下降、视野缺损。由于垂体肿瘤对视神经或血管的压迫、视神经萎缩导致视力障碍。视力障碍发展一般较缓慢,严重者可逐渐加重甚至失明。另外,肿瘤压迫正常垂体前叶组织可导致腺垂体功能减退,包括女性闭经、男性性腺功能减退和青少年生长障碍等,肾上腺皮质功能受累较少见。

3. 垂体瘤卒中　垂体瘤卒中的临床表现根据肿瘤出血和水肿的速度、程度和范围而不同,寂静型患者表现为多次小量出血,无明显临床表现,垂体瘤若迅速出血产生压迫症状,可导致剧烈头痛、视交叉受压引起视野缺损、侵入海绵窦导致动眼神经麻痹等,若导致蛛网膜下腔出血,可引起发热、脑膜刺激征,严重者可昏迷。

二、病因与发病机制

TSH 瘤多数为良性肿瘤,大多数仅分泌 TSH,伴有垂体糖蛋白激素 α 亚单位的合成和分泌增加,1/4 的患者为混合瘤,同时分泌 GH(16%)或 PRL(10.4%),极少数同时分泌促性腺激素,这些激素的编码基因与 TSH 编码基因同受 Prop-1、Pit – 1 和 HESX – 1 等转录因子的调节。

TSH 瘤的发生机制目前并不清楚,尚无相关原癌基因的确切报道,有部分文献报道甲状腺激素受体(thyroid hormone receptor, TR)功能异常,有 1 例 TSH

瘤患者 TRα1、TRα2 和 TRβ1 表达缺失,另有报道 TSHβ 和 α 亚单位体细胞突变与某些 TSH 瘤患者 TSH 分泌的负反馈调节缺失有关。对部分 TSH 瘤生长抑素受体亚型分析发现,部分肿瘤可表达生长抑素受体 1、2A、3 和 5 亚型,这可以解释生长抑素类似物可以控制部分 TSH 瘤的高分泌状态、有效缩小瘤体。某些 TSH 瘤高表达碱性成纤维细胞生长因子,提示该因子在肿瘤细胞增殖和纤维化过程中可能起到一定作用。

三、临床思路

垂体 TSH 腺瘤患者常因心悸、多汗、多食和消瘦等高代谢症状就诊,提示甲状腺功能亢进症。根据 TSH 是否被抑制可以鉴别是原发性甲亢还是继发性甲亢,如果 TSH 低于正常参考范围低限可判断为原发性甲亢,即由甲状腺本身疾病造成的甲状腺功能亢进,例如 Graves 病等。如果甲状腺素水平升高,而 TSH 水平未被抑制,高于正常或在正常范围内,要考虑继发性甲亢。TSH 瘤需要与甲状腺激素抵抗综合征相鉴别。

(一)实验室检查

包括甲状腺功能检查、反映甲状腺激素在外周组织中的作用的检测指标和功能试验三部分。

1. 甲状腺功能　主要包括总甲状腺素(T_4)、总三碘甲状腺原氨酸(T_3)、T_3 摄取试验(T_3U)、游离甲状腺素(FT_4)、游离三碘甲状腺原氨酸(FT_3)和 TSH。T_4 代表血中结合 T_4 及游离 T_4 的总和,T_3 代表血中结合 T_3 及游离 T_3 的总和,T_3U 反映甲状腺激素结合球蛋白(TBG)的饱和程度,FT_4 为不与甲状腺结合蛋白结合的部分,FT_3 为不与甲状腺激素结合蛋白结合的部分,TSH 是由脑垂体分泌的调节甲状腺的激素。

TSH 瘤和甲状腺激素抵抗综合征的共同特点是甲亢同时伴有 TSH 不被抑制,但需除外血循环中存在抗 TSH 或甲状腺激素抗体,以及白蛋白或转甲状腺素蛋白存在异常,因这些均可干扰 TSH 和甲状腺激素的检测结果。TSH 瘤和甲状腺激素抵抗综合征患者 TSH、FT_4、FT_3 水平无显著性差异,TSH 瘤患者 α 亚单位分泌增加,80% 的患者 α 亚单位/TSH 摩尔比升高。

2. 其他反映甲状腺激素在外周组织中的作用的指标　主要包括骨骼(尤其是 I 型胶原吡啶交联终肽(carboxyterminal crossing linked telopeptide of type I collagen,ICPT)和肝脏相关指标(主要是性激素结合球蛋白,sexhormone - binding globulin, SHBG),有助于鉴别 TSH 瘤和甲状腺激素抵抗综合征,ICPT 和 SHBG 通常在 TSH 瘤患者中升高而在甲状腺激素抵抗综合征患者中正常。

3. 功能试验 主要包括 T_3 抑制试验、TRH 兴奋试验和生长抑素抑制试验。T_3 抑制试验在 TSH 瘤的诊断方面非常重要,每日口服 80 ~ 100μg T_3 共 8 ~ 10 日后,TSH 瘤患者的 TSH 不能被 T_3 完全抑制。T_3 抑制试验禁用于老年患者及冠心病患者。在这些患者中可应用 TRH 兴奋试验(200μg TRH 静脉注射),绝大多数 TSH 瘤患者静脉注射 TRH 后 TSH 和 α 亚单位无升高。应用长效生长抑素类似物 2 个月后评价 FT_3、FT_4 受抑制程度有助于鉴别 TSH 瘤和甲状腺激素抵抗综合征,绝大多数 TSH 瘤患者经过上述治疗后 FT_3、FT_4 显著下降,而甲状腺激素抵抗综合征患者无反应。但是目前上述功能试验均无明确诊断切点,联合应用 T_3 抑制试验和 TRH 兴奋试验有助于提高诊断的特异性和敏感性。

(二)影像学检查

鞍区 MRI 是 TSH 瘤定位诊断的重要手段,对于血清 T_3 和 T_4 浓度持续处于升高水平而 TSH 未受抑制、同时有 α 亚单位升高的患者,应进行鞍区 MRI 检查。由于 10% 左右的正常人可以存在垂体意外瘤,TSH 瘤的诊断需同时结合内分泌检查结果。个别情况下临床支持 TSH 瘤而 MRI 未发现明确占位,岩下窦静脉取血可有助于定位诊断。

(三)鉴别诊断思路与要点(图 2 - 5)

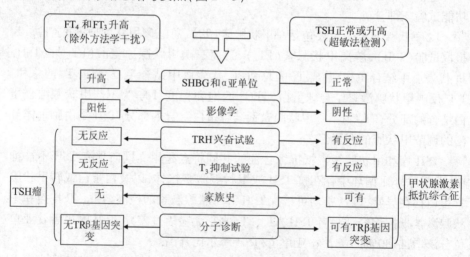

图 2 - 5 TSH 瘤和甲状腺激素抵抗综合征的诊断思路

TSH 瘤主要需和其他原因所致甲亢以及甲状腺激素抵抗综合征相鉴别。

1. 其他原因所致甲亢 通过甲状腺功能检测评价 TSH 水平是否受抑制,可除外 Graves 病和毒性结节性甲状腺肿等其他原因所致甲亢。

2. **甲状腺激素抵抗综合征** 又分为三种类型:①周身对甲状腺激素抵抗。表现有家族性聋哑、点彩状骨骺、甲状腺肿,以及伴有 TSH 正常及甲状腺激素明显升高。②选择性垂体对甲状腺激素抵抗。可表现有轻微甲亢、甲状腺肿,血 T_3、T_4 升高,TSH 正常或升高。③选择性外周组织对甲状腺激素抵抗。极少见。

第七节 垂体前叶功能减退症

腺垂体功能减退是临床常见的内分泌疾病,是腺垂体激素分泌功能部分或全部丧失所致的一组疾病,临床表现与发病年龄、性别、受累激素种类及受损程度、原发病的病理性质有关,垂体前叶功能减退的及时诊断和治疗对于预防垂体危象、提高患者生存率和生活质量至关重要。

一、临床表现

腺垂体合成和分泌的肽类和蛋白质激素主要有 6 种,即生长激素(GH)、催乳素(PRL)、促肾上腺皮质激素(ACTH)、促甲状腺激素(TSH)、促卵泡激素(FSH)和促黄体生成素(LH),除 GH 和 PRL 以外,其他 4 种激素均有明确的靶腺,它们分别为肾上腺皮质、甲状腺和性腺(睾丸和卵巢),调节靶腺激素合成与分泌。这些腺垂体激素一方面接受下丘脑促激素的调节,另一方面调节靶腺激素的分泌。靶腺激素则对下丘脑和垂体相应激素的分泌有负反馈作用,形成下丘脑-垂体-靶腺轴,这是机体内分泌功能的主要调节方式。下丘脑-腺垂体激素及相应功能见表 2-7。

表 2-7 下丘脑-腺垂体激素及相应功能

下丘脑激素	作用类型	垂体激素	垂体激素作用
促肾上腺皮质激素释放激素(CRH)	刺激激素	促肾上腺皮质激素(ACTH)	促进皮质醇和肾上腺雄激素的分泌
促甲状腺激素释放激素(TRH)	刺激激素	促甲状腺激素(TSH)、催乳素(PRL)	促进甲状腺激素分泌促进乳腺产生乳汁
促性腺激素释放激素(GnRH)	刺激激素	促卵泡激素(FSH)、促黄体生成素(LH)	刺激女性分泌雌激素和孕酮,促进卵泡成熟、产卵;刺激男性分泌睾酮和生精
生长激素释放激素(GHRH)	刺激激素	生长激素(GH)	刺激肝脏产生 IGF-1
生长抑素(somatostatin)	抑制激素	生长激素(GH)	

腺垂体受损的速度和严重程度不等,可导致一种、数种或全部激素分泌受损,因此垂体前叶功能减退的临床表现多样。

(1)原发病的发展速度。某些疾病如垂体卒中发展迅速,可迅速影响 ACTH 分泌从而迅速出现皮质醇缺乏症的临床表现。其他如鞍区和下丘脑肿瘤放射治疗,通常作用缓慢,在数月甚至数年后才出现垂体前叶功能减退的临床症状。

(2)激素缺乏的严重程度。比如 ACTH 完全缺乏的患者可在基础状态下即出现临床症状,而 ACTH 部分缺乏的患者则平时无明显症状,应激后因肾上腺储备功能不足可出现恶心、呕吐甚至昏迷。

(3)激素缺乏的种类。前叶受累可导致一种、多种或全部激素缺乏。通常促性腺激素和 GH 较先受累,然后才累及 ACTH 和 TSH。但是这并非绝对,临床也可见到孤立性 ACTH 缺乏症患者。

(4)鞍区占位的临床表现。如果导致垂体前叶功能减退的原发病是鞍区占位,则患者可相应表现出占位效应,如头痛、视力下降、复视等。

各种激素缺乏的临床表现分述如下。

◈ ACTH 缺乏:ACTH 缺乏导致继发性肾上腺皮质功能减退症,常表现为乏力、倦怠、纳差、体重下降、头晕和体位性低血压等,应激状态下可出现肾上腺皮质危象,大多数患者有发热,体温可达 40℃以上;体位性低血压,甚至为儿茶酚胺抵抗性低血容量休克,出现心动过速、四肢厥冷、发绀和虚脱;极度虚弱无力、萎靡淡漠和嗜睡,也可表现烦躁不安和谵妄、惊厥甚至昏迷;厌食、恶心呕吐和腹泻等消化道功能障碍。与原发性肾上腺皮质功能减退症相比,继发者水盐代谢紊乱和低血压相对轻些,如同时存在 GH 和甲状腺激素缺乏,可使严重乏力和低血糖倾向更明显,由于 ACTH 和黑色素细胞刺激素(MSH)分泌不足,患者无皮肤色素沉着。

◈ TSH 缺乏:TSH 缺乏导致继发性甲状腺功能减退症,主要临床表现包括乏力、怕冷、纳差、便秘、颜面水肿、皮肤干、心动过缓、贫血等。病情严重程度通常与甲状腺素缺乏程度平行,也有部分患者无明显症状。

◈ 促性腺激素缺乏:女性患者因继发性性腺功能减退,卵巢产生雌激素减少,出现与原发性性腺功能减退相似的临床表现,绝经前妇女可出现月经紊乱、闭经、无排卵性不孕、阴道萎缩和潮热,随着病程进展,逐渐出现乳腺组织萎缩和骨量减少。男性患者因继发性雄激素分泌减少导致体力和性欲下降,严重时可出现潮热,随着病程进展,逐渐出现肌肉容量减少和骨量减少。

◈ 生长激素缺乏:儿童患者表现为生长障碍,成人患者可表现为身体组分改变、骨量减少、血脂紊乱、心血管疾病和生活质量下降等。

◈ 催乳素缺乏:主要表现为产后无乳,孤立性 PRL 缺乏很少见,多数患者同时具有其他垂体前叶激素缺乏。

二、病因与发病机制

各种垂体及下丘脑疾病均可导致垂体前叶功能减退（表2-8）。

表2-8 引起腺垂体功能减退的主要疾病

原发性疾病	继发性
垂体缺血坏死:产后大出血(席汉综合征)、糖尿病、颞动脉炎及子痫等	
鞍区肿瘤:原发于鞍内的各种垂体腺瘤、颅咽管瘤、鞍旁肿瘤如脑膜瘤、视神经胶质瘤及转移性肿瘤	下丘脑或其他中枢神经系统病变、创伤、恶性肿瘤、类肉瘤、异位松果体瘤等
垂体瘤卒中	
医源性:鼻咽部或鞍区放射治疗后、手术创伤	
其他:感染性疾病、免疫性疾病、各种浸润性病变、海绵窦血栓形成、原发性空蝶鞍征及外伤等	

1. 垂体疾病 主要包括垂体占位、垂体手术及放疗、各种浸润性疾病、席汉综合征等,均可导致垂体前叶功能减退。

（1）垂体占位。垂体腺瘤、囊肿、转移癌等均可导致垂体前叶功能减退。

（2）垂体手术。虽然在垂体瘤切除过程中外科医生都会尽量保留正常垂体组织,但是通常肿瘤组织和周围边界并不完全清晰,部分患者可出现垂体前叶功能减退。

（3）垂体放疗。作为辅助治疗,在垂体肿瘤放疗的过程中,正常垂体组织难以避免地受到照射损伤,通常在放疗后数月至数年以后出现,因此推荐放疗后6个月应评价前叶功能,之后每年评价1次。

（4）鞍区浸润性疾病。①遗传性血色病。血色病累及垂体主要表现为垂体细胞中过多的铁沉积,最常见的临床表现是促性腺激素缺乏所致性腺功能减退,其他激素缺乏相对少见。②垂体炎。各种性质的垂体炎,如淋巴细胞性垂体炎、浆细胞性垂体炎等均可导致垂体前叶功能减退。

（5）席汉综合征。产后大出血所致垂体梗死,最常见的表现为产后无乳,由于促性腺激素缺乏逐渐出现产后闭经、性欲减退、阴毛脱落和继发不孕等,在病程中可相继出现甲状腺和肾上腺皮质功能减退,严重病例在应激状态下可出现垂体危象。

（6）垂体卒中。垂体腺瘤突然出血所致,可表现为突发头痛、复视和垂体前叶功能减退。

(7)垂体脓肿。较少见,多数患者表现为头痛、垂体前叶功能减退,部分患者合并尿崩症,MRI 可见鞍区占位,增强后可有边缘强化,经蝶手术抽取脓液培养可明确致病原。

(8)遗传性疾病。多种转录因子编码基因突变均可导致垂体前叶功能减退,主要包括 HEXS1、LHX3、LHX4、PROP - 1、PIT - 1、TPIT 等,这些转录因子在腺垂体细胞分化、激素基因转录和翻译过程中起重要的调节作用。

(9)空泡蝶鞍。空泡蝶鞍是各种原因所致鞍隔缺损或垂体萎缩,蛛网膜下腔在脑脊液压力冲击下突入鞍内,导致蝶鞍扩大,垂体受压而产生一系列临床表现。

2. 下丘脑疾病　多种疾病累及下丘脑可导致促垂体前叶激素释放激素分泌减少,从而导致垂体前叶功能减退。

(1)占位性病变。如颅咽管瘤以及转移至下丘脑的恶性肿瘤等。

(2)下丘脑放疗。脑部肿瘤放疗可累及下丘脑。

(3)下丘脑浸润性疾病。结节病、组织细胞增生症、韦格纳肉芽肿等浸润性疾病可累及下丘脑。

(4)感染性疾病。结核性脑膜炎等可导致下丘脑组织感染,导致继发性垂体前叶功能减退。

3. 创伤性脑病　头部严重创伤可累及下丘脑,导致垂体前叶功能减退和尿崩症。

4. 中风　缺血性中风和蛛网膜下腔出血均有可能导致垂体前叶功能减退。

三、临床思路

垂体前叶功能减退的诊断包括定性诊断、定位诊断、病因诊断三个主要步骤,当临床提示患者可能存在垂体前叶功能减退时,实验室检查对于定性诊断十分重要,需对垂体 - 靶腺轴的功能进行全面评价以明确定性诊断,进而通过影像学检查对鞍区病变性质进行评估。

(一)实验室检查

实验室检查为垂体前叶功能减退症的诊断提供重要的依据,需对垂体前叶及各靶腺轴进行全面评价。

1. 促肾上腺皮质激素(ACTH)　正常人基础 ACTH 水平足以维持血清皮质醇水平在正常范围内,应激情况下 ACTH 相应增加以促进皮质醇分泌。ACTH 的测定包括基础值和兴奋试验。

ACTH 基础值应在上午 8 点到 9 点之间抽血,需同时抽血查 ACTH 和皮质醇。如皮质醇水平≥18μg/dl,提示基础 ACTH 分泌恰当;皮质醇水平 >3μg/dl 但 <18μg/dl,需行兴奋试验评价 ACTH 储备情况;如重复两次皮质醇水平均低于 3μg/dl,同时 ACTH 不超过正常上限,则可诊断继发性肾上腺皮质功能不全。

ACTH 兴奋试验主要包括甲吡酮试验(metyrapone test)、胰岛素低血糖兴奋试验和科特罗芬兴奋试验。目前国内最常用的是胰岛素低血糖兴奋试验。静脉注射 0.1U/kg 的胰岛素,分别在 0 分钟、15 分钟、30 分钟、60 分钟、90 分钟和 120 分钟抽血,查血糖和血皮质醇,若血糖下降至 2.8mmol/L 以下,皮质醇峰值 ≥18μg/dl,提示肾上腺储备功能正常。

2. 促甲状腺激素(TSH) 已知有下丘脑疾病或垂体疾病的患者,如 T_4 水平降低的同时 TSH 水平无相应升高,则提示继发性甲状腺功能减退。

3. 促性腺激素 对于男性患者,应同时抽血查睾酮和 LH 水平,如睾酮明显降低,而 LH 无相应升高,则提示继发性性腺功能减退症。对于绝经前女性,如果有垂体或下丘脑疾病而月经周期正常,则提示垂体 - 性腺轴功能正常,无需激素测定。如果女性患者存在月经稀发或闭经,则应检测 LH、FSH 及雌激素水平,并予甲羟孕酮口服,每次 10mg,连用 10 天,观察是否出现撤退性出血,通过上述检查来判断是否存在继发性雌激素不足。如果存在月经稀发或闭经,而激素测定值基本正常,则提示基础雌激素水平足够但是不足以刺激排卵并维持孕激素水平,这需要考虑间断孕激素治疗。

4. 生长激素 基础 GH 水平不能反映生长激素缺乏状态。有明确垂体病变者如果同时存在多种其他垂体前叶激素缺乏,很可能存在生长激素缺乏,如进一步查 IGF - 1 水平降低,则更支持生长激素缺乏,但确诊需要进行两个激发试验,其中刺激最强的包括胰岛素低血糖兴奋试验以及精氨酸和 GHRH 联合刺激试验。如兴奋之后 GH 峰值 <5.0ng/ml,则可诊断完全性生长激素缺乏症。胰岛素低血糖兴奋试验有一定的风险,在某些患者可诱发癫痫发作和心绞痛,尤其是老年患者需慎重选择。

5. 催乳素 催乳素最主要的生理作用是促进乳汁分泌。女性患者可出现产后无乳,催乳素水平不恰当地降低。

(二)影像学检查

鞍区 MRI 是最重要的影像学检查,用于鉴别鞍区占位性病变和空蝶鞍综合征,后者在 MRI 上只有少量残余垂体组织可见。在严重低血钠垂体危象时,MRI 可观察到脑水肿,脑白质可有脱髓鞘改变,纠正低血钠后消失。

(朱惠娟 王林杰 陈 适 段 炼 阳洪波)

参考文献

1. 史轶蘩, 王姮. 协和内分泌和代谢学. 北京: 科学出版社, 1999.

2. Shlomo Melmed, Kenneth S. Polonsky, et al. Williams Textbook of Endocrinology. ELSEVIER, 2011.

3. 陈家伦, 宁光. 临床内分泌学. 上海: 上海科学技术出版社, 2011.

4. 廖二元. 内分泌学. 第 2 版. 北京: 人民卫生出版社, 2007.

5. David G. Gardner. Greenspan's Basic & Clinical Endocrinology eighth edition. McGraw Hill Companies, 2007.

6. 王海燕. 肾脏病学. 第 2 版. 北京: 人民卫生出版社, 1998: 182.

7. David H. Ellison, Tomas Berl. The Syndrome of Inappropriate Antidiuresis. N Engl J Med, 2007, 356: 2064 - 2072.

8. Palmer BF. Hyponatremia in patients with central nervous system disease: SIADH versus CSW. Trends Endocrinol Metab, 2003, 14: 182 - 187.

9. 顾锋, 史轶蘩, 邓洁英, 等. 中国肢端肥大症诊治规范(草案). 中国实用内科杂志, 2006, 26(22): 1772 - 1777.

10. Melmed S. Medical progress: Acromegaly. N Engl J Med, 2006, 355: 2558 - 2573.

11. Katznelson L, Atkinson JL, Cook DM, et al. American Association of Clinical Endocrinologists medical guidelines for clinical practice for the diagnosis and treatment of acromegaly—2011 update. Endocr Pract, 2011, 17(Suppl 4): 1 - 44.

12. 幸兵, 任祖渊. 促甲状腺激素型垂体腺瘤的临床诊疗特点. 中华外科杂志, 2011, 49(6): 546 - 550.

13. Paolo Beck - Peccoz, Luca Persani, Deborah Mannavola, et al. TSH - secreting adenomas, Best Practice & Research Clinical Endocrinology & Metabolism, 2009, 23: 597 - 606.

14. Mary Lee Vance. Hypopituitarism. N Engl J Med, 1994, 330: 1651 - 1662.

第三章

甲状腺疾病

第一节 概述

甲状腺（thyroid gland）为人体内最表浅的内分泌腺体，位于颈部甲状软骨下方，气管两旁，其构造很特殊，由约 300 万个直径为 15～500μm 的滤泡组成，滤泡腔内充满胶状质，分泌甲状腺激素，主要调节体内的各种代谢并影响机体的生长和发育。甲状腺的功能直接受垂体和下丘脑调节，形成下丘脑－腺垂体－甲状腺轴调节系统，同时还受全身疾病状态、神经、免疫以及甲状腺自身状态等共同影响。

解剖上，甲状腺在胚胎时期有移位发生，异位甲状腺（迷走甲状腺）可发生于甲状腺下降途中的任何部位，锥状叶约占异位甲状腺的 50%，前纵隔甲状腺次之，并往往发展为胸骨后甲状腺肿，且多与颈部甲状腺相连。其他少见的异位甲状腺可位于后纵隔、舌下和卵巢等处。如切除仅有的异位甲状腺组织，可导致永久性甲减。甲状腺的基本组织结构和功能单位是甲状腺滤泡，内含粉红色黏胶样物——胶质体，外周为一层排列较整齐的上皮细胞，称为甲状腺滤泡细胞或腺细胞。滤泡细胞的高度依甲状腺功能状态而变化，分泌 T_3、T_4，甲状腺的血流和神经支配丰富，甲状腺功能受全身神经、免疫状态的影响。

甲状腺疾病，从解剖上讲，有异位甲状腺、地方性甲状腺肿、甲状腺结节、甲状腺囊肿、甲状腺腺瘤和甲状腺癌；从甲状腺功能上分类，存在甲状腺功能亢进症（甲状腺毒症）、甲状腺功能减退症以及病情不太明显的亚临床甲状腺功能亢进、亚临床甲状腺功能减退和特殊人群的甲状腺功能异常，如妊娠期甲状腺功能亢进和妊娠期甲状腺功能减退，还有新生儿甲状腺功能亢进等；从免疫学上分类，存在自身免疫性甲状腺疾病，包括桥本病、Graves 病等；按照甲状腺的炎症状态分类,可分为甲状腺急性化脓性感染(发生率较低)、亚急性甲状腺炎(机体在感染之后出现的甲状腺免疫性损伤,多表现为一过性甲亢)、慢性淋巴细胞性甲状腺炎(非感染性甲状腺慢性自身免疫性炎症)和发生在特定人群特定时期的产后甲状腺炎、放射性甲状腺炎、药物性甲状腺炎;从疾病的发生来看,有原发于甲状腺的甲状腺疾病、垂体性疾病导致的甲状腺疾病(如垂体瘤导致甲状腺功能亢进和腺垂体功能低下导致的垂体性甲状腺功能减退)和由于下丘脑疾病导致的甲状腺疾病;另外还有一大类疾病,是在全身疾病基础上产生的甲状腺功能异常,如低 T_3 综合征等。

每类甲状腺疾病可以存在多个方面的改变。如桥本病患者存在着甲状腺的自身免疫损伤,可以表现为甲状腺功能亢进或者甲状腺功能减退,大部分则表现为甲状腺功能正常,但由于存在甲状腺的免疫损伤,桥本病患者出现甲状腺功能减退的概率比普通人群要明显增高,同时,桥本病患者甲状腺癌的发病率可能比普通人群要高。甲状腺结节或者甲状腺肿的患者需要鉴别甲状腺的良恶性,同时也需要明确甲状腺的功能状态。

一、甲状腺疾病的分类

甲状腺的疾病可分为甲状腺肿、甲状腺毒症(甲状腺功能亢进症)、甲状腺功能减退症、甲状腺炎及甲状腺结节与分化型甲状腺癌五大类。甲状腺疾病常见病因见表3-1。

表3-1 甲状腺疾病的常见病因

病种	病因
甲状腺肿	
	地方性甲状腺肿
	散发性甲状腺肿
甲状腺毒症	
	甲状腺功能亢进症
	弥漫性毒性甲状腺肿(Graves 病)
	多结节性毒性甲状腺肿
	甲状腺自主高功能性腺瘤(Plummer 病)
	碘致甲状腺功能亢进症(碘甲亢,IIH)
	桥本甲状腺毒症(Hashitoxicosis)
	新生儿甲状腺功能亢进症
	滤泡状甲状腺癌
	妊娠一过性甲状腺毒症(GTT)

续表

病种	病因
甲状腺毒症	
	垂体 TSH 腺瘤
	非甲状腺功能亢进症
	亚急性甲状腺炎
	无症状性甲状腺炎(silent thyroiditis)
	桥本甲状腺炎(包括萎缩性甲状腺炎)
	产后甲状腺炎(PPT)
	外源性甲状腺激素替代
	异位甲状腺激素产生(卵巢甲状腺肿等)
甲状腺功能减退症	
	原发性甲状腺功能减退症
	中枢性甲状腺功能减退症
	甲状腺激素抵抗综合征
甲状腺炎	
	亚急性甲状腺炎
	自身免疫性甲状腺炎
	产后甲状腺炎
甲状腺结节与分化型甲状腺癌	
	甲状腺结节
	分化型甲状腺癌

上述各类疾病中,常见疾病类型将在本章第二节开始分节叙述。

二、甲状腺疾病的实验室检查项目

目前,诊断上述疾病常用的实验室检查项目主要为甲状腺激素、甲状腺调节激素及甲状腺球蛋白(Tg)、甲状腺自身抗体和甲状腺素结合球蛋白(TBG)等。其中甲状腺激素包括血清总甲状腺素(TT_4)、血清总三碘甲状腺原氨酸(TT_3)、血清游离甲状腺素(FT_4)和游离三碘甲状腺原氨酸(FT_3);甲状腺调节激素主要为促甲状腺激素(TSH)。甲状腺自身抗体临床常用的是甲状腺过氧化物酶抗体(TPOAb)、甲状腺球蛋白抗体(TgAb)和 TSH 受体抗体(TRAb)。

(一)甲状腺激素

甲状腺激素(thyroid hormones,TH)由滤泡上皮细胞合成,在甲状腺球蛋白上形成的甲状腺激素在滤泡腔内以胶状质的形式储存。分泌到血循环中的化合物主要有三种形式,甲状腺素或四碘甲状腺原氨酸(thyroxine,3,5,3′,5′-tetraiodotyyronine，T_4）、三碘甲状腺原氨酸（3,5,3′-triiodothyronine，T_3）和逆-三碘甲状腺原氨酸（3,3′,5′-T_3 或 reverse T_3，rT_3），它们分别占分泌总量的90%、9%和1%，其中 T_3 的生物活性约为 T_4 的5倍，且引起生物效应所需的潜伏期短。rT_3 无生物活性。

甲状腺激素（T_4）全部由甲状腺分泌，而三碘甲状腺原氨酸（T_3）仅有20%直接来自甲状腺，其余约80%在外周组织中有 T_4 经脱碘酶代谢转化而来。T_3 是甲状腺激素在组织实现生物作用的活性形式。

1. 甲状腺激素的合成　甲状腺激素合成的原料有碘和甲状腺球蛋白，在甲状腺球蛋白的酪氨酸残基上发生碘化，并合成甲状腺激素。甲状腺激素是酪氨酸的碘化衍生物，甲状腺激素在甲状腺滤泡中合成，甲状腺滤泡细胞在合成甲状腺激素中有三个基本环节：①转运、浓集碘，并使酪氨酸碘化；②合成甲状腺球蛋白并分泌入腺泡腔中；③水解甲状腺球蛋白，释放出甲状腺激素并分泌入血液。

2. 甲状腺激素的代谢　正常情况下，T_4 与 T_3 释放入血之后，血循环中 T_4 约99.98%与特异性的血浆蛋白相结合，包括甲状腺素结合球蛋白（thyroxine-binding globulin，TBG）、甲状腺素结合前白蛋白（thyroxine-binding prealbumin，TBPA）与白蛋白。血循环中 T_4 仅有0.02%为游离状态（FT_4）。血循环中 T_3 的99.97%与TBG结合，约0.03%为游离状态（FT_3）。结合型甲状腺激素是激素的贮存和运输形式；游离的甲状腺激素在血液中含量甚少，是甲状腺激素的活性部分，直接反映甲状腺的功能状态，不受血清TBG浓度变化的影响。结合型的甲状腺激素没有生物活性。结合型与游离型之和为总 T_4、总 T_3。

血浆 T_4 半衰期为7天，T_3 半衰期为1.5天，20%的 T_4 在肝内降解，其余80%的 T_4 在外周组织经脱碘酶的作用转变为 T_3（占45%），或者转变为 rT_3（占55%）。血液中的 T_3 75%由 T_4 脱碘，其余来自甲状腺，全部在肝脏降解；rT_3 仅有少量由甲状腺分泌，绝大部分是在组织内由 T_4 脱碘而来。由于 T_3 的作用比 T_4 大5倍左右，所以脱碘酶的活性将影响 T_4 在组织内发挥作用，如 T_4 浓度减少可使 T_4 转化为 T_3 增加，而使 rT_3 减少。T_3 是甲状腺激素的活性形式，rT_3 几乎没有甲状腺激素的生物活性。T_4 既是 T_3 的激素原，本身也是重要的激素，其活性约占全部甲状腺激素作用的35%左右，T_4 和 T_3 都具有生理作用。

3. 甲状腺激素的主要生理功能　甲状腺激素属亲脂性激素，可穿越细胞膜和细胞核，与细胞核内的甲状腺激素受体结合，通过核内受体传导信号产生调节作用。

甲状腺激素能促进机体的生长和发育。甲状腺激素具有全面促进组织细胞分化、生长及发育成熟的作用,是人体正常生长、发育不可缺少的因素,尤其是对脑和骨骼的正常发育。甲状腺激素是胎儿、新生儿脑发育的关键激素。甲状腺激素可刺激骨化中心的发育和成熟,使软骨骨化,促进长骨和牙齿生长。在儿童发育过程中,甲状腺激素和生长激素具有协同作用,甲状腺激素还能提高机体对 IGF-1 的反应性。

甲状腺激素全面调节机体的新陈代谢活动,最显著的生物效应是增加机体产热量,提高基础代谢率。甲状腺激素能增强机体大多数器官的代谢活动,耗氧率升高,使产热量增加,甲亢患者喜凉怕热,极易出汗;而甲状腺功能低下时,产热量减少,患者喜热恶寒。甲状腺激素对器官系统的作用常继发于产热和耗氧效应的改变,如甲状腺功能亢进时尿氮排除增加和体温升高等。

甲状腺激素对所有物质代谢均有调节作用,生理水平的甲状腺激素对蛋白质、糖、脂肪的合成和分解均有促进作用,而大量的甲状腺激素促进分解代谢的作用更明显。

(1)蛋白质代谢。生理情况下,T_4 或 T_3 作用于核受体,刺激 DNA 转录过程,促进 mRNA 形成,加速蛋白质与各种酶的生成。甲状腺激素分泌不足时,蛋白质合成障碍,组织间黏蛋白沉积,结合大量的正离子和水分子,引起特征性的黏液性水肿。甲状腺激素分泌过多时,则加速蛋白质分解,导致血尿酸增加,尿氮排出增加,肌肉收缩无力,尿钙排出增加,骨质疏松。

(2)脂肪代谢。甲状腺激素促进脂肪酸氧化,增强儿茶酚胺与胰高血糖素对脂肪的分解作用。甲状腺激素对脂肪分解的影响大于对其合成的影响。因此,甲状腺功能亢进的患者血清中胆固醇的含量低于正常,甲状腺功能减退者则胆固醇含量升高。

(3)糖代谢。甲状腺激素促进小肠黏膜对糖的吸收,增强糖原分解,抑制糖原合成,并能增强肾上腺素、胰高血糖素、皮质醇和生长激素的生糖作用,因此,甲状腺激素有升血糖的趋势;但是,由于 T_4 与 T_3 还可加强外周组织对糖的利用,也有降低血糖的作用。甲状腺激素水平升高还能增强胰岛素抵抗、加速胰岛素降解,使血糖水平升高。

(4)甲状腺激素对机体各器官系统都有不同程度的影响,但多数作用继发于甲状腺激素促进机体代谢和耗氧过程。甲状腺激素影响中枢神经系统的发育,并对已分化成熟的神经系统活动也有作用。甲状腺功能亢进时,中枢神经系统的兴奋性增高,主要表现为注意力不易集中、过度疑虑、烦躁不安、睡眠不好以及肌肉纤颤等;甲状腺功能低下时,中枢神经系兴奋性降低,出现记忆力减退,说话和行动迟缓,终日嗜睡等状态。甲状腺激素也影响学习和记忆的过程。甲状腺激素对心脏活动的影响显著,甲状腺功能亢进时患者出现心动过速、心力衰竭等。甲状腺激素对生殖功能有显著影响,甲状腺功能减退时月经不规则,甚至闭经、不孕,或者容易流产。

4.实验室检查 甲状腺激素从 1980 年 TT_4 和 TT_3 的检测开始,到 1990 年发展为可以测定 FT_4 和 FT_3。分析方法主要分为两类,一类是放射免疫分析技术(RIA),一类是非放射免疫分析技术。放射免疫分析技术(RIA)是 1959 年发明的,20 世纪 70 年代开始广泛应用于临床,随后开始应用非放射免疫分析技术,即酶免疫分析技术,1980 年开始发展荧光免疫分析技术、化学发光免疫分析技术和电化学发光免疫分析技术。

(1)检测原理。无论是哪一类分析技术,均通过免疫学反应即抗原抗体反应来检测。根据不同的标记技术分为放射免疫分析、酶免疫分析、荧光免疫分析和发光免疫分析。由发光技术的不同,可分为化学发光免疫分析和电化学发光免疫分析等。

放射免疫分析技术是一种超微量的分析技术。它利用放射性核素具有巨大能量的特性,标记抗原或抗体进行免疫测定,其基本原理是竞争性结合。放射性核素标记的抗原抗体复合物可用放射性测定仪计数,用一系列已知浓度的抗原做实验,则可绘制标准曲线。未知样品加同样浓度的放射性核素标记的抗原和抗体做实验,则可根据放射性核素标记的抗原抗体复合物在标准曲线上查值。最常用的放射性核素为 ^{125}I 和 ^3H。

酶免疫分析技术是通过适当的酶化学反应和免疫学反应,使抗体或抗原分子与酶蛋白分子结合,形成酶标抗原或抗体,该结合物保留免疫学活性和酶活性,因而既有抗原抗体反应的特异性,又有酶促反应的生物放大作用。酶分解底物产生有色物质,用酶标仪测定光密度值,以反映抗原或抗体的含量。用于标记的酶有辣根过氧化物酶、碱性磷酸酶等。根据免疫体系的不同可分为直接法、间接法、双抗体夹心法、竞争法。

荧光免疫分析技术是以荧光素标记已知抗体,以一定条件使其与标本中的抗原呈特异性结合,借助荧光强度与待测抗原或抗体的浓度关系得到结果。

化学发光免疫分析技术是将化学发光体系与抗原抗体免疫体系相结合,根据化学发光强度(或发光量)确定有关物质含量的一种超微量分析技术。从整体上讲,与酶免疫技术原理相似,不同点在于,标志物是化学发光剂或其催化剂,检测的是化学发光。常用的检测方法有化学发光酶免疫测定法、化学发光荧光免疫测定法等。

电化学发光免疫分析技术是以电化学发光剂三联吡啶钌标记抗体(抗原),

以三丙胺为电子供体,在电场中因电子转移而发生特异性化学发光反应,它包括电化学和化学发光两个过程。

以 T_3 测定为例,目前临床实验室常用的检测方法主要为时间分辨荧光免疫分析法(TrFIA)、化学发光免疫分析法(CLIA)、电化学发光免疫分析法(ECLIA)等。

TrFIA:用二抗包被反应孔,加入待测血清、铕标记 T_3 和鼠抗 T_3 单克隆抗体(单抗)后振荡。抗 T_3 单抗与包被在微孔板上的二抗结合时,样本中的 T_3 和铕标记 T_3 竞争结合抗 T_3 单抗上的结合位点,经振摇温育、洗板后,加入解离增强液将标记在复合物中的铕离子解离,与增强液中的有关成分形成荧光螯合物微囊,发出的荧光强度与样品中的 T_3 浓度成反比。

CLIA:使用过量的标记抗原与待测标本中的未标记抗原,在反应体系中竞争结合特异性抗体的结合位点。实验时,待测抗原(T_3)和碱性磷酸酶标记抗原(ALP - T_3)竞争性与抗 T_3 单克隆抗体(mAb)结合,当反应达平衡后,形成 ALP - T_3 - mAb 抗原抗体复合物,用包被羊抗鼠 IgG 的磁性微粒捕获此复合物。在磁场作用下此磁性微粒自行沉淀,经洗涤吸弃废液后加入发光底物 AMPPD,在 ALP 的作用下 AMPPD 迅速发出稳定的光量子。光子的产出量与 ALP - T_3 - mAb 的产出量成正比,与 T_3 的量成反比。

ECLIA:待测抗原(T_3)、生物素化的 T_3 竞争性地与钌标记的抗 T_3 抗体结合。待测抗原(T_3)的量与生物素化的 T_3 和钌标记的抗 T_3 抗体所形成的免疫复合物的量成反比,加入链霉亲和素包被的磁性微粒与后者结合,在磁场的作用下,结合免疫复合物的磁性微粒被吸附至电极上,其他游离成分被吸弃。电极加压后产生光信号,其强度与检样中一定范围的 T_3 含量成反比。

需注意的是,以上各类方法学性能均不相同。在选择方法时应根据测量原理、仪器、试剂等多方面综合考虑。表 3 - 2 以 T_3 为例,说明不同方法学、厂商的产品检测性能的差异(不同厂家试剂盒方法性能不同,一种方法仅以一个厂家为例)。

表 3 - 2 T_3 不同检测方法性能

方法	线性范围/(nmol/L)	分析灵敏度/(nmol/L)	精密度/%
RIA	0.5 ~ 8.0	0.2	<15
TrFIA	0 ~ 9.24	0.5	<15
CLIA	0.2 ~ 12.3	0.2	<10
ECLIA	0.3 ~ 10.0	0.3	<5

（2）参考区间。各类方法参考区间不尽相同,且与年龄有关,在实际应用中应注意不能使用同一参考区间,尤其在采用 CLIA、ECLIA 方法时,由于各厂商的产品不同以及各地区的实验室差异,各实验室应建立自己的参考值。一般情况下,不同测量方法测量甲状腺激素的参考区间见表 3-3。

表 3-3 不同测量方法甲状腺激素的参考区间

方法	$TT_3/(nmol/L)$	$FT_3/(pmol/L)$	$TT_4/(nmol/L)$	$FT_4/(pmol/L)$
RIA	1.8~2.9	3~9	65~156	9~25
TrFIA	1.3~2.5	4.3~7.8	69.0~141.0	8.7~17.3
CLIA	1.3~2.73	3.67~10.43	78.4~157.4	11.2~20.1
ECLIA	1.3~3.1	2.8~7.1	66.0~181.0	12.0~22.0

对于电化学发光法,不同年龄的参考区间见表 3-4。

表 3-4 不同年龄甲状腺激素的参考区间

年龄	$TT_3/(nmol/L)$	$FT_3/(pmol/L)$	$TT_4/(nmol/L)$	$FT_4/(pmol/L)$
<1	1.3~1.9	4.5~10.5	124.0~244.0	13.5~26.1
1~6 岁	1.3~6.1	3.8~8.2	118.0~194.0	12.1~22.0
7~12 岁	1.2~5.4	3.8~8.6	97.0~175.0	13.9~22.1
13~17 岁	1.8~4.0	3.78~7.7	82.0~171.0	13.6~23.2
成人	1.3~3.1	2.8~7.1	66.0~181.0	12.0~22.0

（3）测量影响因素。甲状腺激素结合蛋白对甲状腺激素的测定有影响。血浆中的甲状腺激素主要是与血清蛋白结合型的,仅有很少部分是游离型的,而只有未被结合的游离型的甲状腺激素对组织才有作用。血中甲状腺激素结合蛋白的变化,直接影响血中甲状腺激素的浓度。妊娠、新生儿、口服避孕药、传染性及慢性活动性肝炎、胆汁性肝硬化、急性间歇性卟啉病、三苯氧胺、奋乃静等均可导致甲状腺激素结合蛋白升高,从而使血中总甲状腺激素升高;大量糖皮质激素、雄激素、低蛋白血症、慢性肝病、肾病、严重全身疾病、恶病质、肢端肥大症活动期、门冬酰胺酶等,可导致甲状腺激素结合蛋白减少,从而引起血中总甲状腺激素降低,故而应以血中游离 T_3、T_4 的水平为准。

血液采集必须用标准的样品管或带有分离胶的管,如采集血浆标本需用肝素或 $EDTA-K_3$ 等抗凝管;全程保证样品管的密闭状态;血清标本在室温条件下储存不超过 8 小时,8 小时不能完成检测应放入 2~8℃保存,24 小时内不能

完成检测应放入 -20℃保存,可稳定半年,避免反复冻融,检测前应确定没有纤维蛋白或其他微粒物质及气泡;试剂盒与待测血清自冷藏处取出后应恢复至室温(18~25℃),避免过度振摇产生泡沫;标本若严重溶血、乳糜将影响结果,但注意不影响电化学发光免疫分析法;标本应置于 -20℃存放,避免反复冻融;批号不同的试剂不能混用,且每批试剂应分别制作标准曲线;电化学发光免疫分析法标本与质控品禁用叠氮钠防腐;pH值影响发光法测定;温度对荧光素酶类反应影响大,最适温度为25~28℃;实验室环境应干净无尘,尤其是对于时间分辨荧光免疫分析法试验成功有决定性的意义;实验过程应避免加样交叉污染。

(4)应用。甲状腺激素在临床上应用的实际作用见表3-5,其中需要注意的是目前任何一种测量方法都不是直接测定真正的游离甲状腺激素。

表3-5 甲状腺激素的应用

项目名称	应用
TT_4 和 TT_3	TT_3 和 TT_4 是判断甲状腺功能的主要指标,其浓度主要由甲状腺功能决定,但在很大程度上受到甲状腺结合蛋白(TBG)的量及其亲和力的影响,尤其对 TT_4 影响较大,在判断结果时要注意,并测定游离甲状腺激素
FT_4 和 FT_3	甲状腺结合球蛋白正常时,血清中 FT_3 和 FT_4 的性能基本等同于 TT_3 和 TT_4,FT_3 和 FT_4 是诊断甲状腺功能亢进和甲状腺功能减退的敏感指标。血清 FT_4 和 FT_3 不受 TBG 的影响,但因含量甚微,测定结果的稳定性不如 TT_4 和 TT_3。结合 TSH 测定和游离甲状腺激素浓度能更全面判断甲状腺功能

(二)甲状腺调节激素

甲状腺激素的合成与分泌主要是受下丘脑-腺垂体-甲状腺轴调控,以维持甲状腺的正常生长和血液中甲状腺激素水平的相对稳定。腺垂体分泌的促甲状腺激素(thyroid stimulating hormone,TSH)是调节甲状腺功能的主要激素。促甲状腺激素(TSH)是直接调节甲状腺功能的关键激素,由腺垂体合成和分泌,由211个氨基酸残基组成,分子量28kD,属糖蛋白激素,是由 α 和 β 两个亚单位组成的异二聚体。α 亚单位有96个氨基酸残基,其氨基酸顺序与 LH、FSH 和 HCG 的 α 亚单位相似;β 亚单位有110个氨基酸残基,其顺序与以上三种激素的 β 亚单位完全不同。TSH 的生物活性主要决定于 β 亚单位,但水解下来的单独 β 亚单位只有微弱的活性,只有 α 亚单位与 β 亚单位结合在一起共同作用,才能显出全部活性。

1.甲状腺调节激素的合成 TSH 是调控甲状腺细胞生长和甲状腺激素合成、分泌的主要因子。生理上,下丘脑分泌的促甲状腺激素释放激素(TRH)和垂体分泌的 TSH 调控甲状腺滤泡上皮细胞合成、分泌甲状腺激素,即 T_3、T_4。

TSH 分泌受下丘脑 – 垂体 – 甲状腺轴的控制与调节,同时也有甲状腺自身的自主性调节。下丘脑分泌 TRH 刺激垂体促甲状腺激素细胞合成与分泌 TSH,血清中的 T_3、T_4 对垂体分泌 TSH 有负反馈性调节作用。

2. 甲状腺调节激素的代谢　血清中 TSH 的浓度稳定为 0.5 ~ 5mIU/L,半衰期约 3 分钟,在下丘脑的影响下,TSH 的基础分泌呈近日分泌,在睡眠前几小时开始升高,在午夜和凌晨 4 点之间达高峰,以后下降,上午 9 ~ 12 点之间达最低值,表现为非正弦曲线。同时,TSH 的分泌又表现脉冲式特征,每 2 ~ 4 小时出现一次波峰。TSH 的分泌受甲状腺功能状态、禁食及视交叉上核活动的影响。

TSH 受甲状腺激素的负反馈调节。甲状腺功能亢进时血中 TSH 的水平降低;而甲状腺功能减退时正好相反。血中游离甲状腺激素水平的变化,对腺垂体分泌 TSH 具有经常性的负反馈调节作用。其他激素也可影响腺垂体分泌,如雌激素可增强腺垂体对 TRH 的反应,使 TSH 分泌增加,因此甲状腺激素分泌也增加;糖皮质激素能抑制 TSH 的分泌。

3. 甲状腺调节激素的主要生理功能　TSH 对甲状腺有重要的促进作用,如对碘的摄取、酪氨酸残基的碘化、甲状腺激素的偶联反应及甲状腺激素的释放等。此外,TSH 还作用于甲状腺的许多代谢过程,如 cAMP 的产生、葡萄糖的氧化、氧的消耗以及磷脂和蛋白质的合成等。

TSH 促进甲状腺的功能活动分为短期效应和长期效应两大方面。短期效应表现为数秒至数分钟内加速甲状腺激素由 Tg 分子水解,T_3、T_4 释放增加,同时加速碘捕获、转运和 Tg 的碘化过程,增加 Tg 和甲状腺过氧化酶 mRNA 的含量,加速合成甲状腺激素。长期效应表现为 TSH 保护甲状腺细胞不发生凋亡,维持甲状腺细胞生长。

4. 实验室检查　血清 TSH 测定方法经历了 4 个阶段。1959 年,Yalow 创立的放射免疫测定(RIA)技术,灵敏度为 1 ~ 2mIU/L,可以诊断原发性甲状腺功能减退,但不能够诊断甲状腺功能亢进;1968 年 Males 建立的免疫放射分析(IRMA)方法,敏感性和特异性明显提高,灵敏度下限在 0.1 ~ 0.2mIU/L,称为敏感 TSH(sTSH)。20 世纪 80 年代后期 TSH 测定以化学发光免疫分析法(ICMA)为代表,灵敏度在 0.01 ~ 0.02mIU/L。20 世纪 90 年代后期 TSH 测定以时间分辨免疫荧光法(TrFIA)为代表,灵敏度可达到 0.001mIU/L,称为超敏感 TSH(uTSH),与 sTSH 一起可以诊断甲亢和亚临床甲亢。

(1)检测原理。化学发光免疫分析法测定 TSH 使用的是 TSH 单克隆抗体,避免与其他糖蛋白的交叉反应。以酶免法(双抗体夹心法)为例,待测抗原(TSH)与碱性磷酸酶标记羊抗 TSH 抗体(ALP – TSH)及羊抗鼠抗体——鼠抗

TSH 抗体复合物磁珠结合,当反应达平衡后,形成抗原抗体复合物。在磁场作用下该磁性微粒自行沉淀,经洗涤吸弃废液后加入发光底物 Lumi-Phos*530,在 ALP 的作用下 Lumi-Phos*530 发出稳定的光量子。光子的产出量与 TSH 成正比。

实验室在选择方法时应根据测量原理、仪器、试剂等多方面综合考虑,且有些试剂盒不能进行新生儿 TSH 测定。表 3-6 说明不同方法学、厂商的产品检测性能的差异。

表 3-6　TSH 不同检测方法性能

方法	线性范围/(mIU/L)	分析灵敏度/(mIU/L)	精密度/%
RIA	1~81	0.8	<15
TrFIA	0~100	0.005	<15
CLIA	0.015~100	0.003	<10
ECLIA	0.005~100	0.005	<10

(2)参考区间。TSH 有年龄、种族和性别的差异,各实验室应当制定本室的 TSH 正常值参考范围。

美国临床生物化学学会(NACB)建议,TSH 的正常值应来源于 120 例经严格筛选的正常人,其标准是甲状腺自身抗体(甲状腺过氧化物酶抗体、甲状腺球蛋白抗体)阴性、无个人或家族甲状腺疾病史、无可视或可触及的甲状腺肿、未服用除雌激素外的药物。国内学者还发现当地的碘营养状态也影响正常人的 TSH 水平。TSH 血清水平有昼夜规律,高峰在午夜,低峰在 10:00 到 16:00,其数值为高峰的一半,但是这种差别不影响临床 TSH 的测定,因为临床测定一般在 8:00 到 18:00。TSH 呈偏态分布,对数转换后接近正态分布,其参考范围的确定是 TSH 对数值平均数的 95% 可信限,再转换成真值。目前,TSH 测定的正常值参考范围是 0.3~5.0mIU/L。在碘营养充分的地区,TSH 均数为 1.5mIU/L,但是因为人群中亚临床甲减的比例相当大,所以实际测得的参考值可能上限偏高。近年来研究发现,如果严格筛选甲状腺功能正常志愿者,TSH 正常值参考范围在 0.4~2.5mIU/L。

不同年龄的参考区间如下。1~3 天:3.5~20.0mIU/L;3 天~1 个月:1.7~9.1mIU/L;1 个月~1 岁:0.9~8.1mIU/L;1~13 岁:0.7~7.5mIU/L;13~18 岁:0.5~6.8mIU/L;成人:0.3~5.0mIU/L。

不同生理状态的参考区间如下。脐带血:2.3~13.2mIU/L;妊娠早期:0.1~2.5mIU/L;妊娠中期:0.2~3.0mIU/L;妊娠晚期 0.3~3.0mIU/L(妊娠期人绒毛膜促性腺激素 HCG 的浓度增高,HCG 与 TSH 有相同的亚单位、相似的亚单位和受体亚单位,所以 HCG 对甲状腺细胞 TSH 受体有轻度的刺激作用,导致 FT_3、FT_4 增高,升高的 FT_3、FT_4 抑制 TSH,出现 TSH 水平降低 20% ~30%,一般 HCG 每增高 10000IU/L,TSH 降低 0.1mIU/L,妊娠 10 到 12 周下降到最低点)。

(3)测量影响因素。血液采集推荐使用标准的样品管或带有分离胶的管,全程保证样品管的密闭状态;血清标本在室温条件下储存不超过 8 小时,8 小时不能完成检测应放入 2 ~8℃保存,24 小时内不能完成检测应放入 −20℃保存,避免反复冻融,检测前应确定没有纤维蛋白或其他微粒物质及气泡;当标本中白蛋白含量在 5 ~9g/dl、胆红素含量 <10mg/dl、甘油三酯含量 <1800mg/dl、血红蛋白含量 <500mg/dl 时,不影响 TSH 测定,但应避免严重溶血及乳糜;新生儿出生后的前 3 天,处于高度应激状态,血中 TSH 水平急剧升高,4 ~7 天后趋于较稳定水平,因此应在分娩时取脐血或出生 7 天后采血,以避开应激期;批号不同的试剂,不能混用,每批试剂应分别制作标准曲线。

(4)应用。TSH 不受血清甲状腺结合球蛋白的浓度影响,单独测定或配合甲状腺激素测定,对甲状腺功能紊乱及病变部位的判断很有价值。美国临床内分泌学会及许多国家学者均推荐将 TSH 测定作为甲状腺功能紊乱实验室检查的首选项目。在临床上应用的实际作用为甲亢和甲减的首选指标;亚临床甲状腺功能异常的筛选;监测原发性甲减左甲状腺素替代治疗效果;监测分化型甲状腺癌抑制治疗效果;中枢性甲减;不适当 TSH 分泌综合征;新生儿甲状腺功能筛查的实验室指标。

(三)甲状腺球蛋白

甲状腺球蛋白(thyoglobulin,Tg)是甲状腺滤泡上皮分泌的一种大分子糖蛋白,由两条分子量分别为 300kD 和 330kD 的蛋白链通过二硫键连接组成二聚体,分子量达 660kD。

1. 甲状腺球蛋白的合成　Tg 绝大多数由甲状腺滤泡上皮细胞分泌、合成并释放进入甲状腺滤泡腔中,是甲状腺激素合成和储存的载体。

2. 甲状腺球蛋白的代谢　TSH、甲状腺体内碘缺乏和甲状腺刺激性免疫球蛋白等因素可刺激 Tg 的产生。溶酶体水解 Tg 表面 T_3、T_4 并使之释放入血,同时少量的 Tg 也释放入血,部分 Tg 经甲状腺淋巴管分泌入血。血循环中的 Tg 被肝脏的巨噬细胞吞噬清除。

3. 甲状腺球蛋白的主要生理功能　Tg 在外周甲状腺激素 T_3 和 T_4 的合成中起决定作用。它含有约 130 个酪氨酸残基,在甲状腺过氧化物酶和碘的存在下,一部分可碘化成单碘酪氨酸(MIT)和双碘酪氨酸(DIT),并进一步偶联成 T_3

和 T_4。Tg 在甲状腺细胞中合成并运输到滤泡的过程中,少量可以进入到血液。因此,在正常人的血液中可以有少量的 Tg 存在。低浓度的 Tg 存在提示有甲状腺组织的存在。在正常情况下,血清 Tg 的多少受三方面因素影响:①甲状腺的重量;②TSH 受体刺激的量(刺激物可以是 TSH、HCG 或 TRAb);③甲状腺的任何炎症或损伤导致 Tg 的释放量,与 T_3、T_4 也有一定平行消长的关系。

4. 实验室检查

(1)检测原理。用敏感的方法可以测得大多数正常人血清中有微量 Tg。Tg 的测量技术要求很高。非竞争性的免疫测量法(immunometric assays,IMA)的应用多于竞争性的放免法(radioimmunoassay,RIA)。IMA 孵化时间短,分析的范围延伸,抗体标记试剂稳定不易发生标记损伤。IMA 包括免疫放射测量和化学发光免疫测量。Tg 测定值的高低与所采用的检测方法密切相关。

表 3 – 7 说明不同方法学、厂商的产品检测性能的差异。

表 3 – 7 Tg 不同检测方法性能

方法	线性范围/(ng/ml)	分析灵敏度/(ng/ml)	精密度/%
RIA	10 ~ 400	3	<15
CLIA	0.1 ~ 500	0.1	<10(>1)
ECLIA	0.100 ~ 1000	<0.1	<5(>3.4)

(2)参考区间。Tg 参考值有地域差异,各实验室应确定自己的参考值。碘供应充分地区 Tg 参考值为 3 ~ 40ng/ml。建议正常人群满足以下条件:①无甲状腺肿;②无个人或家族甲状腺疾病史;③无甲状腺自身抗体;④血清 TSH 在 0.5 ~ 2.0mIU/L;⑤年龄在 40 岁以下,至少 120 例。

(3)测量影响因素。标本采用血清或肝素抗凝血浆,EDTA 对 Tg 的测定存在影响。不同生产商的样品管,由于原材料和添加剂不同,可能导致不同的结果。

除影响一般血清测量的因素外,在 Tg 的测定中值得注意的是,TgAb 的存在对 Tg 测定的任何方法都会有干扰。提示血清样本中 TgAb 存在的最可靠的线索是用 IMA 方法和 RIA 方法测定的 Tg 结果明显不一致,即 Tg(RIA)高于 Tg(IMA)。当血液中存在 TgAb 时,IMA 不能测出与 TgAb 结合的 Tg,会使测定结果偏低,因此有人把这类方法限于 TgAb 阴性的患者;反之则用 RIA 法,RIA 方法可以测出与 TgAb 结合和游离的 Tg,不过 RIA 法在 TgAb 阳性时也会使结果偏高或偏低。必须强调的是,以上的判断是基于 TgAb 和 Tg 由同一实验室测得。检验人员对于 TgAb 阳性的患者不要轻易发出"Tg 测不出来"的报告,特别是 TgAb 阳性的分化良好的甲状腺癌(DTC)的患者。

(4)应用。血清 Tg 浓度升高是甲状腺功能紊乱的非特异性指标。血清 Tg 水平升高与以下三个因素有关:①甲状腺肿;②甲状腺组织炎症和损伤;③TSH、人绒毛膜促性腺激素或 TRAb 对甲状腺的刺激。甲亢时,血 T_3、T_4 升高,血 Tg 亦相应增加;相反,甲减时,血 T_3、T_4 下降,血 Tg 亦随之降低,但这种升降均不明显,亦无重要临床意义。凡遇有甲状腺损伤时,如急性、亚急性或某些慢性甲状腺炎、放疗、手术等,甲状腺滤泡的破坏程度可从血 Tg 水平上反映出来,因为损伤越重,释放的 Tg 进入血循环的量也就越多。

血清 Tg 降低是甲亢的重要诊断指标,是甲状腺炎回顾性诊断的指标。

甲状腺癌或因其他甲状腺病变行甲状腺全切的患者,术后的血清 Tg 应降至 0。如从血清中检测出一定浓度的 Tg,表明来源于甲状腺滤泡细胞的恶性肿瘤已有甲状腺外转移。因此,血 Tg 是监测甲状腺癌术后复发的较好指标。但血清 Tg 测不出,不等于可排除肿瘤复发或转移。

(四)甲状腺自身抗体

自身免疫性甲状腺病(autoimmunethyroid disease,AITD)的病因是细胞和体液免疫紊乱。甲状腺自身抗体很多,相应的自身抗体最重要的是甲状腺过氧化物酶抗体(TPOAb)、甲状腺球蛋白抗体(TgAb)、TSH 受体抗体(TRAb)。

1. 甲状腺过氧化物酶抗体(TPOAb) TPOAb 是甲状腺激素合成过程中的关键酶,分子量110kD,结合在甲状腺滤泡细胞膜上,因 RNA 裂解不同而有几种不同的异构体,是甲状腺微粒抗体的主要成分,是一组针对不同抗原决定簇的多克隆抗体,以 IgG 型为主。TPOAb 能够通过激活补体、抗体依赖细胞介导的细胞毒作用和致敏 T 细胞杀伤作用引起甲状腺滤泡损伤,引起甲状腺功能减退。

2. 甲状腺球蛋白抗体(TgAb) TgAb 是一组针对甲状腺球蛋白不同抗原决定簇的多克隆抗体,分子量为 660kD,是可溶性糖蛋白,两条亚单位完全一样,主要由 IgG_1、IgG_2 和 IgG_4 组成,少部分为 IgA 和 IgM。在甲状腺激素的合成和释放过程中先呈多聚体然后降解,因此免疫结构特别复杂。

3. TSH 受体抗体(TRAb) TRAb 可分为三种类型,即 TSH 受体刺激性抗体(TSAb)、TSH 刺激阻断性抗体(TSBAb)和甲状腺生长免疫球蛋白(TGI)。TSAb 与 TSH 受体结合产生类似 TSH 的生物效应,是 Graves 病的直接病因,大多数未经治疗的 Graves 病患者 TSAb 阳性。TSBAb 能够占据 TSH 受体,是使部分自身免疫性甲状腺炎发生甲减的致病性抗体。TGI 能够与 TSH 受体结合,但仅能刺激甲状腺细胞增生,不引起甲状腺功能亢进。

4. 实验室检查

(1)检测方法。甲状腺自身抗体临床检测方法以 ELISA 居多,具体内容见表3-8。

表3-8 甲状腺自身抗体项目检测方法

项目名称	方法概述	方法性能	注意事项
TPOAb	目前测定多应用高度纯化的天然或重组的人甲状腺过氧化物酶作为抗原,采用 RIA、ELISA 或 ICMA 等方法进行测定	以电化学发光免疫测定法(ECLIA)为例:检测范围:5~600IU/ml;灵敏度:<5IU/ml	方法不同、试剂盒检测的敏感性和特异性不同,因此阳性切点值变化很大
TgAb	测定方法主要为 ELISA 和 IC-MA	以电化学发光免疫测定法(ECLIA)为例:检测范围:10~4000IU/ml;灵敏度:<10IU/ml	检测方法灵敏度较好
TRAb	测定采用免疫受体分析法(临床应用,测定 TGI)和生物分析法(仅用于研究工作中,测定 TSAb 和 TSBAb)	以电化学发光免疫测定法(ECLIA)为例:检测范围:0.3~40IU/L;灵敏度:0.3IU/L	目前检测方法的灵敏度和特异性均不够理想

(2)参考区间。目前尚无公认的参考区间,各实验室应根据实际情况确定自己的参考区间。在进行参考区间研究时,建议正常人群满足以下条件:①男性;②无个人或家族甲状腺疾病史;③无其他自身免疫性疾病(如系统性红斑狼疮、1型糖尿病);④血清 TSH 在 0.5~2.0mIU/L;⑤无甲状腺肿大;⑥年龄在30岁以下,至少120例。

(3)应用。甲状腺自身抗体在临床上应用的实际作用见表3-9。

表3-9 甲状腺自身抗体项目的应用

项目名称	临床应用
TPOAb	·是检测自身免疫性甲状腺疾病最敏感的方法,如自身免疫性甲状腺炎、Graves 病等,桥本甲状腺炎患者升高更明显 ·可提示某些药物治疗期间出现的甲状腺功能异常 ·妊娠早期检测出 TPOAb 是产后甲状腺炎的危险因素
TgAb	·临床意义基本与 TPOAb 相同,在缺碘地区对 AITD 诊断意义较大,但目前对自身免疫性甲状腺疾病的意义存在争议 ·对于 DTC 患者,作为血清 Tg 测定的辅助检查

项目名称	临床应用
TRAb	·初发 Graves 病 60%～90% 可为阳性,甲状腺功能正常的 Graves 眼病患者可阳性。TRAb(及 TPO)对单侧突眼、单侧甲状腺肿、甲状腺肿伴结节、亚临床型甲亢的诊断和鉴别诊断有重要意义 ·母亲妊娠后期 TRAb 测定有助于预测胎儿或新生儿甲亢发生的可能性 ·TRAb 对 AITD 治疗后甲亢复发有重要参考价值,但不能用 TRAb 来判断 AITD 疗效 ·TRAb 有助于确定 AITD 病因和类型

需特殊注意的是,在健康人群中,TgAb 和 TPOAb 的检出率为 5%～27%,女性的阳性率为男性的 5 倍,因此健康人群中的男性呈阳性者的意义大于女性。具体可参考的甲状腺自身抗体的检出率见表 3-10。

表 3-10　甲状腺自身抗体的检出率

人群	TgAb/%	TPOAb/%
普通人群	5～20	8～27
Graves 病	50～70	50～80
自身免疫性甲状腺炎	80～90	90～100
病人亲属	40～50	40～50
1 型糖尿病	40	40
孕妇	14	14

（五）血清甲状腺素结合球蛋白（TBG）

TBG 是一种糖蛋白,分子量 54kD,其中约 20% 为糖基。现已克隆出 TBG 的 cDNA,其 mRNA 编码含 450 个氨基酸残基,具有含 20 个氨基酸残基的信号肽段,分子量 44kD,有 4 个糖化位点。编码 TBG 的基因位于 X 染色体上。故先天性 TBG 缺乏者呈 X 性连（隐性）遗传。

一个 TBG 分子含一个激素结合位点,正常人的血清 TBG 结合容量即为其浓度。成人血清的 TBG 浓度为 260nmol/L（15μg/ml）,TBG 在血浆中的半衰期约为 5 天,代谢清除率约 800ml/d。

TBG 实验室检查方法一般为化学发光免疫测定法或放射免疫方法。放射免疫方法的参考区间一般为 12～28mg/L。

正常情况下,TT_3 和 TT_4 的量主要受 TBG 影响,血清中的 TBG 是影响 TT_3 和 TT_4 的决定性因素,但不影响 FT_3 和 FT_4 测定。为了消除 TBG 对 TT_3 和 TT_4 测定的干扰,一方面可直接测定血清 TBG,另一方面可用游离 T_3 指数（FT_3I）和

游离 T_4 指数(FT_4I)来校正。由于 FT_3 和 FT_4 的测定方法已相当稳定可靠,避免 TBG 影响的最佳选择应该是直接测定 FT_3 和 FT_4。

另外,近年来发现 TBG 的糖化作用对血浆清除率和等电聚焦分析结果的影响很大。原因主要与涎酸残基数目有关。用雌激素治疗的患者,TBG 趋向阳极移动的带增宽(量增多)。由于高度涎酸糖化的 TBG 酸性增加,其血浆清除比非涎酸糖化的 TBG 慢得多,即酸性程度越高,TBG 的清除越慢。孕妇、急性肝炎、应用雌激素或口服避孕药者,由于酸性 TBG 增加,血浆清除率减慢而使血清 TBG 升高。

现以 T_4 为例,总结影响 T_4 与 TBG 结合的因素,见表 3-11。

表 3-11 改变 T_4 - TBG 结合的常见临床情况

结合增多	结合减少
妊娠	高雄激素血症
新生儿	应用雄激素类似物
高雌激素血症	应用大剂量糖皮质激素
口服避孕药	肢端肥大症(活动期)
急性间歇性卟啉病	肾病综合征
急、慢性肝炎	重症全身性疾病
胆汁性肝硬化	遗传性 TBG 缺乏症
HIV 感染和 AIDS 病	
遗传性高 TBG 血症	
药物(他莫昔芬、奋乃静等)	

三、甲状腺摄[131]I 功能试验及功能动态试验

甲状腺摄[131]I 功能试验在甲状腺疾病诊断中应用较为广泛,尤其在游离甲状腺激素检测和 sTSH 测定尚未开展前。甲状腺功能动态试验包括甲状腺激素抑制试验和促甲状腺激素释放激素(TRH)兴奋试验。

（一）甲状腺摄[131]I 功能试验

碘是合成甲状腺激素的物质之一,甲状腺具有高度浓聚碘的能力。甲状腺细胞通过钠/碘共转运子克服电化学梯度从血循环中浓聚[131]I。甲状腺中被浓聚的碘主要存在于甲状腺球蛋白中,在 T_3、T_4 的代谢和分泌过程中,甲状腺也向血液分泌少量的碘(以各种形式存在),其分泌速度视腺体贮碘量、甲状腺功能状态等因素而定。用放射性碘作示踪物,测定碘在体内的移动速度和量,可间接评价甲状腺的功能状态,特别能反映甲状腺对无机碘的浓聚能力。

甲状腺摄^{131}I率的高低与甲状腺功能状态有关,甲亢患者甲状腺滤泡细胞的钠/碘共转运子过度表达,对^{131}I的摄取明显高于正常甲状腺组织,而甲减时则明显降低。近年来,甲状腺激素及sTSH的测定为甲状腺功能异常提供了可靠的依据,一部分患者已经不需要再做该项检查了。

1.试验注意事项 孕妇和哺乳期妇女禁做本试验。试验前2周停用一切含碘量较高的食物或药物,其中复方碘溶液需停用2个月以上,含碘造影剂需停用1年以上。一般含碘中药需停用1个月以上,而海藻、昆布、鳖甲等需停用2个月以上。另有一些药物可通过干扰TH合成的不同环节而影响摄^{131}I率,如ACTH、泼尼松等使摄^{131}I率降低,而长期应用女性避孕药可使之升高。

2.试验方法 口服^{131}I后,用盖格(Geiger)计数管或闪烁计数管测定甲状腺部位的计数率,计算出摄^{131}I率,试验方法有甲状腺摄碘近距离测定法或闪烁探头远距离测定法。

$$甲状腺摄^{131}I率 = \frac{甲状腺放射性计数率 - 室内本底计数率}{标准源放射性计数率 - 室内本底计数率} \times 100\%$$

3.参考区间 正常值最高摄^{131}I率于24小时出现。2小时、3小时或4小时摄^{131}I率为24小时率的1/2左右,两者比值范围为0.37~0.60。国内各地报道的正常值范围有一定差异,一般应确定本地区的正常参考值范围。

4.临床应用

(1)摄^{131}I率升高。3小时摄^{131}I率≥25%(0.25),24小时≥45%(0.45)(远距离法),一般提示为摄^{131}I率升高(可同时伴有高峰提前及尿排^{131}I率下降),主要见于甲亢,诊断符合率92%~97%。一般认为,凡符合以下3项中的两项即可确诊为甲亢。①3小时(或4小时,或6小时)值和24小时值均高于正常值;②2小时或3小时摄^{131}I率与24小时值之比≥0.85;③最高摄^{131}I率在24小时之前出现。甲状腺摄^{131}I率还可用来鉴别不同病因的甲亢。其他导致甲状腺摄^{131}I率升高的疾病主要有地方性甲状腺肿和散发性甲状腺肿等。

(2)摄^{131}I率降低。原发性甲减如亚急性甲状腺炎患者的摄^{131}I率可明显降低,而临床上却有甲亢表现;继发性甲减患者中,摄^{131}I率的变化较复杂,病情较重者均有摄^{131}I率下降,病情较轻者,尤其是亚临床型甲减者,摄^{131}I率可正常或基本正常。

(3)非甲状腺疾病时的摄^{131}I率变化。①高于正常:慢性肝病、高血压病早期、风湿热、青春发育期、绝经期、葡萄胎、绒毛膜上皮癌、急慢性肾脏病变、发热和上呼吸道感染等。以上疾病可使机体的代谢率增加,故摄^{131}I率升高属非特异性反应。②低于正常:摄碘量过高者、慢性衰竭、充血性心衰及其他慢性疾病晚期、体重和身高显著低于正常者。

（二）甲状腺功能动态试验

甲状腺功能动态试验的原理是根据甲状腺激素和垂体 TSH 及下丘脑促甲状腺激素释放激素（TRH）之间的负反馈调节机制。

1. 甲状腺激素抑制试验　当血液中甲状腺激素含量增高时，TSH 的释放减少，甲状腺的摄碘功能受到抑制，因此出现甲状腺摄^{131}I 率减低。当甲状腺功能亢进时，因甲状腺的分泌具有自主性，可使上述反馈调节关系被破坏，因而无抑制现象，增加促甲状腺素或减少促甲状腺素，很少会影响甲状腺摄^{131}I 率，因此比较患者服用甲状腺激素前后的甲状腺摄^{131}I 率可以判断甲状腺功能是否亢进。一般情况下，在连续给予 T_4 或 T_3 一周前后，甲亢患者抑制率 <50%。

2. TRH 兴奋试验　TRH 正常时可促进 TSH 自垂体分泌入血并促进 TSH 合成，静脉注射 TRH 后，血 TSH 增高，其程度和快慢反映垂体 TSH 的储备量，因此测定静脉注射 TRH 前后血清 TSH 水平，可分析刺激前后血清 TSH 水平的变化并反映垂体贮存 TSH 的能力。阴性反应表明垂体无足够合成和贮存 TSH 的功能，阳性反应延迟表明垂体本身无病变，但因长期缺乏足够 TRH 刺激，TSH 贮存减少，强阳性反应提示垂体合成和贮存 TSH 能力异常活跃。目前认为 TRH 兴奋试验是甲状腺功能紊乱临床生化检测项目中最有价值和可靠的方法。

四、甲状腺疾病的临床思路

1. 甲状腺激素异常的常见病因和其他原因　甲状腺疾病的表现多种多样，如何在很多种的甲状腺激素异常表现中判断出病因是临床面临的一个常见的问题。表 3 - 12 列出了甲状腺激素异常的常见病因。

表 3 - 12　甲状腺激素异常的常见病因

甲状腺激素升高	甲状腺激素正常	甲状腺激素减低
甲状腺功能亢进	亚临床性甲状腺功能亢进	原发性甲状腺功能减退
毒性弥漫性甲状腺肿	亚临床性甲状腺功能减退	桥本甲状腺炎
毒性结节性甲状腺肿		亚急性甲状腺炎
碘甲亢		侵袭性纤维性甲状腺炎
甲状腺癌		产后甲状腺炎
非甲状腺的疾病		甲状腺手术后
甲状腺肿样卵巢瘤		抗甲状腺药物引起
外源性甲状腺激素		先天性甲状腺缺如
垂体性甲状腺功能亢进		先天性甲状腺激素合成障碍
甲状腺炎		致甲状腺肿药物及物质

续表

甲状腺激素升高	甲状腺激素正常	甲状腺激素减低
桥本甲状腺炎		甲状腺转移瘤
亚急性甲状腺炎		慢性地方性碘缺乏
急性化脓性甲状腺炎		碘过量
产后甲状腺炎		继发性甲状腺功能减退
放射性甲状腺炎		垂体肿瘤或其他浸润性疾病
药物引起甲状腺炎		席汉综合征
甲状腺肿瘤梗死		垂体手术或放射治疗后
甲状腺激素抵抗综合征		非肿瘤性选择性 TSH 缺乏
		第三性甲状腺功能减退
		低 T_3 综合征
		消耗性甲状腺功能减退

　　食物或饮水中碘缺乏时不能合成足够的甲状腺激素,通过 TSH 或者其他因子刺激甲状腺增生,形成甲状腺肿,有些食物如卷心菜、黄豆、白菜、萝卜、木薯、小米以及含钙或氟过多的饮水,可阻抑甲状腺激素的合成,某些药物如硫脲类、磺胺类、对氨基水杨酸、保泰松、硫氰酸盐、秋水仙碱、锂盐、钴盐及高氯酸盐等能抑制碘离子的浓集或有机化,影响甲状腺激素的合成。

　　另外,在临床实践中,许多患者经常会服用可能影响甲状腺功能的药物,因此必须考虑到这些药物对检查结果的影响。表 3 - 13 提示一些影响甲状腺功能的药物。

表 3 - 13　影响甲状腺功能的药物

序号	类型	药物
1	减少 TSH 分泌	多巴胺、糖皮质类固醇、奥曲肽
2	改变甲状腺激素分泌	减少甲状腺激素分泌:锂、碘、胺碘酮、氨鲁米特
		增加甲状腺激素分泌:碘、胺碘酮
3	减少 T_4 吸收	树脂降脂 2 号、消胆胺(1 号)、氢氧化铝、硫酸亚铁、硫糖铝
4	减少 $T_4$5′ - 脱碘酶活性	丙硫氧嘧啶、胺碘酮、肾上腺素受体阻滞剂、糖皮质激素
5	影响血清中 T_3 和 T_4 转运	增加血清 TBG 浓度:雌二醇、三苯氧胺、海洛因、米托坦、氟尿嘧啶
		减少血清 TBG 浓度:雄激素、达那唑、糖皮质激素
		由蛋白结合位点替换:呋塞米、芬氯酸、甲芬那酸、水杨酸盐
6	影响 T_3 和 T_4 代谢	苯巴比妥、利福平、苯妥因、卡马西平
7	细胞因子	干扰素 - α

药物会影响甲状腺功能或引起甲状腺检查结果异常,不过,引起甲状腺毒症者仅占少数,它们通过以下3种机制起作用:①碘源性甲状腺毒症;②破坏性甲状腺炎;③诱导甲状腺自身免疫(GD 或无痛性甲状腺炎)。不同药物可能通过上述一个或者多个途径起作用。表3-14 提示一些可引起甲状腺毒症的药物。

表3-14 引起甲状腺毒症的药物

序号	药物	机制	用药至起病的潜伏时间
1	胺碘酮	碘甲亢1型	数月
		甲状腺炎2型	通常超过一年
2	干扰素-α	无痛性甲状腺炎 Graves 病	数月
3	锂剂	无痛性甲状腺炎	通常超过一年
4	白介素-2	无痛性甲状腺炎 Graves 病	数月
5	碘对比剂	诱导甲状腺自身免疫病发作	几周或几个月
6	放射性碘(早期发病)	破坏性	1~4周
7	放射性碘(晚期发病)	Graves 病	3~6个月

2. 甲状腺激素异常的临床思路

(1)甲状腺激素升高。甲状腺激素升高的主要病因及临床表现见表3-15。

表3-15 甲状腺激素升高的主要病因及临床表现

病因	主要临床表现
甲状腺功能亢进	甲状腺功能亢进症
(患者有多食、消瘦、大便次数增多、心慌、怕热多汗等甲状腺功能亢进症的表现。需进一步检查 TSH,以便于区分是原发于甲状腺还是继发于垂体或下丘脑)	·Graves 病(第三节详细描述) ·毒性结节性甲状腺肿(甲状腺多发结节,病灶自主增加激素的分泌率,从而发生甲状腺功能亢进症。甲状腺 B 超、同位素扫描以及 CT 等检查有助于诊断) ·碘甲亢(患者有长期摄入过多碘剂的病史,患者血清 T_4 及游离 T_4 水平升高,T_3 可升高或正常,同位素检测放射性碘摄取率减低,尿碘排出明显增加。大多数患者于停止用碘剂3个月左右后,甲状腺功能亢进症的病情逐渐自行好转) ·甲状腺癌(第六节详细描述)
	非甲状腺的疾病
	·甲状腺肿样卵巢瘤(某些卵巢肿瘤含有甲状腺样组织,分泌甲状腺激素,产生甲状腺功能亢进。患者有轻微的甲亢表现,血 FT_4 及 T_3 轻度增高,TSH 降低,甲状腺吸碘率可为0,盆腔内同位素扫描有放射性碘的摄取) ·外源性甲状腺激素(不适当地应用甲状腺激素药物或含有甲状腺激素的食物如混有动物甲状腺组织的食物,从而引起甲状腺功能亢进)

病因	主要临床表现
甲状腺功能亢进（患者有多食、消瘦，大便次数增多，心慌，怕热多汗等甲状腺功能亢进症的表现。需进一步检查 TSH，以便于区分是原发于甲状腺还是继发于垂体或下丘脑）	垂体性甲状腺功能亢进（由于分泌 TSH 的垂体腺瘤或非肿瘤的 TSH 的过强分泌引起甲状腺功能亢进。患者表现出轻度的甲亢及甲状腺肿，常有性激素缺乏，无眼征，血中总的或游离的 T_3、T_4 升高，TSH 正常或升高，这些肿瘤分泌的 $TSH\alpha$ 亚单位明显升高，TSH 对 TRH 缺乏反应。视野和垂体 CT 或 MRI 检查有助于诊断）
甲状腺炎	慢性淋巴细胞性甲状腺炎（第四节详细描述） 亚急性甲状腺炎（第五节详细描述） 急性化脓性甲状腺炎（患者继细菌感染、菌血症后，发生甲状腺化脓性炎症，引起甲状腺组织被迫坏，使甲状腺内储存的激素释放而引发甲亢） 产后甲状腺炎（是发生在产后的一种亚急性自身免疫性甲状腺炎，病程呈自限性。本病经历三个阶段：甲亢期、甲减期、恢复期。患者甲亢期时血清 T_3、T_4 水平和 ^{131}I 摄取率呈现"分离曲线"，大多数患者 TPOAb 呈阳性） 放射性甲状腺炎（颈部接触放射线引起放射性甲状腺炎，使甲状腺内储存的激素释放入血而导致甲亢） 药物引起甲状腺炎（某些药物如干扰素 – α 等，可引发甲状腺炎，导致甲状腺组织被破坏，甲状腺内储存激素大量释放而引甲状腺功能亢进）
甲状腺肿瘤梗死	甲状腺肿瘤梗死也可使甲状腺内激素释放入血而引起甲亢
甲状腺激素抵抗综合征	患者甲状腺激素升高，TSH 正常或升高。临床表现可为甲亢或甲减。家族遗传史和基因检查分析有助于明确诊断

（2）甲状腺激素正常。亚临床甲状腺功能亢进患者血中 FT_3 及 FT_4 正常，而 TSH 是减低的，患者无临床症状。排除下丘脑 – 垂体疾病、非甲状腺性躯体疾病等所致的 TSH 降低后可诊断为本症。本症可能是早期甲状腺功能亢进、甲亢经手术或放射碘治疗后、甲状腺炎恢复期的暂时性临床现象，部分患者可进展为临床型甲亢，但也可持续存在。

亚临床甲状腺功能减退患者血清 TSH 升高，FT_3 正常，FT_4、T_4 正常或轻度降低，临床上无甲状腺功能减退表现或仅有轻度甲减表现。

（3）甲状腺激素降低。甲状腺激素降低的主要病因及临床表现见表 3 – 16。

表 3 - 16　甲状腺激素降低的主要病因及临床表现

病因	主要临床表现
原发性甲状腺功能减退	慢性淋巴细胞性甲状腺炎(第四节详细描述) 其他甲状腺炎(亚急性甲状腺炎、侵袭性纤维性甲状腺炎、产后甲状腺炎) 甲状腺手术后 放射性碘治疗后(国内报道在放射性碘治疗后一年内甲减的发生率为 4.6% ~ 5.4% ,以后每年递增 1% ~ 2% ,最终有 40% ~ 80%以上的接收足量 ^{131}I 治疗的患者发生甲减) 抗甲状腺药物引起(不适当地服用抗甲状腺药物可引起甲减,停药后甲状腺功能可恢复) 先天性甲状腺缺如或先天性甲状腺激素合成障碍 致甲状腺肿药物及物质(服用碳酸锂、磺胺类、过氯酸钾、保泰松、硫氢酸盐等药物或长期食用卷心菜、芜菁、甘蓝、木薯等) 甲状腺转移瘤 慢性地方性碘缺乏 碘过量
继发性甲状腺功能减退	垂体肿瘤或其他浸润性疾病(多表现为多种垂体激素分泌缺乏或异常,TSH、T_3、T_4 降低的同时,还伴有肾上腺功能及性腺功能的异常。垂体的 CT 及磁共振等影像学检查有助于诊断) 席汉综合征(生育期妇女因产后腺垂体缺血性坏死所致,患者有产后大出血病史,可同时有甲状腺、性腺、催乳素、肾上腺素等激素的缺乏。根据病史及实验室检查不难做出诊断) 垂体手术或放射治疗后引起 非肿瘤性选择性 TSH 缺乏
第三性甲状腺功能减退	鞍上肿瘤及先天性 TRH 缺乏引起 TSH 分泌减少,从而引起甲状腺功能减退。此类疾病极为少见
低 T_3 综合征	严重的全身疾病、创伤及心理疾病等都可导致甲状腺激素水平的改变,主要表现在血清 T_3、FT_3 水平减低,血清 rT_3 增高,血清 T_4 正常或降低,TSH 水平正常。疾病的严重程度一般与 T_3 降低的程度相关
消耗性甲状腺功能减退综合征	本病是因甲状腺激素降解或失活率增加所引起。有报道巨大血管瘤合并甲状腺功能减退症,血管瘤切除后甲状腺功能随之恢复正常

（4）甲状腺疾病的简要临床思路见图 3 - 1。

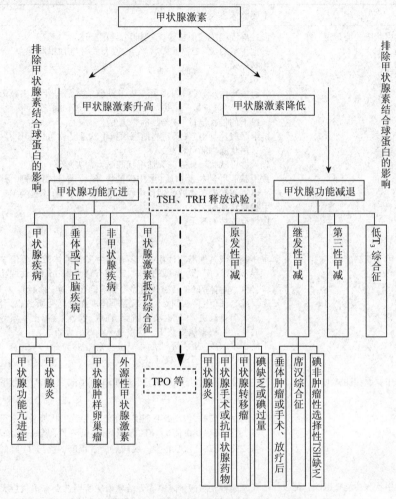

图 3 - 1　甲状腺疾病的临床诊断思路

(5)妊娠期甲状腺功能紊乱的简要诊断思路见图3-2。

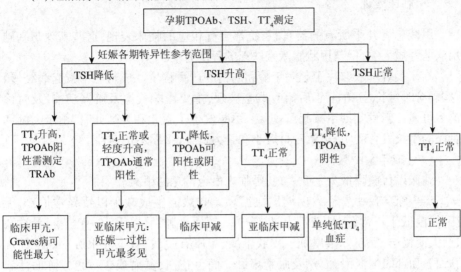

图3-2 妊娠期甲状腺功能紊乱的临床诊断思路

第二节 甲状腺功能减退症

甲状腺功能减退症(hypothyroidism)简称甲减,是由不同原因引起的甲状腺激素合成、分泌或生物效应不足所致的机体代谢减低的综合征。按起病年龄可分为三型:①始于胎儿或新生儿者称呆小病(cretinism);②起病于青春期发育前儿童者,称幼年型甲减;③起病于成年者为成年型甲减,重者可引起黏液性水肿,更为严重者可引起黏液性水肿昏迷(myxedema coma)。按病变部位可分为甲状腺性、垂体性、下丘脑性和受体性甲减。

甲减可发生在各个年龄,且随年龄增加,其患病率逐渐上升。新生儿期甲减多发生在地方性甲状腺肿地区,出生后数周至数月发病,世界各地对新生儿先天性甲减的筛查中发现约每4000个新生儿中有一例甲减。青春期因生长发育所需,可引起代偿性甲状腺肿并轻度甲减。成年型甲减多见于中年女性,男女之比约为1:(5~10),北美2%的成年妇女和0.1%~0.2%的成年男性患甲减。成人黏液性水肿以40~60岁多见,起病隐匿,发展缓慢。妊娠期孕妇缺碘可造成TH合成减少。

一、临床表现

甲减患者几乎所有的器官、系统都会有相应的临床表现,这些表现与基础疾病的性质无关,但与甲状腺激素缺乏的程度有关。

临床表现一般取决于起病年龄和病情的严重程度。成年型甲减起病缓慢、隐匿,有时可长达10余年后始有典型表现,主要影响代谢及脏器功能,及时诊治多可逆。新生儿期甲减起病较急。甲减发生于胎儿和婴幼儿时,由于大脑和骨骼的生长发育受阻,可致身材矮小和智力低下,多属不可逆性。

(一)成年型甲减

临床以代谢降低为主要表现,是临床最为常见的甲减。

1. 代谢减慢的表现 因周围血循环差和热能生成减少以致异常怕冷,无汗,体温低于正常,表情淡漠,皮肤苍白。颜面水肿、唇厚舌大、声音粗,食欲缺乏,大便秘结,反而体重增加。皮肤干燥、粗厚有脱屑,有下肢水肿。黏液性水肿面容面部表情淡漠,面颊及眼睑虚肿。面色苍白,贫血或带黄色或陈旧性象牙色。鼻、唇增厚,发音不清,言语缓慢,音调低哑,头发干燥、稀疏、脆弱,睫毛和眉毛脱落,甚至可发生秃头症。男性胡须生长缓慢,这是由于 T_3 缺乏后,毛囊初生期的细胞功能低下,活性明显下降所致。皮肤苍白或呈姜黄色,因 TH 缺乏使皮下胡萝卜素转变为维生素 A 及维生素 A 生成视黄醛减少,致高 β - 胡萝卜素血症加以贫血所致,皮肤粗糙、少光泽,皮肤厚而冷凉,多鳞屑和角化,指甲生长缓慢、厚脆,表面常有裂纹。腋毛和阴毛脱落。

2. 神经精神系统 宫内的胎儿发育,尤其是胎儿脑发育以及出生后半年内的脑组织发育依赖于 T_3、T_4 的正常作用。神经细胞的分泌和增殖,神经鞘膜的发育和神经纤维的生长都必须有赖于正常浓度的 T_3,如缺乏可导致永久性的先天性或后天性神经系统发育障碍,出现呆小病。幼儿以后,TH 是维持神经系统正常功能和神经元的正常兴奋性的最重要激素之一,脑细胞的许多代谢过程均受 T_3 的调节。缺乏 T_3 时,脑的功能下降,轻者常有记忆力、注意力、理解力和计算力减退,反应迟钝,嗜睡,精神抑郁或烦躁,有时多虑而有神经质表现,严重者发展为猜疑型精神分裂症;重者多痴呆,幻想,木僵或昏睡,20% ~25% 重病者可发生惊厥。因黏蛋白沉积可致小脑功能障碍,出现共济失调或眼球震颤等。

3. 呼吸系统 呼吸浅而弱,对缺氧和高碳酸血症引起的换气反应减弱,部分患者出现睡眠呼吸暂停,甚至呼吸衰竭,是导致甲减患者死亡的主要原因。呼吸系统肺功能改变可能是甲减患者昏迷的主要原因之一。

4. 循环系统 心动过缓,心音低弱,心输出量减低。由于组织耗氧量和心输出量的减低相平行,故心肌耗氧量减少,较少发生心绞痛和心力衰竭。若甲减患者发生心衰应想到合并其他心脏病之可能。心力衰竭一旦发生,因洋地黄在体内的半衰期延长,且由于心肌纤维延长伴有黏液性水肿故疗效常不佳且易中毒。心脏扩大较常见,常伴有心包积液,经治疗后可恢复正常。中老年妇女可有血压升高,循环时间延长。久病者易发生动脉粥样硬化及冠心病。

5. 消化系统　常有厌食、腹胀、便秘,严重者可出现麻痹性肠梗阻或黏液性水肿巨结肠。由于胃酸缺乏或维生素 B_{12} 吸收不良,可致缺铁性贫血或恶性贫血。

6. 肌肉骨骼系统　主要表现为肌肉软弱乏力,偶见重症肌无力。黏液性水肿患者可伴有关节病变,偶有关节腔积液。

7. 内分泌系统　性欲减退。男性出现阳痿。女性多有月经过多、经期延长及不孕症,有时可出现严重功能性子宫出血,为雌激素代谢障碍、FSH 及 LH 分泌异常所致。约 1/3 患者可有溢乳,甲减纠正后即可停止。肾上腺皮质功能一般比正常低,血、尿皮质醇降低,ACTH 分泌正常或降低,ACTH 兴奋反应延迟,但无肾上腺皮质功能减退的临床表现,如原发性甲减伴自身免疫性肾上腺皮质功能减退和 1 型糖尿病,称为多发性内分泌功能减退综合征(Schmidt 综合征)。

8. 造血系统　约 25% 的甲减患者贫血,常表现为正细胞正色素性贫血。由于月经过多及铁吸收障碍,也可出现小细胞低色素性贫血。白细胞总数及分类正常,血小板数量正常。

9. 黏液性水肿昏迷　多见于年老、长期未获治疗者,大多在冬季寒冷时发病。诱发因素为严重躯体疾病,TH 替代中断、寒冷、感染、手术和使用麻醉、镇静药物等。临床表现为嗜睡、低温(<35℃)、呼吸减慢、心动过缓、血压下降、四肢肌肉松弛、反射减弱或消失,甚至昏迷、休克,可因心、肾功能不全而危及生命。

(二)幼年型甲减

幼年型甲减指在幼年时期发生的甲减,除有代谢低减的表现外,主要影响儿童的生长发育。在儿童时期发病早者表现为生长发育迟缓、智力低下、活动少、便秘等症状;发病较晚者的症状常不典型,多数以甲状腺肿大来就诊。

(三)呆小病

发生在胎儿期或出生 2 个月内的甲减称为呆小病或克汀病。呆小病分为地方性和散发性两种。地方性呆小病是由于地方性碘缺乏、母体摄入碘不足造成。地方性呆小病症候群可分为三型:①神经型。由于脑发育障碍,智力低下伴有聋哑,年长时生活仍不能自理。②黏液性水肿型。以代谢障碍为主。③混合型。兼有前两型表现。地方性甲状腺肿伴聋哑和轻度甲减,智力影响较轻者称 Pendred 综合征。

患儿初生时体重较重,不活泼,不主动吸奶,逐渐发展为典型呆小病,起病越早病情越严重。体格、智力发育迟缓,表情呆钝,发音低哑,颜面苍白,眶周浮肿,眼距增宽,鼻梁扁塌,唇厚流涎,舌大外伸,前后囟增大,关闭延迟,四肢粗短,出牙、换牙延迟,骨龄延迟,行走晚且呈鸭步,心率慢,心浊音区扩大,腹饱满膨大伴脐疝,性器官发育延迟。

（四）亚临床甲减

患者既无明显甲减的症状,缺少典型甲减的体征,血清甲状腺激素也在正常范围,仅血中 TSH 高于正常。临床上此类人群常被漏诊或不易被诊断。

自发性亚临床甲减在人群中是比较普遍的,在世界范围内亚临床甲减的患病率为 1%~10%,在某些报道中患病率接近 20%,摄碘多的人较易患病。

二、病因与发病机制

甲减病因复杂,可分四大类,以原发性者多见,其次为垂体性者,即 TSH 缺乏,其他如 TRH 缺乏和周围组织对甲状腺激素不敏感等均属少见。原发性甲减中以慢性淋巴细胞性甲状腺炎最常见。

（一）成年型甲减

可分为 TH 缺乏（thyroprivic）、TSH 缺乏（thyrotrophoprivic）、TRH 缺乏和周围组织对 TH 不敏感四类。

1. 甲状腺病变 甲状腺病变由于甲状腺本身病变致 TH 缺乏,有原发性和继发性两种原因。

（1）原发性。甲减病因不明,可能与甲状腺自身免疫病有关,以慢性淋巴细胞性甲状腺炎最常见,较多发生甲状腺萎缩,约占甲减发病率的 5%。偶由 GD 转化而来,亦可为多发性内分泌功能减退综合征（Schmidt 综合征）的表现之一。

（2）继发性。有以下几种原因:①甲状腺破坏。如手术切除甲状腺,放射性碘或放射线治疗后。②甲状腺炎。以慢性淋巴细胞性甲状腺炎的后期为常见,亚急性甲状腺炎引起者罕见。③伴甲状腺肿或结节的甲状腺功能减退。以 CLT 多见,偶见于侵袭性纤维性（Reidel's）甲状腺炎,可伴有缺碘所致的结节性地方性甲状腺肿和散发性甲状腺肿。④甲状腺内广泛病变。多见于晚期甲状腺癌和转移性肿瘤,较少见于甲状腺结核、淀粉样变、甲状腺淋巴瘤等。⑤药物。以抗甲状腺药物治疗过量,摄入碘化物过多,使用阻碍碘化物进入甲状腺的药物如过氯酸钾、碳酸锂等多见。甲亢患者经外科手术或 ^{131}I 治疗后,对碘化物的抑制 TH 合成及释放作用常较敏感,故再服用含碘药物易发生甲减。

2. 垂体性甲减 常因肿瘤、手术、放疗和产后垂体坏死所致。垂体前叶被广泛破坏者多表现为复合性垂体激素分泌减少,个别原因不明者多表现为单一性 TSH 分泌不足。

3. 下丘脑性甲减　TRH 分泌不足可使 TSH 及 TH 相继减少而致甲减。可由下丘脑肿瘤、肉芽肿、慢性疾病或放疗等引起。

4. TH 不敏感综合征　常呈家族发病倾向,常染色体显性或隐性遗传。大多数是由于 TH 受体基因突变、TH 受体减少或受体后缺陷所致。至于散发性病例的病因则可能还有其他因素的参与。

(二)幼年型甲减

病因与成年型甲减相同。

(三)呆小病

1. 地方性呆小病　见于地方性甲状腺肿流行区,因母体缺碘,胎儿碘缺乏以致甲状腺发育不全和激素合成不足。以不可逆性神经系统损害为特征。

2. 散发性呆小病　病因不明,母亲既不缺碘又无甲状腺肿等异常,主要有以下两个方面的原因:①甲状腺发育不全或缺如;②TH 合成障碍。

三、临床思路

(一)诊断思路与要点

甲减的诊断除临床症状和体征外,主要靠实验室诊断。TSH 的升高及甲状腺 TPOAb 的出现是最后发生临床型甲减的两个独立因素。

(1)TSH 升高是诊断原发性甲减最敏感的指标。

(2)甲减患者一般 FT_4 与 FT_3 均下降,轻型甲减、甲减初期多以 FT_4 下降为主。较重甲减患者的血 TT_3 和 TT_4 均降低,而轻型甲减的 TT_3 不一定下降,故诊断轻型甲减和亚临床甲减时,TT_4 较 TT_3 敏感。

(3)甲减的诊断原则是都以 sTSH(或 uTSH)为一线指标,当 sTSH > 5.0mIU/L 要考虑原发性甲减可能,并加测 FT_4、TPOAb 和 TgAb,以早期明确亚临床型甲减或 AITD 的诊断,这同时也是在无甲减表现的不孕症或其他可疑有甲减的人群中筛查原发性甲减的最好方法。但单凭一次的血清 TSH 测定不能诊断为甲减,对临界性 TSH 值要注意复查。亚临床型甲减者(原发性)的临床表现不明显,实验室检查仅见 TSH 增高,伴 FT_4 下降。继发性垂体性甲减的诊断标准是 TSH、T_3、T_4 同时下降,而下丘脑性(三发性)甲减的诊断有赖于 TRH 兴奋试验。如仍不能确诊,可作定期追踪或作甲减的有关病因诊断检查(如 T_3 受体基因、NIS 基因、TSH 受体基因、TRH 受体基因分析等)。

(4)甲减的临床表现缺乏特异性,轻型甲减易被漏诊,有时临床型甲减也常被误诊为其他疾病。在临床上,凡有下列情况之一者,均要想到甲减可能:①无法解释的乏力、虚弱和易于疲劳;②反应迟钝,记忆力和听力下降,尤其是与自己相比,有较明显差别者;③不明原因的水肿和体重增加,对以前常诊断的"特发性水肿"患者必须首先排除甲减(尤其是亚临床型甲减)可能;④不耐寒;⑤甲状腺肿大而无甲亢表现,对诊断为非毒性甲状腺肿者要依甲减的诊断程序排除亚临床甲减可能;⑥血脂异常,尤其是总胆固醇、LDL – C 增高者,当伴有血同型半胱氨酸和血肌酸激酶升高时更要排除甲减可能;⑦心脏扩大,有心衰表现而心率不快,尤其是伴心肌收缩力下降和血容量增多时。

(5)TSH 作为筛查新生儿先天性甲减的诊断标准。新生儿先天性甲状腺功能减退症(CH)的患病率约 1/4000～1/3000。CH 的病因包括甲状腺发育不全(75%)、甲状腺激素合成障碍(10%)、中枢性甲减(5%)、新生儿一过性甲减(10%)。国际上通常采用的筛查指标是足跟血 TSH(滤纸干血斑标本),采血时间为产后 48 小时到 4 天,我国卫生部规定,足月新生儿出生 72 小时到 7 天之内采取标。早产儿可延缓至出生后 7 天采取标本。TSH 临界值一般可定为 20mIU/L,如筛查阳性,应取静脉血进一步检查,诊断标准可见表 3 – 17。

表 3 – 17　先天性甲状腺功能减退症的血清甲状腺激素诊断标准

诊断	诊断标准
原发性甲状腺功能减退症	TSH ＞9mIU/L;FT$_4$ ＜ 0.6ng/dl
原发性亚临床甲减	TSH ＞9mIU/L;FT$_4$正常(0.9～2.3)ng/dl
TBG 缺乏	TSH 正常(＜9mIU/L);FT$_4$正常(0.9～2.3ng/dl);TT$_4$减低(＜5μg/dl);TT$_3$RUR ＞45%
中枢性甲减	TSH ＜9mIU/L 或者正常;FT$_4$减低＜0.6ng/dl;TT$_4$减低(＜5μg/dl)

(6)血脂和血氨基酸异常。甲减病因始于甲状腺者胆固醇常升高;病因始于垂体或下丘脑者胆固醇多属正常或偏低;在呆小病婴儿可无高胆固醇血症。甘油三酯和 LDL – C 增高,HDL – C 降低,血浆脂蛋白升高,LDL 中的 B 颗粒比例增加或正常,但后者可能与甲减患者的心血管并发症无直接病因关系。

甲减患者由于 TT$_3$、TT$_4$ 缺乏,氨基酸的代谢异常也很明显,其中最有意义的是血浆同型半胱氨酸(homocysteine, Hcy)增高,并认为 Hcy 升高是导致心血管病变的独立性危险因子。甲减患者的心肌梗死发病率明显升高。T$_3$ 缺乏时,肝脏的甲基化酶活性下降,使 Hcy 积蓄于血浆中,用 T$_3$ 替代治疗并不能完全纠正高同型半胱氨酸血症。如加用叶酸制剂可望完全纠正 Hcy 的代谢异常。

(7)持续高滴度的 TgAb 和 TPOAb 常预示日后发生自发性甲减的可能性大。

(8)甲减的临床诊断及实验室检查思路(图3-3)。对大多数甲减患者来说,按此图可做出定位诊断,个别病例如下丘脑性和垂体性甲减的鉴别有时十分困难。妊娠期甲减有妊娠期特异的诊断标准,诊断流程可参考甲状腺疾病总论部分。新生儿甲状腺功能减退筛查见图3-4。

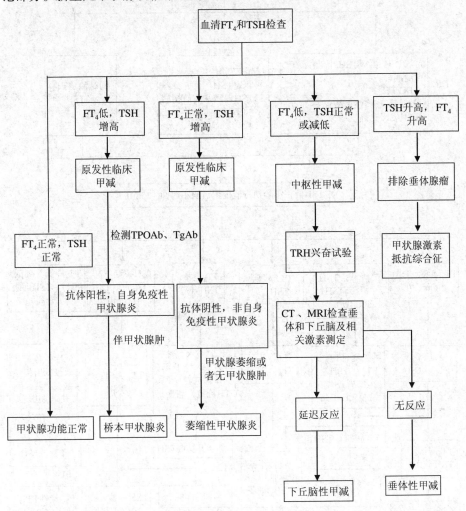

图3-3 甲状腺功能减退的临床诊断及实验室检查思路

(9)新生儿先天性甲状腺功能减退症明确诊断后应及早给予替代治疗,以防脑发育障碍的发生,同时可进一步完善检查,查找甲状腺功能减退的病因。具体可参见图3-4流程图。

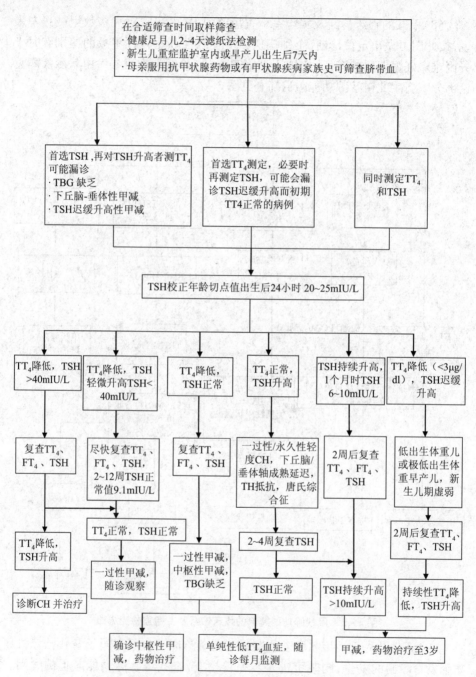

图 3-4 新生儿先天性甲状腺功能减退症的临床诊断及实验室检查思路

（二）鉴别诊断思路与要点

1. 下丘脑性和垂体性甲减的鉴别　两者鉴别困难，需借助脑部的 CT、MRI、SPECT 检查，做 Pit-1 基因突变或基因突变分析等才能明确诊断。无条件者，也可用 $500\mu Ci^{99m}Tc$-高锝酸盐（^{99m}Tc-TcPT）做甲状腺扫描显影检查（包括替代治疗一段时期后的复查），排除暂时性先天性甲减的可能。在确诊甲减基础上，进一步按上述检查鉴定病变部位，并尽可能做出病因诊断。

2. 甲减与非甲状腺疾病的鉴别　一部分非甲状腺疾病也可以有甲状腺相关激素水平的异常，综合考虑多可以鉴别。包括贫血、慢性肾炎、肾病综合征、低 T_3 综合征及特发性水肿。

（1）甲减引起的贫血通过补充甲状腺素治疗能有效改善。

（2）慢性肾炎、肾病综合征的患者由于甲状腺素结合球蛋白减少，血 T_3、T_4 均减少，尿蛋白可为阳性，血浆胆固醇也可增高，易误诊为甲减，但甲减患者尿液正常、血压不高，肾功能大多正常。

（3）肥胖症的患者有不同程度之水肿，基础代谢率偏低，易误诊为甲减，但 T_3、T_4、TSH 均正常。

（4）低 T_3 综合征亦称甲状腺功能正常的病态综合征（euthyroid sick syndrome，ESS），是非甲状腺疾病的一种适应性反应，常特指非甲状腺源性低 T_3 和低 T_3-T_4 状态。急性与慢性全身性非甲状腺疾病对甲状腺功能有明显影响。急性重症疾病时，T_4 的内环脱碘酶被激活，T_4 向 rT_3 的转化加速，而 $5'$-脱碘酶活性下降，T_4 向 T_3 转化减慢，T_3 生成率下降，使血清 FT_3 下降，称为低 T_3 综合征。

引起低 T_3 综合征的病因很多，临床上无特异性，有时可误诊为甲减。低 T_3 综合征者血清 FT_4 一般正常（有时可稍下降或稍升高），rT_3 升高，TSH 正常。

低 T_3 综合征在急慢性重症疾病恢复前很难与继发性及散发性甲减鉴别，而两者的鉴别又十分重要。因为在患有甲减的基础上合并糖尿病酮症酸中毒、高渗性昏迷、急性肾上腺皮质功能减退、垂体卒中、多发性创伤、心肌梗死、急慢性肝肾功能不全等疾病时，若不及时治疗甲减将造成严重后果。另一方面，将低 T_3 综合征误诊为甲减而给予 TH 治疗又会导致疾病的恶化甚至死亡。对伴有低 T_3 综合征的重症疾病患者，在疾病恢复后应注意检查下丘脑-垂体-甲状腺轴功能，排除下丘脑性和垂体性甲减可能。低 T_3 综合征不必治疗。FT_3 明显下降伴 rT_3 显著升高提示病情危重，预后不良。

另外，低 T_3 综合征亦常见于老年人，这些人可无急慢性重症疾病并发症，其原因未明，这些患者一般不必治疗。低 T_4 综合征可认为是低 T_3 综合征的一种亚型,除见于重症疾病过程中外,较多见于重症肝硬化患者。近年来发现,接受血液透析和体外循环冠脉搭桥手术的患者,手术中的血浆 TBG 和 TTR 可丢失 40% 以上,由于 TBG 过多丢失而导致血清 T_4 下降,多数患者于术后逐渐恢复正常。

(5)特发性水肿(idiopathic edema)是一种以体液量和体重增加为主要特征的临床综合征,其发病机制未明。利尿治疗效果较好,可以鉴别。

(6)TSH 不升高的甲减的鉴别诊断思路(图 3 – 5)。

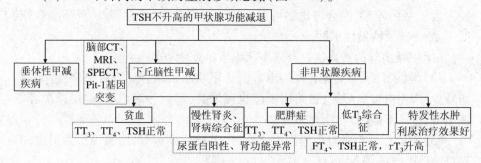

图 3 – 5　甲状腺功能减退的临床鉴别诊断思路

(7)出现甲状腺功能紊乱时,常见的病因及主要的实验室检查指标的改变见表 3 – 18。

表 3 – 18　常见甲状腺功能紊乱实验室指标的变化

实验室指标	甲状腺功能亢进				甲状腺功能减退		
	Graves 病	甲状腺腺样瘤	垂体腺瘤	异源性	甲状腺性	垂体性	下丘脑性
血清甲状腺激素	↑	↑	↑	↑	↓	↓	↓
血清 TSH	↓	↓	↑	↑	↑	↓	↓
TRH 兴奋实验	阴性	阴性	阳性	阴性	强阳性	阴性	延迟反应

第三节　甲状腺功能亢进症

甲状腺毒症是指血循环中甲状腺激素过多,引起以神经、循环、消化等系统兴奋性增高和代谢亢进为主要表现的一组临床综合征。根据甲状腺的功能状态,可分为甲状腺功能亢进症和非甲状腺功能亢进症。甲状腺功能亢进症是指甲状腺腺体本身产生甲状腺激素过多而引起的甲状腺毒症,其病因主要是弥漫性毒性甲状腺肿(Graves 病)、多结节性毒性甲状腺肿和甲状腺自主高功能腺瘤(Plummer 病);非甲状腺功能亢进症包括破坏性甲状腺毒症和服用外源性甲状腺激素。本节主要讨论 Graves 病(简称 GD),其是甲状腺功能亢进症的最常见病因,约占全部甲亢的 80% ~85%。

一、临床表现

临床主要表现为:①甲状腺毒症;②弥漫性甲状腺肿;③眼征;④胫前黏液性水肿。还可出现一些特殊的临床表现和类型,包括:①甲状腺危象;②甲状腺毒症性心脏病;③淡漠型甲亢;④T_3 型甲状腺毒症;⑤亚临床甲亢;⑥妊娠期甲状腺功能亢进症。

(一)甲状腺毒症表现

1.高代谢综合征 甲状腺激素分泌增多导致交感神经兴奋性增高和新陈代谢加速,患者常有疲乏无力、怕热多汗、皮肤潮湿、多食善饥、体重显著下降等。

2.精神神经系统 多言好动,紧张焦虑,焦躁易怒,失眠不安,思想不集中,记忆力减退,手和眼睑震颤。

3.心血管系统 心悸气短,心动过速,第一心音亢进。收缩压升高,舒张压降低,脉压增大。合并甲状腺毒症性心脏病时,出现心动过速、心律失常、心脏增大和心力衰竭。以心房颤动等房性心律失常多见,偶见房室传导阻滞。

4.消化系统 稀便、排便次数增加。重者可以有肝大、肝功能异常,偶有黄疸。

5.肌肉骨骼系统 主要是甲状腺毒症性周期性瘫痪(thyrotoxic periodic paralysis,TPP)。TPP 在 20~40 岁亚洲男性好发,发病诱因包括剧烈运动、高碳水化合物饮食、注射胰岛素等,病变主要累及下肢,有低钾血症。TPP 病程呈自限性,甲亢控制后可以自愈。少数患者发生甲亢性肌病,肌无力多累及近心端的肩胛和骨盆带肌群。另有 1% GD 伴发重症肌无力。

6.造血系统 血循环中淋巴细胞比例增加、单核细胞增加,但是白细胞总数减低。可以伴发血小板减少性紫癜。

7.生殖系统 女性月经减少或闭经。男性阳痿,偶有乳腺增生(男性乳腺发育)。

（二）甲状腺肿

大多数患者有程度不等的甲状腺肿大。甲状腺为弥漫性、对称性、质地不等，无压痛。甲状腺上下极可触及震颤，闻及血管杂音。少数病例甲状腺可以不肿大。

（三）眼征

GD 的眼部表现分为两类。一类是单纯性突眼，病因与甲状腺毒症所致的交感神经兴奋性增高有关，主要表现为：①轻度突眼，突眼度 19～20mm；②Stell-wag 征，瞬目减少，炯炯发亮；③上睑挛缩，睑裂增宽；④Von Grafe 征，双眼向下看时，由于上眼睑不能随眼球下落，显现白色巩膜；⑤Joffroy 征，眼球向上看时，前额皮肤不能皱起；⑥Mobius 征，双眼看近物时，眼球辐辏不良。另一类为浸润性眼征，发生在 Graves 眼病（GO），病因与眶周组织的自身免疫炎症反应有关，患者自诉眼内异物感、胀痛、畏光、流泪、复视、斜视、视力下降，检查突眼，眼睑肿胀，结膜充血水肿，眼球活动受限，严重者眼球固定，眼睑闭合不全、角膜外露而发生角膜溃疡、全眼炎，甚至失明，男性多见，43% 甲亢和 GO 同时发生，44% 甲亢先于 GO 发生，5% 仅有明显突眼而无甲亢症状。

（四）胫前黏液性水肿

属于自身免疫病，约 5% 的 GD 患者伴发本症，白种人中多见。多发生在胫骨前下 1/3 部位，早期皮肤增厚、变粗，广泛分布大小不等的棕红色或红褐色或暗紫色突起不平的斑块或结节；后期皮肤增厚，如橘皮或树皮样，皮损融合，有深沟，覆以灰色或黑色疣状物，下肢粗大似象皮腿。

（五）特殊临床表现和类型

1. 甲状腺危象　甲状腺毒症急性加重的一个综合征，多发生于较重甲亢未予治疗或治疗不充分的患者。常见诱因有感染、手术、创伤、精神刺激等。临床表现有高热、大汗、心动过速（140 次/分以上）、烦躁、焦虑不安、谵妄、恶心、呕吐、腹泻，严重患者可有心衰、休克及昏迷等。甲亢危象的诊断主要靠临床表现综合判断。

2. 甲状腺毒症性心脏病　心力衰竭可分为两种类型。一类是心动过速和心排出量增加导致的心力衰竭，称为"高排出量型心力衰竭"，主要发生在年轻甲亢患者，随甲亢得到控制，心功能恢复；另一类是诱发和加重已有的或潜在的缺血性心脏病发生的心力衰竭，是心脏泵衰竭，多发生在老年患者。

3. 淡漠型甲亢　多见于老年患者。起病隐匿，高代谢综合征、眼征和甲状腺肿均不明显。主要表现为明显消瘦、心悸、乏力、震颤、头晕、昏厥、神经质或神志淡漠、腹泻、厌食。可伴有心房颤动和肌病等，70% 患者无甲状腺肿大。

4. T_3 型甲状腺毒症　实验室检查 TT_4、FT_4 正常，TT_3、FT_3 升高，TSH 减低，^{131}I 摄取率增加。

5. 亚临床甲亢　血清 TSH 水平低于正常值下限，而 T_3、T_4 在正常范围内，不伴有或伴有轻微的甲亢症状。可能的不良结果是：①发展为临床甲亢；②对心血管系统有影响；③骨质疏松。

6. 妊娠期甲状腺功能亢进症　具有特殊性，本节不详细叙述。

二、病因与发病机制

GD 的发生与自身免疫有关，属于器官特异性自身免疫病。

（一）遗传

本病有显著的遗传倾向，目前发现与组织相容性复合体（MHC）基因相关，亚洲人种与 HLA – Bw46 相关。

（二）自身免疫

GD 患者的血清中存在针对甲状腺细胞 TSH 受体的特异性自身抗体，称 TSH 受体抗体（TRAb），包括两种类型，分别为 TSH 受体刺激性抗体（TSAb）和 TSH 受体刺激阻断性抗体（TSBAb）。TSAb 与 TSH 受体结合，激活腺苷酸环化酶信号系统，导致甲状腺细胞增生和甲状腺激素合成、分泌增加；TSBAb 与 TSHR 结合，占据了 TSH 的位置，使 TSH 无法与 TSHR 结合，所以产生抑制效应，甲状腺细胞萎缩，甲状腺激素产生减少。50% ~ 90% 的 GD 患者存在针对甲状腺的其他自身抗体。

（三）环境因素

环境因素可能参与了 GD 的发生，如细菌感染、性激素、应激等都对本病的发生和发展有影响。

三、临床思路

（一）诊断思路与要点（图 3 – 6）

1. 高代谢症状和体征　甲状腺肿大，血清 TSH 减低，血清 TT_4、FT_4 增高，可诊断为甲亢。

2. 甲亢临床症状不典型　仅血清 TSH 低于正常值下限，甲状腺激素在正常范围，可诊断为亚临床甲亢。

3. 高代谢症状不明显　仅表现为明显消瘦或心房颤动，老年患者可考虑淡漠型甲亢。

4. GD 的诊断　①甲亢诊断确立；②甲状腺弥漫性肿大（触诊和 B 超证

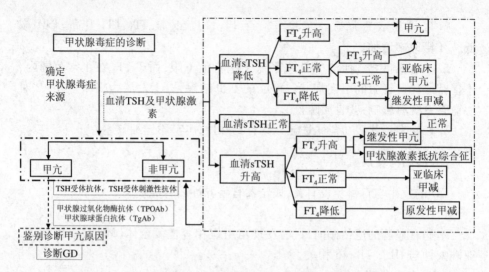

图3-6 甲状腺功能亢进的临床诊断及实验室检查思路

实），少数病例可以无甲状腺肿大；③眼球突出和其他浸润性眼征；④胫前黏液性水肿；⑤TRAb、TSAb、TPOAb、TgAb 阳性。以上标准中，①②项为诊断必备条件，③④⑤项为诊断辅助条件。TPOAb、TgAb 不是本病致病性抗体，但是可以交叉存在，提示本病的自身免疫病因。

5. 实验室检查常用的项目 包括甲状腺激素、TSH、甲状腺自身抗体、甲状腺球蛋白、甲状腺激素抑制试验和 TRH 兴奋试验。

（1）血清 T_3 是诊断甲亢最可靠和灵敏的指标之一，也是诊断 TT_3 甲亢的特异性指标，常与 TT_4 水平的变化呈平行关系。受 TBG 和血浆白蛋白水平的影响。

（2）血清 TT_4 是判断甲状腺功能的基本筛选指标。

（3）血清 FT_4 增高是诊断甲亢或甲状腺毒症最直接敏感的指标，不受 TBG 和甲状腺激素抗体的影响。

（4）血清 FT_3 增高意义与 FT_4 基本相同，多数情况下与 FT_4 呈平行关系。少数情况下可见 FT_3 增高而 FT_4 正常，如缺碘性甲状腺肿早期、甲亢治疗中或治疗后复发早期以及缺碘地区的甲亢患者。另外低 T_3 综合征的患者 FT_3 降低，而 FT_4 正常或增高，TSH 水平正常。

（5）TSH 可进一步帮助鉴别甲亢病变部位。

（6）TSAb 是导致 GD 的主要原因，因此其测定对 GD 的早期诊断、提示是否复发或判断停药后是否容易复发均有价值。未经治疗的 GD 患者 80% ~100% 可检出阳性。

(7)甲亢患者甲状腺摄^{131}I率无明显下降,甲状腺激素抑制试验抑制率<50%。

(二)鉴别诊断思路与要点

1.甲状腺毒症的原因鉴别　主要鉴别甲亢和破坏性甲状腺毒症(如亚急性甲状腺炎、无症状性甲状腺炎等),依据为病史、甲状腺体征和^{131}I摄取率。详细内容见第四节。

2.甲状腺功能亢进原因的鉴别　由于不同原因均可引起甲状腺功能亢进,需要进一步进行鉴别诊断,甲亢的原因鉴别思路见图3-7。

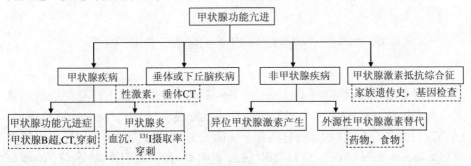

图3-7　甲状腺功能亢进的原因鉴别思路

在甲亢的鉴别诊断中,实验室检查很重要,对于一些常用的实验室检查项目,在一般情况下,不同的疾病表现见表3-19。

表3-19　引起甲状腺功能亢进主要病因的实验室检查结果

病因	sTSH	TT$_4$	TT$_3$	FT$_4$	FT$_3$	TSAb	TPOAb	TgAb	其他
Graves病	↓	↑或正常	↑	↑或正常	↑	阳性	阳性	阳性	/
多结节性毒性甲状腺肿	↓	正常上限或轻度↑	↑	正常上限或轻度↑	↑	/	/	部分阳性	↑
Plummer病	↓	正常上限或轻度↑	↑	正常上限或轻度↑	↑	/	/	/	/
碘甲亢	↓	↑	↑或正常	↑	↑或正常	/	/	/	/
桥本甲状腺炎	↓	↑	↑	↑	↑	/	阳性	阳性	↑
亚急性甲状腺炎	↓	↑	↑	↑	↑	/	/	/	^{131}I摄取率减低呈"分离曲线"
产后甲状腺炎(甲亢期)	↓	↑	↑	↑	↑	阴性	阳性	↑	

续表

病因	sTSH	TT$_4$	TT$_3$	FT$_4$	FT$_3$	TSAb	TPOAb	TgAb	其他
亚临床甲亢	↓	正常	正常	正常	正常	↑	↑	/*	2~3个月复查/随访
甲状腺肿样卵巢瘤	↓	正常	轻度↑	轻度↑	正常	↑	↑	↑	↑

注:/表示该项指标可能阳性也可能阴性,对诊断没有确切意义。

第四节　慢性淋巴细胞性甲状腺炎

自身免疫性甲状腺炎(autoimmune thyroiditis)是指一组由自身免疫功能紊乱引起的甲状腺疾病,而慢性淋巴细胞性甲状腺炎(chronic lymphocytic thyroiditis, CLT)为自身免疫性疾病,包括两个临床类型:①甲状腺肿型,即桥本甲状腺炎(Hashimoto thyroiditis, HT);②甲状腺萎缩型,即萎缩性甲状腺炎(atrophic thyroiditis, AT)。二者有相同的甲状腺自身抗体和变化的甲状腺功能,不同点为前者甲状腺肿大,后者甲状腺萎缩,本文重点阐述 HT 的临床诊断。

HT 为甲状腺炎中最常见的临床类型,也是非缺碘地区引起甲状腺肿的甲状腺功能减低的最常见原因。本病90%以上发生于女性,女性患者是男性的15~20倍,各年龄均可发病,但以30~50岁多见。男性患者的发病年龄较女性晚10~15岁。

一、临床表现

(一)常见临床表现

本病典型的临床表现是:中年女性,病程较长,甲状腺呈弥漫性轻度或中度肿大,质地硬韧,发展慢,可有轻压痛,颈部局部压迫,全身症状不明显,常有咽部不适感,这比甲状腺肿大更常见。

甲状腺肿大是 HT 最突出的临床表现,肿大可轻度至重度,多数中等度肿大,为正常人的2~3倍,重40~60g;肿大多为弥漫性,可不对称,质地坚实,韧如象皮样,随吞咽活动;表面常不光滑,可有结节,质硬,尤其在老年人易误诊为恶性疾病;甲状腺肿大压迫食管、气管和喉返神经者,非常罕见;甲状腺疼痛、触痛罕见,如有疼痛,应与亚急性甲状腺炎鉴别。甲状腺肿大非对称性,在甲状腺功能正常者,易误诊为孤立性或多结节性甲状腺肿。

(二)特殊临床表现

1. 桥本甲亢(Hashitoxicosis) 桥本甲亢是指 HT 临床上有甲亢表现,HT 与 GD 共存,甲状腺同时有 HT 及 GD 二种组织学改变。详细见甲状腺功能亢进症。

2. 桥本甲状腺炎一过性甲亢 可能因炎症破坏了正常甲状腺滤泡上皮,使原贮存的 TH 漏入血循环有关。甲亢为本病的部分临床表现,但甲状腺活检无 GD 表现。

3. 浸润性突眼 本病可伴发浸润性突眼,其甲状腺功能正常、减退或亢进。眼外肌间质有大量淋巴细胞、浆细胞浸润,成纤维细胞分泌黏多糖增多,胶质合成活跃,眼外肌水肿,体积增大,病变常先累及下直肌和内直肌,原因未明。

4. 自身免疫性多内分泌腺病综合征Ⅱ型 Addison 病、AITD、1 型糖尿病、性腺功能减退症的表现之一。

5. 儿童 HT 约占儿童甲状腺肿40%以上,多见于9~13 岁,5 岁以下罕见。同成人相比,儿童 HT 甲状腺质韧硬如象皮者较成人为少,伴结节较少;TPOAb 和 TgAb 滴度较成人为低,TPOAb 及 TgAb 阴性病例较成人多见;病理类型以淋巴细胞型多见;易误诊为非毒性或青春期甲状腺肿。

6. 合并淋巴瘤或癌 下列情况应想到合并癌或淋巴瘤的可能而做穿刺或切开活检:①甲状腺疼痛明显,TH 治疗和一般对症处理无效;②TH 治疗后甲状腺不见缩小反而增大;③甲状腺肿大伴邻近淋巴结肿大或有压迫症状;④腺内有冷结节,不对称、质硬,单个者。

7. 亚急性桥本甲状腺炎 起病较急,甲状腺肿大较快,可伴疼痛,需与亚急性甲状腺炎鉴别。但无 T_3、T_4 升高而甲状腺摄^{131}I 率降低的分离现象,无发热等全身症状,抗甲状腺抗体阳性,后期出现甲减。

8. 桥本脑炎 本病严重而且罕见,其病因有争论,但肯定与自身免疫有关,其最具特征性改变是高滴度抗甲状腺抗体,特别是 MCA。糖皮质激素治疗效果很好。

二、病因与发病机制

本病由遗传因素与多种内外环境因素相互作用产生。本病有家族聚集现象,且女性多发。免疫学因素致甲状腺受损的机制还不完全清楚。目前多倾向认为本病是由于先天性免疫监视缺陷,器官特异的抑制性 T 淋巴细胞数量或质量异常所致。在体液免疫介导的自身免疫机制中,体外的 TPOAb 是甲状腺组织的细胞毒;其次患者的甲状腺有广泛的淋巴细胞浸润,淋巴细胞产生不同的细胞因子,这些均说明细胞介导机制也参与本病发病。第三种可能机制是先有淋巴细胞介导毒性,抗甲状腺抗体对其起着触发和启动作用。

感染和膳食中的碘化物是本病发生的两个环境因素。在碘缺乏区或富含碘的国家,HT 发病率均上升。细胞凋亡亦与桥本甲状腺炎有关。

三、临床思路

(一) 诊断思路与要点

多数 HT 患者甲状腺功能正常,约 20% 患者有甲减表现,有甲亢表现者不到 5%。本病的诊断核心在于甲状腺肿和甲状腺自身抗体阳性。

(1)临床不典型病例容易漏诊或误诊,可根据以下建立诊断:①甲状腺肿大,质韧,有时峡部大或不对称,或伴结节,均应疑为本病。②凡患者具有典型的临床表现,只要血中 TgAb 或 TPOAb 阳性,就可诊断。③临床表现不典型者,需要有高滴度的抗甲状腺抗体测定结果才能诊断,即两种抗体用放免法测定时,连续 2 次结果大于或等于 60% 以上。④同时有甲亢表现者,上述高滴度的抗体持续存在半年以上。⑤有些患者抗甲状腺抗体滴度始终不高,做 FNA 或手术活检检查。甲状腺穿刺活检方法简便,有确诊价值。⑥超声检查对诊断本病有一定意义。

(2)抗甲状腺抗体测定对诊断本病有特殊意义。大多数患者血中 TgAb 及 TPOAb 滴度明显升高,可持续较长时间,甚至可达数年或十多年。对于诊断桥本甲状腺炎,血清 TPOAb 测定优于 TgAb 测定,在被检测的两种抗体的患者中,大约有 50% 仅只查 TPOAb 即可检出自身免疫性甲状腺炎,如进行两种抗体测定,其诊断价值增高。

(3)TSBAb 在 10% 的 HT 患者血循环中存在。TSBAb 阳性的成年型甲减以 T_4 治疗,当 TSBAb 自然消失后停止 T_4 治疗,甲状腺功能恢复正常者只有 40%,且观察到 TSBAb 仅在 5% ~10% 的慢性自身免疫性甲状腺炎的甲减中起作用。

(二) 鉴别诊断思路与要点

根据高滴度的甲状腺自身抗体,桥本甲状腺炎与其他甲状腺疾病的鉴别一般不困难。

1. 与 Graves 病同时发生的自身免疫性疾病鉴别　两者伴发的自身免疫性疾病不同可辅助鉴别,详见表 3 - 20。

表3－20 桥本甲状腺炎和 Graves 同时发生的自身免疫病区别

Graves 病	自身免疫性甲状腺炎
重症肌无力、恶性贫血、白癜风	肾上腺皮质功能减退、糖尿病、恶性贫血
Addison 病、糖尿病、斑秃	重症肌无力、慢性活动性肝炎
类风湿关节炎、肾小球肾炎	进行性系统硬皮症、干燥综合征、斑秃
腹腔疾患、硬皮病、红斑狼疮	胆汁性肝硬化、甲状旁腺功能减退
干燥综合征、特发性血小板减少性紫癜	肾小管性酸中毒、类风湿关节炎及红斑狼疮

2. 桥本甲亢 ①具有甲亢高代谢症候群:怕热,多汗,细震颤,心动过速,体重减轻等。②甲状腺肿大可有血管杂音。③部分患者有浸润性突眼,胫前黏液性水肿等。④高滴度 TPOAb、TgAb,可有 TSAb 阳性。⑤甲状腺摄^{131}I 率增高,不被 T_3 抑制试验所抑制,TRH 兴奋试验不能兴奋。⑥其原因可能与自身免疫性甲状腺炎使甲状腺破坏,TH 的释放增多有关,也可因存在有 TSAb,刺激尚未受到自身免疫炎症破坏的腺体组织,使 TH 增加。但由于腺体组织的不断被破坏,或由于 TSH 阻断性抗体的影响,最终甲状腺功能是减低的。

3. 桥本甲状腺炎一过性甲亢 TSAb 阳性,甲状腺摄^{131}I 率正常或降低,TRH 兴奋试验可兴奋。

第五节 甲状腺炎

甲状腺炎是一类累及甲状腺的异质性疾病,由微生物或理化、创伤等多种原因造成甲状腺滤泡结构破坏。患者可以表现为一过性甲状腺毒症或甲状腺功能减退以及甲状腺功能正常等,在疾病病程中的不同时期可表现不同的功能异常状态,部分患者最终发展为永久性甲减。

甲状腺炎按发病缓急可分为急性化脓性甲状腺炎、亚急性甲状腺炎和慢性甲状腺炎。急性化脓性甲状腺炎为甲状腺的急性化脓性感染,本节不作叙述。亚急性甲状腺炎又进一步分为亚急性肉芽肿性甲状腺炎(即亚甲炎)和亚急性淋巴细胞性甲状腺炎,后者进一步分为散发性甲状腺炎或称为无痛性甲状腺炎和产后甲状腺炎。本节重点阐述亚急性甲状腺炎。

亚急性甲状腺炎(subacute thyroiditis)可分为亚急性肉芽肿性甲状腺炎和亚急性淋巴细胞性甲状腺炎两型。以下将两种疾病分别阐述。

一、亚急性肉芽肿性甲状腺炎

本病最早于 1904 年由 de Quervain 描述,涉及名称有肉芽肿性甲状腺炎、巨细胞性甲状腺炎、亚急性甲状腺炎、亚急性疼痛性甲状腺炎、de Quervain 甲状腺炎等。多见于中年及年轻女性,女性多于男性,女性与男性发病率之比为 3:1。Iitaka 等报道本病 3344 例,年龄 14~75 岁,发病高峰在 44~49 岁,男性 312 例,女性 3032 例,男女之比为 1:9.7。

（一）临床表现

本病多见于中年女性,发病有季节性(夏季是其发病的高峰),起病时患者常有上呼吸道感染。典型患者整个病程可分为早期伴甲亢、中期伴甲减(又可分为过渡期和甲减期两期)以及恢复期三期。

1. 早期(甲亢期)　起病多急骤,常伴有上呼吸道感染症状和体征,如发热,伴畏寒、疲乏无力和食欲缺乏,淋巴结肿大。

最为特征性的表现为甲状腺部位的疼痛和压痛,常向颌下、耳后或颈部等处放射,咀嚼和吞咽时疼痛加重。甲状腺病变范围不一,可先从一叶开始,以后扩大或转移到另一叶,或始终限于一叶。病变腺体肿大,坚硬,压痛显著。亦有少数患者首先表现为无痛性结节、质硬、TSH 受抑制,需注意鉴别。病变广泛时滤泡内 TH 以及碘化蛋白质一过性大量释放入血,因而除感染的一般表现外,尚可伴有甲状腺功能亢进的常见表现,如一过性心悸、神经过敏等,但通常不超过 2~4 周。意大利学者统计表明,91% 的患者超声检查显示邻近颈静脉的或咽峡上的淋巴结肿大,但需要更大样本来证实。

2. 中期(过渡期及甲减期)　本病多为自限性,大多持续数周至数月可完全缓解,少数患者可迁延 1~2 年,个别留有永久性甲减的后遗症。当甲状腺滤泡内 TH 由于感染破坏而发生耗竭,甲状腺实质细胞尚未修复前,血清 TH 浓度可降至甲减水平。

本病临床上大部分患者不出现甲减期,经历甲亢期后,由过渡期直接进入恢复期;少数患者出现甲减期,约 2~4 个月,甲状腺功能逐渐恢复正常。个别患者由于甲状腺损坏严重,进入甲减期后不能恢复,留下永久甲减的后遗症。

3. 恢复期　症状渐好转,甲状腺肿或结节渐消失,也有不少病例遗留小结节,以后缓慢吸收。如果治疗及时,患者多可完全恢复。极少数变成永久性甲减。本病各期的甲状腺功能改变见表 3-21。

表 3 – 21　亚急性肉芽肿性甲状腺炎不同病期的表现

病期	持续时间	TT_3	TT_4	TSH	摄^{131}I 率
甲亢期	2～6 周	↑↑	↑↑	↓↓	低(0～2%)
过渡期	4 周	↑	↑	↓	低(2%～5%)
甲减期	2～4 个月	↓	↓	↑	反跳↑
恢复期	/	正常	正常	正常	可轻度↑

4. 复发　在轻症或不典型病例中,甲状腺仅略增大,疼痛和压痛轻微,不发热,全身症状轻微,临床上也未必有甲亢或甲减表现。本病病程长短不一,可有数周至半年以上,一般为 2～3 个月。病情缓解后,尚可能复发。本病完全恢复后的年复发率约 2%,复发病例的临床表现及实验室检查结果较初发病例为轻,病程持续时间也较短。

(二)病因及发病机制

本病的原因不明。一般认为本病起因为病毒感染,多数患者于上呼吸道感染后紧接着发病。但本病病因不能完全以病毒感染解释,是否有自身免疫异常,尚无定论。

(三)诊断与鉴别诊断

1. 诊断思路与要点(图 3 – 8)

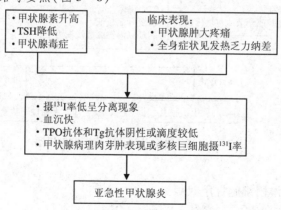

图 3 – 8　亚急性甲状腺炎的临床诊断及实验室检查思路

(1)本病诊断常不难确定,Ito 医院提出本病的诊断标准为:①甲状腺肿大、疼痛、质硬、触痛,常伴上呼吸道感染症状和体征(发热、乏力、食欲缺乏、颈淋巴结肿大等);②血沉加快;③甲状腺摄^{131}I 率受抑制;④一过性甲亢;⑤甲状腺抗体 TgAb 或 TPOAb 阴性或低滴度;⑥甲状腺细针穿刺或活检有多核巨细胞或肉芽肿改变。符合上述四条即可诊断。

(2)实验室检查主要包括甲状腺功能、血常规、血沉及呼吸道病毒抗体。甲亢期血清 TT_3、TT_4、FT_3、FT_4 升高,TSH 分泌受抑制,甲状腺摄^{131}I 率低,可低至测不出,呈现所谓"分离现象"。甲减期患者血清 TT_3、TT_4、FT_3、FT_4 减低,TSH升高,甲状腺摄^{131}I 率可反跳性升高;白细胞计数轻至中度增高,中性粒细胞正常或稍高,偶可见淋巴细胞增多;血沉明显增快,多≥40mm/h,可达 100mm/h;呼吸道病毒抗体滴度增高,6 个月后逐渐消失。

2.鉴别诊断思路与要点 颈前包块伴有疼痛者需注意鉴别甲状腺囊肿或结节或甲状腺癌急性出血,鉴别要点为甲状腺激素水平升高而甲状腺摄^{131}I 率降低,通过血沉加快鉴别局部组织的感染。亚急性甲状腺炎的原因鉴别思路见图 3-9。

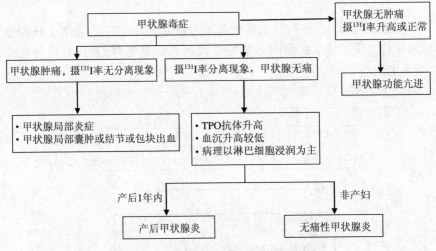

图 3-9 亚急性甲状腺炎的原因鉴别思路

二、亚急性淋巴细胞性甲状腺炎

本病曾有多种命名,如无痛性甲状腺炎(painless thyroiditis)、寂静型甲状腺炎、淋巴细胞性甲状腺炎伴自发缓解的甲亢、亢进性甲状腺炎(hyperthyroiditis)或非典型甲状腺炎等。因其发病与自身免疫有关,兼有亚急性和 CLT 的特点,目前多倾向于亚急性淋巴细胞性甲状腺炎(subacute lymphocytic thyroiditis)的命名。

本病有两种发病情况:散发型和产后发病型。产后发生暂时性甲减,甲状腺增大、无痛。Amino 等称此为产后无痛性甲状腺炎综合征(postpartum painless thyroiditis，PPT)。此综合征也可发生于流产之后。PPT 是产后甲亢最为常见的原因，占 70% ~ 80%。本病可能占甲状腺功能亢进症的 5% ~ 20%。

（一）临床表现

主要表现是甲亢，可有心动过速、怕热、多汗、疲劳、肌无力、体重下降等。但无 GD 的突眼和胫前黏液性水肿，可有甲亢本身所致的凝视、眼裂增宽。本病甲亢持续时间短，通常小于 3 个月，甲亢程度通常中等。体征包括典型的甲亢体征，甲状腺轻度肿大或正常大小(本病散发型 50% 无甲状腺肿)，甲状腺无触痛，质地较坚实。典型患者病程为在甲亢期后紧接着是一个需要治疗的一过性甲状腺功能减退期，通常 1 ~ 8 个月后甲状腺功能恢复。约有 1/3 患者甲亢后接着就出现明显的甲减期。极少数患者成为永久性甲减。本病在产后最初 1 ~ 2 个月内发病率增高。

（二）发病机制

本病病因与自身免疫有关。这些证据包括：①淋巴细胞浸润是产后甲状腺炎最显著的病理学特征。本病的病理改变较亚急性肉芽肿性甲状腺炎更接近桥本甲状腺炎。②本病患者血清中存在 TPOAb，产后发病型 80% 抗体阳性，散发型约 50% 抗体阳性。③本病可与其他自身免疫病，如干燥综合征、系统性红斑狼疮、自身免疫性 Addison 病共存。④TSH 受体抗体谱的改变导致甲状腺功能的变化，本病患者以前可有过 AITD，如 GD 或桥本甲状腺炎的病史。⑤产后发病型通常发生在产后 6 周，正处于自身免疫在妊娠期被抑制，产后免疫抑制被解除的反跳阶段。⑥产后发病者，据报道 50% 有 AITD 的家族史。⑦产后发病型 HLA – DR3、DR4 和 DR5 多见。⑧Th1 型免疫反应为主，IL – 12 水平升高。

本病除了自身免疫外，可能还有感染因素参与发病。

（三）诊断与鉴别诊断

1. 诊断思路与要点（图 3 – 10）

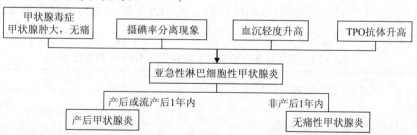

图 3 – 10　亚急性淋巴细胞性甲状腺炎的临床诊断及实验室检查思路

（1）本病早期表现为甲亢，血 T_3、T_4 升高，甲状腺摄 ^{131}I 率降低，甲状腺不痛，亦无触痛等。

（2）实验室检查表现为：①早期血循环中 T_3、T_4 明显升高，血沉正常或轻度升高（通常 $<50mm/h$）。②甲状腺 ^{131}I 摄取率下降，TSH 刺激也不能使其增加。③血清甲状腺球蛋白升高，甲状腺球蛋白抗体和微粒体抗体在 80% 的产后发病型和 50% 的散发型患者中低至中度升高。

2. 鉴别诊断思路与要点

该病较易漏诊，常易把产后甲状腺肿大或肿大加重看成非毒性甲状腺肿，而且往往不考虑"慢性虚弱综合征"的乏力、精神障碍可能与甲状腺的变化有关系。偶尔，可以长期低热为突出表现，以"发热待查"而做其他检查，而忽略了亚急性甲状腺炎可能。

（1）对于产后 1 年内出现的疲劳、心悸、情绪波动或甲状腺肿大的任何妇女都应怀疑有产后甲状腺炎的可能。诊断中应注意因缺乏 TH 使垂体腺瘤性增生的高 PRL 血症及真正的产后发生的 PRL 瘤的鉴别。产后甲状腺功能障碍引起的长期闭经应注意避免与席汉综合征或自身免疫性垂体炎相混淆。

（2）亚急性淋巴细胞性甲状腺炎与肉芽肿性甲状腺炎的临床过程及实验室检查极为相似，可依据以下几点鉴别：①亚急性肉芽肿性甲状腺炎较少发生甲亢，甲状腺很痛并且有压痛，而无痛性甲状腺炎的甲状腺不痛亦无压痛；②伴随一过性甲亢的亚急性肉芽肿性甲状腺炎很少反复发作，而 10%~15% 的无痛性甲状腺炎可反复发作；③病毒感染前驱症状常见于亚急性肉芽肿性甲状腺炎，但很少见于无痛性甲状腺炎；④亚急性肉芽肿性甲状腺炎绝大多数血沉加快，可达 100mm/h；⑤无痛性甲状腺炎很少有病毒抗体滴度改变，而 44% 亚急性肉芽肿性甲状腺炎有病毒抗体滴度改变；⑥甲状腺活检在无痛性甲状腺炎显示为淋巴细胞性甲状腺炎，而不是肉芽肿性甲状腺炎。

（3）亚急性淋巴细胞性甲状腺炎与 GD 鉴别见表 3 - 22，最好的鉴别手段是行甲状腺 ^{131}I 摄取率检查，结合临床表现有无继发甲减及血清甲状腺素水平可资鉴别。

表 3 - 22 亚急性淋巴细胞性甲状腺炎与 Graves 病的区别

项目	无痛性甲状腺炎	GD
发病	突然	逐渐
甲亢程度	轻、中度	中至重度
甲亢持续时间	<3 个月	>3 个月

项目	无痛性甲状腺炎	GD
继发性甲减	数周~数月	无
甲状腺肿大	轻度肿大,弥漫,很硬	轻至重度肿大,弥漫,轻至中度硬度
甲状腺血管杂音	缺乏	常有
突眼和胫前黏液性水肿	缺乏	可以有
T_3/T_4	<20∶1	>20∶1
^{131}I 摄取率	降低	升高

(4)亚急性淋巴细胞性甲状腺炎与桥本甲状腺炎的鉴别。桥本甲状腺炎虽然也可有甲亢表现,但其^{131}I 摄取率常在正常高值或高于正常,且甲亢症状很少自然缓解。无痛性甲状腺炎活检很少见到桥本甲状腺炎常见的嗜酸性粒细胞,极少发展成为永久性甲减。

第六节　甲状腺肿、结节和肿瘤

甲状腺肿是指甲状腺上皮细胞的非炎症性非肿瘤性增生肿大。甲状腺肿形成结节后称为结节性甲状腺肿。

甲状腺结节是甲状腺内的独立病灶,可以单发,也可以多发。有些望诊可以看到,触诊时可以触及,超声检查下可以发现这些病灶有区别于周边的组织;另有些不可触及的甲状腺结节,在超声或其他可显示解剖结构的影像学检查中被发现。但是超声未能证实的甲状腺结节,即便可以触及,也不能诊断为甲状腺结节。未触及的结节与相同大小的可以触及结节的恶性概率相同。流行病学调查显示,碘充足地区触诊患病率女性为5%,男性为1%。甲状腺结节中甲状腺癌的比例约占5%,近年有增多趋势。

甲状腺肿瘤(thyroid tumors)是内分泌系统常见的肿瘤。甲状腺肿瘤大多数是原发性的,发生于甲状腺上皮细胞。甲状腺内的非甲状腺组织也可发生肿瘤,如甲状腺恶性淋巴瘤、血管内皮瘤等。此外,还有其他部位的恶性肿瘤转移至甲状腺形成甲状腺转移癌。临床上,常按其组织发生学、细胞分化程度和生物学特性等分为甲状腺良性肿瘤和恶性肿瘤两大类。甲状腺癌发病率约(1~3)/10 万,在所有癌肿中的比例为1.3%~1.5%,占癌症死亡率的0.4%。甲状腺癌可发生于任何年龄,5 岁以下儿童很少发病,女性明显高于男性,男女比例为 1 : (2.5 ~ 3.0)。年龄大于 40 岁的甲状腺癌转移率及死亡率均有上升趋势。本章主要介绍甲状腺原发性肿瘤。

一、临床表现

甲状腺癌患者的主诉常常为"颈部肿块"或"颈部结节"。患者可有吞咽困难、声音嘶哑或呼吸困难,可能伴有面容潮红、心动过速及顽固性腹泻等表现。询问患者是否存在以下情况:是否因患其他疾病进行过头颈部、上纵隔放射治疗及有无^{131}I 治疗史;有否暴露于核辐射污染的环境史;从事的职业是否有重要放射源以及个人的防护情况;既往是否有甲状腺疾病(如 CLT、甲亢、硬化性甲状腺炎)、垂体瘤、嗜铬细胞瘤等病史及非甲状腺肿瘤的 MEN 有关病史。髓样癌有家族遗传倾向,家族中有类似患者,可提供诊断线索。

需注意以下几个方面:①年龄 <20 岁或 >70 岁有一个可触及的甲状腺结节;②接受过头颈部或全身放射线照射史(肿瘤放疗或为接受骨髓移植);③一级亲属患有甲状腺癌;④结节生长快速;⑤声音嘶哑;⑥声带麻痹;⑦结节同侧颈部淋巴结肿大、固定。

二、病因与发病机制

甲状腺癌的病因及发病机制尚不完全清楚,可能的因素有如下几点。

(一)放射线照射

目前认为头颈部、上纵隔放射治疗或人群暴露在核泄漏等放射线下,均是增加甲状腺癌发病率的危险因素。照射剂量越大,接触射线的时间越长,年龄越小,发病率越高。

(二)碘的摄取量

碘与甲状腺癌的关系目前并不十分清楚,但有资料显示高碘地区其乳头状癌(很可能还包括滤泡癌)的发病率较高,高碘地区(如挪威、冰岛、夏威夷等地)的甲状腺癌发病率明显高于其他地区。缺碘地区则滤泡状癌的发病率较高。

(三)内分泌激素

临床上见到 GH 瘤患者可合并有甲状腺肿瘤。动物试验发现,TSH 有促进动物发生肿瘤的作用。甲状腺癌好发于女性,并且在妊娠期生长加速。实验证明,分化型的甲状腺癌细胞的雌激素受体增加。

(四)家族遗传倾向

发生于滤泡上皮的甲状腺癌很少有家族史,而甲状腺髓样癌患者约有 20%

有家族遗传倾向(常染色体显性遗传)。

（五）染色体异常、癌基因与抑癌基因

随着分子生物学技术的不断进步,发现甲状腺癌的发生、发展与癌基因和抑癌基因有关。细胞凋亡作为机体抑制细胞过度生长的一种自身稳定机制对肿瘤起负调控作用。在甲状腺癌中,与凋亡有关的调控基因(p53、ras、bcl-2、c-myc等)有突变或异常表达,造成了细胞增殖与凋亡失衡,可能是导致甲状腺癌发生的重要原因之一。

（六）其他

TSH 被认为是一种甲状腺肿瘤促发因子。TSH 长期分泌过多,发生甲状腺癌(主要为滤泡癌和未分化癌)的危险性增加。地方性甲状腺肿、酒精摄入过多、钙摄入不足也与甲状腺肿瘤的发病有一定关系。患有甲状腺结节、甲亢、淋巴细胞性甲状腺炎、家族性息肉病(Gardner 综合征)、Cowden 综合征的患者以及使用免疫抑制剂的患者均易伴发甲状腺肿瘤。

三、诊断与鉴别诊断(图 3-11)

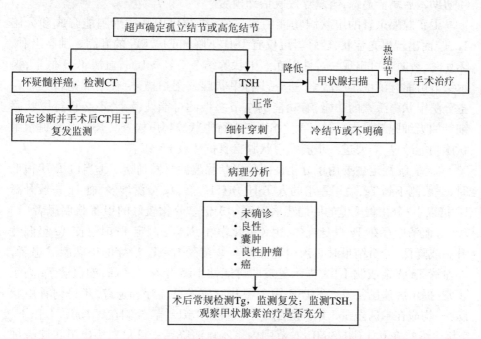

图 3-11 甲状腺肿、结节和肿瘤的临床诊断及实验室检查思路

甲状腺肿瘤患者常常以颈部肿块或结节而就诊,不少甲状腺癌与甲状腺结节的临床表现相似。甲状腺结节良性病变约占95%,恶性病变仅约占5%(其中91%是分化型甲状腺癌,甲状腺髓样癌占5%,甲状腺未分化癌仅占3%)。目前比较一致的学术观点是对甲状腺结节直径>1cm 和结节直径<1cm,但超声检查可疑癌征象、头颈部放射线照射史、甲状腺癌阳性家族史者进行评估与处理。单纯甲状腺结节<1cm者只需6~12个月超声复查随诊即可。但是,对每一例甲状腺结节或甲状腺肿块患者来说,几乎均存在排除恶性病变的问题。故甲状腺肿瘤的诊断实际上是甲状腺良、恶性肿块(或结节)的鉴别诊断问题。

(1)甲状腺肿、结节、甲状腺肿瘤主要依靠甲状腺超声检查、甲状腺核素扫描、颈部 X 线检查、甲状腺细针抽吸细胞学(FNAC)检查及甲状腺 CT 和 MRI 检查确诊。其中 FNAC 检查方法是鉴别良性、恶性结节最可靠、最有价值的诊断方法。FNAC 的准确率达80%~95%,怀疑结节有恶性病变时均应进行 FNAC 检查。

(2)甲状腺肿瘤(或结节)患者的实验室检查主要有四个目的:①明确甲状腺功能状况;②确定甲状腺病变的激素分泌功能;③协助明确结节病灶的性质;④协助术后病情追踪,监测疗效或估计预后。

甲状腺癌患者的甲状腺功能一般正常,少数可因肿瘤细胞能合成和分泌 T_3、T_4 而出现甲亢症状,较轻者可仅有 TSH 下降和 FT_3、FT_4 的升高。肿瘤出血、坏死时,有时也可出现一过性甲亢。甲状腺结节直径>1cm、血清 TSH 低下,提示结节可能分泌甲状腺激素,进一步行甲状腺核素扫描,检查结节是否具有自主分泌甲状腺激素的功能,有功能的结节恶性的可能性极小,不必再行甲状腺细针抽吸细胞学检查(FNAC)。TSH 正常行甲状腺超声检查。TSH 升高提示甲状腺功能减退,需要进一步测定甲状腺自身抗体或 FNAC。

血清 Tg 测定主要用于分化良好的甲状腺癌的复发判断。①当血 TSH 很低时,一般测不到 Tg,使用重组的人 TSH(rhTSH)后,Tg 分泌增多,血 Tg 一般升高10 倍以上;分化程度差的肿瘤患者升高<3 倍。分化较好的甲状腺癌患者(约20%)血清中存在 Tg 自身抗体,用免疫化学和 RIA 法测定 Tg 时可使 Tg 呈假性升高或降低,分析结果时必须引起注意。②接受 L‑T_4 治疗的甲状腺癌患者,如血清 Tg 正常或测不出,提示复发的可能性小,5 年存活率高;如血清 Tg 高于正常,提示肿瘤已复发。③TSH 用于甲状腺癌术后治疗和追踪,不论何种甲状腺癌,均应在术后至少5 年内应用 L‑T_4 将血 TSH 一直控制在 0.1mIU/L 以下,5 年后维持在 0.1~0.3mIU/L 范围内。④血清降钙素可早期检出甲状腺旁细胞增生和甲状腺髓样癌。

(胡逢来　孙慧颖)

参考文献

1. 姚泰. 生理学. 北京：人民卫生出版社,2006.

2. 廖二元. 内分泌学. 北京：人民卫生出版社,2007.

3. 陈家伦. 临床内分泌. 上海：上海世纪出版股份有限公司和上海科学出版社,2011.

4. 王吉耀. 内科学. 北京：人民卫生出版社,2010.

5. 中华医学会内分泌学会,中华医学会围产医学分会. 妊娠和产后甲状腺疾病诊治指南. 2012.

6. 中华医学会,中华医学会内分泌学分会. 中国甲状腺疾病诊治指南. 2010.

7. 中华医学会内分泌学分会,中华医学会外科学分会内分泌学组,中国抗癌协会头颈肿瘤专业委员会,等. 甲状腺结节和分化型甲状腺癌诊治指南. 2011.

8. 沈玉清. 免疫学与免疫学检验. 北京：中国医药科技出版社,1989.

9. 武建国. 实用临床免疫学检验. 南京：江苏科学技术出版社,1990.

10. 金伯泉. 医学免疫学. 第5版. 北京：人民卫生出版社,2008.

11. 陆再英,钟南山. 内科学. 第7版. 北京：人民卫生出版社,2009.

12. 张桂英. 诊断学. 北京：高等教育出版社,2004.

13. 朱大年. 生理学. 第7版. 北京：人民卫生出版社,2008.

14. 叶应妩,王毓三,申子瑜. 全国临床检验操作规程. 第3版. 南京：东南大学出版社,2006.

15. 张永学. 甲状腺相关激素测定的临床应用. 2011年卫生部临床检验中心全国内分泌室间质量评价总结大会. 武汉：2011华中科技大学同济医学院协和医院.

16. 张秀明,黄宪章,曾方银,等. 临床生化检验诊断学. 北京：人民卫生出版社,2012：1373 - 1389.

17. 段文若. 甲状腺疾病的诊断及个性化治疗. 北京：人民卫生出版社,2012：59 - 70.

18. 张木勋,吴亚群. 甲状腺疾病诊疗学. 北京：中国医药科技出版社,2006：131 - 147.

19. Iitaka M, Momotuni N, Lshii J, et al. Incidence of subacute thyroiditis recurrences after a prolonged latency：24 - year survey. Clin EndocrinolMetab,1996,81(2)：466 - 469.

20. 贝克曼全自动化学发光免疫分析仪检测甲状腺激素方法学评价. 中国保健,2010,18(11)：19 - 20.

第四章

甲状旁腺疾病与骨质疏松症

第一节　概述

　　甲状旁腺是调节体内钙磷代谢的重要内分泌腺体,是甲状腺侧叶背面的椭圆形小体,一般分为上、下两对,胚胎学上它由第三和第四对咽囊背侧的上皮细胞发育而成,上对位置较恒定,下对甲状旁腺因发育过程中咽囊下降程度的变化发生异位的情况较常见。组织学上,甲状旁腺主要由主细胞组成,主细胞是合成和分泌甲状旁腺素(parathyroid hormone, PTH)的细胞,PTH 调节体内钙稳态。

　　甲状旁腺疾病根据其功能的改变分为甲状旁腺功能亢进症和甲状旁腺功能减退症,将在本章第二节、第三节开始分节叙述。

　　目前,诊断甲状旁腺疾病、骨质疏松症等代谢性骨病的实验室检查项目主要为血钙、游离钙、白蛋白、碱性磷酸酶、PTH、25 - 羟维生素 D[25 - hydroxyvitamin D, 25(OH)D],本章主要对三种钙调激素(PTH、维生素 D、降钙素)做详细分析。此外,近年来随着对骨重建认识的深入,一些骨转换生化标志物被用于骨质疏松症等代谢性骨病的诊疗,一并进行介绍。

一、甲状旁腺素

　　PTH 为甲状旁腺上主细胞合成的无糖多肽激素,通过胞吐作用排出。

　　(一)甲状旁腺素的合成

　　PTH 为 84 个氨基酸组成的蛋白,首先合成一个含 115 个氨基酸残基的前体——前甲状旁腺素原(pre - pro - PTH),与成熟 PTH 相比在 N 端的前边多出一个 31 个残基的信号肽,该信号肽由前 25 个氨基酸组成的“前”序列(或信号序列)与后 6 个氨基酸组成的“原”序列组成,“前”序列引导前体穿过内质网膜后被降解,"原"序列引导蛋白进入分泌途径,最终成熟的 PTH 1－84,亦称全段 PTH(intact PTH, iPTH)浓聚于分泌泡及颗粒中,iPTH 是体内 PTH 的主要储存、分泌以及生物活性形式。

（二）甲状旁腺素的分泌与代谢

PTH 分泌前后在蛋白酶的作用下可产生不同的片断（图 4－1）,iPTH 在血循环中迅速被清除,半衰期为 2～4 分钟,主要是通过肝脏的 Kupffer 细胞,其次为肾脏及其他组织清除。另外,还有一些无活性的 C 端片段,为 N 端截短的 PTH 片段,如 PTH 7－84、PTH 37－84,既可来源于腺体分泌,也可来源于外周对 PTH 1－84 的降解,降解的 PTH 片段则通过肾脏清除,清除慢,半衰期为 5～10 分钟。有研究证实 C 端 PTH 通过特异性受体作用于骨样细胞、软骨细胞及破骨细胞,肾衰竭时肾性骨病的发生与高浓度的 C 端 PTH 的作用有关。近年来,还发现体内存在少量的 N 端 PTH(amino－terminal PTH,N－PTH),由于其可被三代测定方法检测,而不能被传统二代方法测出,推测其为 17 位丝氨酸磷酸化后的非截短 PTH,对其功能了解甚少。

所以,在正常人血循环中免疫活性的 PTH 由以下组成:全段 PTH 5%～30%、C 端片段 70%～95%、N 端片段少许。

对 PTH 代谢的了解有利于理解 PTH 测定方法的发展。

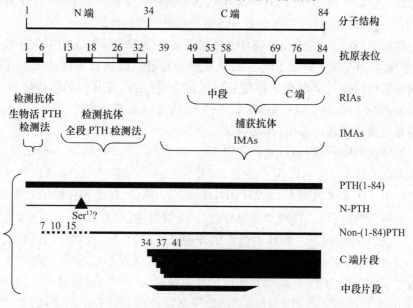

图 4－1　PTH 的结构和功能分区

（三）甲状旁腺素的主要生理功能

PTH 对骨和肾脏的作用主要通过其氨基端（PTH 1 – 34）与 PTH 受体（parathyroid hormone receptor，PTHR）结合发挥作用，25 ~ 34 区段为受体结合所必需，1 ~ 6 区段为对受体的腺苷酸环化酶的激活所必需。PTH 对肠的作用间接通过被其调控的 1,25 – 二羟维生素 D（1,25 – dihydroxyvitamin D，1,25(OH)$_2$D）发挥。

甲状旁腺主细胞具有三种发挥其功能所必需的特性：相应于血钙水平的变化迅速分泌储存的激素；以可调节方式合成、加工、储存大量的 PTH；可在慢性刺激下复制。上述功能特性使其能够适应短期、即刻及长期的钙水平的变化。

1. 对肾脏的作用　PTH 促进肾小管对钙的重吸收，促进磷的排泄。尿钙大部分通过被动的旁细胞途径在近曲小管重吸收（65%），另外的尿钙在远端小管皮质髓祥升支（cTAL）（20%）、远曲小管和集合管（10%）被重吸收。甲状旁腺素调节肾脏钙重吸收的主要部位是远端肾单位，通过一种独特的跨细胞活性转运机制几乎能全部吸收滤过钙的剩余 10%，而对 cTAL 细胞外的钙重吸收只是轻度刺激。终尿中的钙量不仅反映了上述的所有小管重吸收过程，也依赖于最初滤过的钙离子负荷。PTH 的所有作用均为了升高血钙水平，因此 PTH 过多时滤过的钙负荷增高，即使 PTH 增加了远端小管钙离子的重吸收率，在这种情况下，由于高的钙滤过负荷，终尿中的钙离子总量仍然是高的。

磷酸根（PO$_4^{3-}$）主要在近端肾小管被重吸收（80%），8% ~ 10% 在远端小管（但非髓祥）重吸收，剩余 10% ~ 12% 从尿中排泄。磷从肾小球滤液中被回吸收到细胞内同样是逆电化学梯度的转运过程，有钠 – 磷共转运体（Na Pi cont-ranspoter，NPT）介导，PTH 通过降低 NPT 的活性以及减少 NPT 的数量，最终抑制磷在近曲小管和远曲小管的重吸收。

另外，PTH 还可以通过刺激肾中 1α – 羟化酶活性、抑制 24 – 羟化酶活性，增加近端小管 1,25(OH)$_2$D 的合成，该作用存在负反馈机制，可被高钙血症或 1,25(OH)$_2$D$_3$ 的作用抵消，1,25(OH)$_2$D 作用于肠道，促进钙在肠道的重吸收。

此外，PTH 还可直接减少肾小球滤过率，抑制钠、水及 HCO$_3^-$ 的重吸收。

2. 对骨骼的作用　PTH 对骨骼的作用是双向的，既可以刺激骨吸收，也可以促进骨形成。以哪种作用为主取决于 PTH 的剂量及给药途径，持续给予 PTH 时以骨吸收作用为主，其结果是使钙从骨中释放、血钙升高、骨量减少；相反，小剂量、每天一次皮下注射 PTH 或其活性氨基端片段导致骨量的增加，对于血钙仅有一过性升高效应。对于 PTH 如此不同的作用的机制尚未完全清楚。

(四)甲状旁腺素的调节

生理情况下,PTH 的分泌主要受血中离子钙以及 $1,25(OH)_2D$ 的调节,高磷血症也会刺激 PTH 分泌。另外,低镁血症会引起低钙,可能是因为低镁血症使 PTH 分泌减少或者靶器官对 PTH 抵抗作用增加而造成。此外,大量的研究提示血 PTH 水平会随着年龄的增长而增加,脂肪量的增加、吸烟也与 PTH 水平升高相关,还有一些研究提示血 PTH 水平与雌激素呈正相关,在男性中,雄激素与 PTH 存在独立的负相关关系。

人体总钙约有 45% 与蛋白结合,主要为白蛋白,另一部分为离子钙,此部分为调节 PTH 的主要部分,主细胞通过细胞膜上钙敏感受体(Calcium - sensing receptor,CaSR)感受到离子钙浓度降低时,PTH 1 - 84 合成与分泌增加,反之,当处于高钙环境时,PTH 1 - 84 合成与分泌减少、降解增加。正常人总钙浓度 $2.13 \sim 2.63$ mmol/L,离子钙浓度为 $1.17 \sim 1.33$ mmol/L,PTH 与血总钙的关系呈"S"形曲线(图 4 - 2)。当以总钙代替游离钙判断体内钙离子的浓度时,需要排除白蛋白的影响,计算校正钙用以下公式:校正钙 = 实测钙 + (40 - 实测白蛋白) ×0.02,钙浓度单位用 mmol/L,白蛋白单位用 g/L,校正钙可以帮助排除因白蛋白浓度变化导致的假性高钙或低钙血症。另外,体内酸碱紊乱也是影响游离钙浓度的重要因素,碱中毒会增加钙与蛋白的结合,使离子钙的浓度减低。

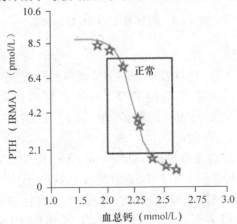

图 4 - 2 PTH 与血总钙的"S"形曲线

PTH 与 $1,25(OH)_2D$ 也存在负反馈调节,主细胞上有维生素 D 受体(Vitamin D receptor,VDR),另外 PTH 基因包含维生素 D 反应元件,通过与 VDR 结合抑制 PTH 基因表达,另外 $1,25(OH)_2D$ 也能抑制甲状旁腺细胞增殖。体内维生素 D 水平由 25(OH)D 衡量,PTH 与 25(OH)D 的关系见图 4 – 3,当血 25(OH)D 浓度低于 74.5nmol/L 时,PTH 水平开始上升。

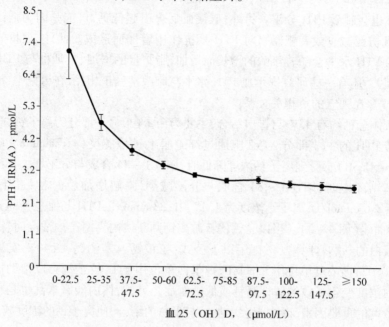

图 4 – 3　PTH 与 25(OH)D 的关系

(五)实验室检查

1. 检测原理　首先, PTH 在血循环中呈现多种形式,掺杂着许多非活性片段;其次,PTH 为肽类激素,活性的 PTH 1 – 84 半衰期极短,浓度很低;另外,PTH 1 – 84 分子本身抗原性表位比较多(图 4 – 1),最终使得 PTH 测定方法更加复杂。大致可分为三个阶段。

第一代检测法:放射免疫法(Radioimmunoassay,RIA)。在 20 世纪 60 年代初,Berson 和 Yalow 最先建立了 PTH 放射免疫测定法,使用不同的多克隆抗体免疫 PTH 分子的中区肽段或 C 端特异性肽段,但是此抗体不能与 N 端肽段结合,而 1 ~ 6 位氨基酸为活性 PTH 所必需的,所测的 PTH 中大部分为非活性 PTH。

第二代检测法:免疫检测法(Immunometric assay,IMA),即全段 PTH 测定。随着方法学的进步,检测全段 PTH 的双位免疫放射测定法逐渐取代第一代检测法,该方法使用两种不同的抗 PTH 抗体,第一种固相化的抗体识别 C 端肽,可以捕获血循环中 PTH 1 – 84 以及含 C 端片段的 PTH 代谢片段;第二种抗体识别 PTH 分子 N 端抗原表位,用同位素(IRMA)、酶(IEMA)或者化学发光物质(ICMA)标记后作为检测抗体。近年来广泛应用抗 PTH 分子 C 端抗原表位(39 ~ 84 表位)作为捕获抗体,抗 PTH 分子 N 端(13 ~ 34 表位)为检测抗体。相比较第一代检测法,两个抗体特异性的协同作用可提高检测的特异性,另外,检测信号通过检测抗体被标记后放大,提高了检测的灵敏度。

第三代检测法:生物活性 PTH 1 - 84 检测法(Bioactive PTH 1 - 84 assay)。由于 N 端截短的 PTH(如 PTH 7 - 84)的发现,暴露出上述夹心法测定全段 PTH 的缺陷。正常肾功能者 PTH 7 - 84 量少,占二代测定法中全部 PTH 的 20%。但是,对肾衰患者,由于肾脏清除功能受损,所占比例高达 45%,即显示"全段"PTH 过高的假象,PTH 7 - 84 没有调节血钙的生物活性,此时若给大量钙或维生素 D 治疗则会有害。第三代检测法原理与方法与二代大致相同,只是抗 N 端的抗体检测的为 PTH 分子第 1 ~ 4 抗原表位,于是大片段 C 端肽如 PTH 7 - 84 就不会被检测到。

但是,对于上文提及的 N - PTH,却可以被第三代测定法检测到,而不能被第二代检测法检测,正常肾功能的人 N - PTH 占三代测定法活性 PTH 的 4% ~ 8%,肾功能受损者,所占比例达 15%,另外,近来发现 N - PTH 在甲状旁腺癌中比例明显升高,于是,有学者应用第三代/第二代 PTH 测定值((PTH 1 - 84 + N - PTH)/(PTH 1 - 84 + PTH 7 - 84))鉴别良恶性甲状旁腺肿瘤。

在原发性甲状旁腺功能亢进症辅助诊断方面,多项研究显示全段 PTH 测定与生物活性 PTH 1 - 84 测定的结果相关性良好($r = 0.922$),也并未发现第三代测定法显示出更强的诊断价值,因此,两种方法都可用于原发性甲状旁腺功能亢进症的诊断。

2. 参考区间 目前尚无统一推荐的 PTH 测定参考区间,即使采用同一种原理的检测方法,不同实验室或者不同仪器检测的 PTH 正常水平仍然是不一致的。鉴于此,每个实验室应根据自己的检测方法建立 PTH 的参考区间,尤其对于特定人群(如慢性肾脏疾病)。目前北京协和医院采用 IMMULITE 2000 试剂盒,为全段 PTH 检测方法,正常人参考区间为 1.3 ~ 6.9 pmol/L,检测范围最高可达 265.4 pmol/L,分析敏感性为 0.3 pmol/L。

3. 测量影响因素 由于血钙与 PTH 有一定的生理关系,所以根据总钙或离子钙结合 PTH 结果综合分析非常重要。血钙与 PTH 均持续在正常高限(另一种情况是血钙和 PTH 均为正常低限),说明应进一步检查,虽然 PTH 在正常范围内,但相对于血钙水平还是偏高(或者偏低)的。

肾功能指数例如肌酐值、对总钙水平测定有帮助的白蛋白测定;磷、氯化物、肾内产生的环磷酸腺苷,在某些情况下甚至降钙素的测定也会对 PTH 和血钙的解释有帮助。还应记住,高钙血症和低钙血症可能继发于维生素 D 代谢紊乱。

人血清中的嗜异性抗体会与试剂盒组分中的免疫球蛋白发生反应,从而干扰体外免疫测定,导致测定结果的假阳性,在使用单克隆抗体治疗患者中这种抗体存在更普遍。另外,经常接触动物或动物血清制品者的样本也可存在此类抗体,因此,为达到诊断目的,检验结果要与临床检查、病史和其他类的检查结合使用。

最后还有一些实验室操作方面的细节可能影响结果判读:①夜间全段 PTH 水平升高,所以应在早晨(7 点以后)采集样本,最好是禁食一夜后。Logue 等经研究提出,早上 10 点以后采样对于鉴别正常与轻度原发性甲状旁腺功能亢进效果最佳。②对于 EDTA 血浆,采集和分离过程都应保持样本在低温(2~8℃)下进行,需要注意 EDTA 收集管血量应足够,否则将导致 EDTA 过量,以至于影响检测,并使结果假性偏低。③血清样本在未充分凝集前离心将导致纤维蛋白的存在,为避免纤维蛋白对结果的影响必须确保离心处理前样本已经完全充分凝集。对于正在接受抗凝剂治疗的患者样本,需要延长凝集时间。④脂血、溶血或严重污染的样本将导致结果错误。推荐使用超速离心清除脂血样本。⑤样本收集后2~8℃最长可以稳定 8 小时,如需长期保存,分装冷冻, -20℃可稳定 2 个月。

二、维生素 D

维生素 D 是体内调节钙磷代谢的激素之一。从 20 世纪初,维生素 D 因佝偻病而被发现到最终其代谢通路的阐明,我们已经认识到维生素 D 不只是普通的脂溶性维生素,而是激素——开环类固醇激素原,其活性形式 $1,25(OH)_2D$ 是生理作用的发挥者。

(一)维生素 D 的来源与代谢

维生素 D 刚被发现时命名为维生素,是因为人们认为该物质是外源的,而非体内所生,现在已经知道维生素 D 分为维生素 D_2(ergocalciferol,麦角骨化醇)和维生素 D_3(cholecalciferol,胆骨化醇),统称为普通维生素 D,分别由皮肤中维生素 D 前体麦角固醇和 7 - 脱氢胆固醇经太阳紫外线(290~315nm)照射后转变而成,此为内源性维生素 D,不同于当初命名之意。外源性维生素 D 较少,占 10% 左右,为从肠道吸收的食物中的维生素 D。

以维生素 D_3 为例,体内维生素 D 代谢通路为:

$$7-脱氢胆固醇 \xrightarrow{皮肤} 维生素 D_3 \xrightarrow{肝} 25(OH)D_3 \xrightarrow{肾} 1,25(OH)_2D_3$$

维生素 D_2 和维生素 D_3 在分子结构上稍有不同，体内代谢略有差异，简便起见，下文以维生素 D、25(OH)D、1,25(OH)$_2$D 统称。由皮肤合成的维生素 D 进入血循环后，便与血浆中的维生素 D 结合蛋白（Vitamin D binding protein, DBP）结合并被转运至肝脏，在肝脏 25-羟化酶的作用下转变为 25(OH)D,25(OH)D 又被 DBP 转至肾脏，经肾脏中 1α-羟化酶作用，一部分转变成维生素 D 的活性形式——1,25(OH)$_2$D，另外相当大的部分经 24-羟化酶转化为 24,25(OH)$_2$D,1α-羟化酶主要受 PTH 及低血磷的诱导，而钙离子及产物 1,25(OH)$_2$D 为其抑制剂。另外，还有一些其他组织含有 1α-羟化酶，可以合成少量的 1,25(OH)$_2$D。

（二）维生素 D 的生理作用

维生素 D 的生理作用可概括为经典的骨骼肌肉系统作用与非经典的骨外作用，经典作用为通过 1,25(OH)$_2$D 刺激肠钙吸收、动员骨钙和促进肾脏对钙的重吸收，与 PTH 和降钙素一起维持血钙的正常水平；非经典作用近年来为维生素 D 研究的热点，与维生素 D 受体（Vitamin D receptor, VDR）的广泛存在相关。

1. 促进肠钙吸收　其机制并不完全清楚，一般认为包括两部分：一是 1,25(OH)$_2$D 可快速刺激钙由肠腔经肠黏膜细胞膜向细胞内的扩散；二是通过调控肠黏膜细胞内钙结合蛋白的表达，增加钙由胞浆向血循环中的转运。

2. 对骨重建的影响　维生素 D 促进肠钙吸收，提高血钙浓度，为骨骼矿化提供了原料；另外，成骨细胞和破骨细胞前体细胞存在 VDR,维生素 D 经过成骨细胞促进骨形成，抑制成骨细胞凋亡，促进破骨细胞前体细胞向成熟破骨细胞分化，促进骨吸收。

3. 对肌肉的作用　骨骼肌上也存在 VDR,许多研究表明维生素 D 缺乏会导致肌力下降，以致身体平衡力受损，增加跌倒风险。

4. 对肾脏作用　维生素 D 有促进肾脏对钙、磷重吸收的作用，主要体现在 1,25(OH)$_2$D 在肾脏内对 1α-羟化酶的降调节和对 24-羟化酶的升调节上，构成了 1,25(OH)$_2$D 自身调节的负反馈，这样，可以使机体免于维生素 D 中毒。

5. 非经典作用　VDR 广泛存在，人体内 3% 的基因受 1,25(OH)$_2$D 的调控；另外，除了肾脏，还有许多组织表达 1α-羟化酶，可以在局部生成 1,25(OH)$_2$D。因此，维生素 D 系统具有除钙磷调节外的广泛生理作用，已有研究提示维生素 D 可以调节免疫、抑制细胞增殖、促进细胞分化，体内维生素 D 水平也与2型糖尿病、心血管疾病等多种慢性疾病的发生相关。

（三）维生素D的生理调节

从维生素D的合成过程可以总结体内维生素D的各个调节环节。

1. 维生素D来源的调节　内源性的维生素D与紫外线照射相关，因此，在不同季节、不同纬度地区、皮肤色素的深浅、着装对体表的覆盖程度、户外活动的多少、防晒霜的使用及空气污染程度都会不同程度地影响阳光中紫外线对皮肤的照射，从而影响维生素D在皮肤内的合成。外源性的维生素D主要与脂肪一起在空肠和回肠吸收，吸收后与乳糜微粒结合，因此引起脂肪吸收不良的疾病，如乳糜泻、克罗恩病、胰腺功能不足等都会使外源性的维生素D减少。

2. 肝脏25(OH)D合成的调节　主要由肝细胞内细胞色素P450 – 维生素D – 25 – 羟化酶的诱导生成，但迄今未发现该酶活性或合成受到严格的调控，25(OH)D主要取决于维生素D的来源。

3. 1,25(OH)$_2$D合成的调节　1,25(OH)$_2$D不同于25(OH)D，其合成受到精密的调控，首先上文多处已提及PTH可以直接刺激1α – 羟化酶活性，促进其合成；低血磷可不依赖PTH而升高1,25(OH)$_2$D的合成；在妊娠、哺乳期间，母体对钙的需要量增加，1,25(OH)$_2$D的水平会明显升高，说明雌激素对1,25(OH)$_2$D的生成具有一定程度的调节作用。另外，生长激素也可以促进1,25(OH)$_2$D的合成。

4. 靶器官对1,25(OH)$_2$D的反应　当靶细胞的VDR受体缺陷使得1,25(OH)$_2$D不能发挥生理作用时，如维生素D依赖性佝偻病2型，血1,25(OH)$_2$D水平会反馈性地明显升高。

（四）实验室检查

在所有维生素D代谢产物中，25(OH)D既是维生素D在体内代谢的主要中间产物，又是其在体内的主要循环形式，是评价维生素D状态最佳的指标，其半衰期为2～3周。相反，1,25(OH)$_2$D的半衰期仅为4小时左右，血循环中的浓度极低(pg/ml水平)，其水平受到精密地调控。因此，体内维生素D营养状况通常由25(OH)D反映，而1,25(OH)$_2$D的结果测定反映真正的激素水平，与甲状旁腺功能、肾功能以及体内是否存在维生素D抵抗密切相关。

1. 25(OH)D检测的适宜人群　目前，25(OH)D的检测未广泛普及，价格也较昂贵，对具有维生素D缺乏的危险人群进行检测符合卫生经济要求，见表4 – 1。

表 4 - 1　25(OH)D 检测的适应人群

骨骼疾病:佝偻病、骨软化、骨质疏松	孕妇及哺乳期妇女
慢性肾脏疾病	有跌倒史的老年人
肝衰竭	有脆性骨折史的老年人
吸收不良综合征:囊性纤维化、炎性肠病、肥胖术 　　后、放射性肠炎	肥胖儿童及成人(BMI>30kg/m²)
	某些淋巴瘤
甲状旁腺功能亢进	肉芽肿性疾病:结节病、结核、组织胞浆菌病、
药物:抗惊厥药、糖皮质激素、抗 AIDS 药物、考来 　　烯胺、抗真菌药如酮康唑	球霉菌症、铍中毒

2. 检测方法　常规使用的方法主要分为两类。

(1)竞争性蛋白结合测定(competitive protein binding assay, CPBA)和放射免疫测定(radioimmunoassay, RIA)。前者以 DBP 作为黏合剂,后者使用针对 25 (OH)D 的抗体作为一抗。其优势在于 DBP 和抗体与 25(OH)D_2 和 25(OH)D_3 均能结合,所以检测到的是总的 25(OH)D,但主要的缺陷是这种检测方法还能检测到维生素 D 的其他代谢产物(又称维生素 D 类似物),如 24,25(OH)$_2$D、25,26(OH)$_2$D 等。这些代谢产物浓度低,占所测值的 10% ~15%,所以 CPBA 和 RIA 两类方法均会高估 25(OH)D 的水平 10% ~20%。

另外一个问题是此类检测方法与 25(OH)D_2 和 25(OH)D_3 结合的能力不一致,不同试剂盒所测的 25(OH)D_2 变化较大,例如,目前北京协和医院使用的英国 IDS 的 25(OH)D 96T ELISA 定量检测试剂盒所用抗体对 25(OH)D_3 的特异性为 100%、对 25(OH)D_2 为 75%。随着对 25(OH)D 研究的深入,最新研究表明,目前市场上这类方法测量的 25(OH)D 多为 25(OH)D_3,尽管有些厂家的试剂盒声称可测量 25(OH)D_2,应引起临床的高度重视。

(2)高效液相色谱法(high performance liquid chromatography, HPLC)和液相色谱-质谱法(liquid chromatography - mass spectroscopy, LC - MS)。这两种方法最大的优势是准确性高并可分别测定 25(OH)D_2 和 25(OH)D_3,是 25(OH)D 测定的金标准。

应用方面,大多数实验室多用第一类检测法,它具有方便、高通量、自动化的优点,第二类使用不广泛,大多用于科研性质。不同的检测方法为检测结果的可比性带来问题。目前研究表明,HPLC 和 LC - MS 这两种方法检测的一致性高(相关系数:0.99),RIA 与 LC - MS 的一致性较好(相关系数:0.90 ~ 0.97),而 CPBA 与 LC - MS 的一致性较弱(相关系数:0.89)。即使使用相同方法,不同商用试剂盒的结果也会有很大的差异,这是 25(OH)D 测定的另一难点,急需建立维生素 D 参考系统将其标准化。

此外,由于上述方法同时检测了与蛋白结合的及非结合的维生素 D 代谢产物,其结果可能不能反映有生物活性("游离")的代谢物水平。这一局限性可能导致在肾病综合征及维生素 D 中毒患者中的错误结果。

另外,25(OH)D$_3$ 的 C3 差相异构体(又称 epimer)在大多数人血样中被发现,但由于其功能不清楚,浓度较低,目前认为对维生素 D 测定的影响不大,但需要进一步的研究证实。

3. 参考区间 国内外对血 25(OH)D 正常值并无统一标准,这是由于血 25(OH)D 测定值明显受内生和外源维生素 D 以及测定方法不同的影响。所以,各个实验室应建立自己的参考范围。目前学者根据 25(OH)D 水平与促进肠钙吸收以及对 PTH 的抑制效应的关系,建议至少将 25(OH)D 的水平维持到 50nmol/L。1,25(OH)$_2$D 正常水平较恒定,范围在 48 ~ 144pg/ml。

4. 测量影响因素 使用血清或血浆(EDTA 或肝素)样本,标本收集后应该尽快地分离,长期储藏需 -20℃,避免样品反复冻融。黄疸、脂血以及生物素对结果没有影响。但应注意以下干扰:①明显溶血的样品会使结果受干扰;②血白蛋白浓度 >2g/L 时会使结果升高;③在给予大剂量生物素(如 >5mg/d)后不宜抽血,应至少在最后一次服药后 8 小时抽血。

三、降钙素(calcitonin,CT)

(一)降钙素的合成与代谢

降钙素是由甲状腺滤泡旁细胞或称 C 细胞分泌的。此外,胸腺、甲状旁腺也有分泌降钙素的能力。降钙素是含有 1 个二硫键的 32 肽,分子量为 3400。正常人血清中降钙素浓度为 10 ~ 20ng/L,血浆半衰期小于 1 小时,主要在肾脏降解并排出,降钙素整个分子皆为激素活性所必需。

(二)降钙素的生理作用

降钙素的主要作用是降低血钙和血磷,其主要靶器官是骨,对肾也有一定的作用。

1. 对骨的作用 降钙素可快速抑制破骨细胞活动,并可以使成骨细胞活动增强,从而减弱溶骨过程,增强成骨过程,使骨组织释放的钙磷减少,钙磷沉积加强,血钙与血磷浓度下降。

2. 对肾的作用 降钙素能抑制肾小管对钙、磷、钠及氯的重吸收,使这些离子从尿中排出增多。

（三）降钙素分泌的调节

降钙素的分泌主要受血钙浓度的调节。当血钙浓度升高时,降钙素的分泌亦随之增加,降钙素与 PTH 对血钙的作用相反,共同调节血钙浓度的相对稳定。

降钙素与 PTH 对血钙的调节作用有所不同。一方面,降钙素分泌启动较快,在 1 小时内即可达到高峰,而 PTH 分泌则需几个小时;另一方面,降钙素只对血钙水平产生短期调节作用,其作用很快被强有力的 PTH 作用所克服,后者对血钙浓度发挥长期调节作用。由于降钙素的作用快速而短暂,所以,对高钙饮食引起的血钙升高回复到正常水平起着重要作用。

从表面看,这两种激素起拮抗作用,但实质上是相辅相成的,也正是这两种激素的共同作用,维持着血钙水平的相对恒定。当血浆 Ca^{2+} 浓度高于 2.25mmol/L 水平时,降钙素的分泌随血钙浓度增加而增加。当血钙浓度降至 2.25mmol/L 水平以下时,血中降钙素水平难以检测出。因此,血钙水平同时受到 PTH 和降钙素的双重调节,因而使调节更为精细。

（四）实验室检查

CT 在血液中的含量甚微,到目前为止,CT 测定方法主要有两类:①生物分析法;②放射免疫分析法和夹心放射免疫分析法。

1. 检测原理 生物分析法是通过对比观察样品与已标定的 CT 国际标准品的降血钙效应而间接测定 CT 水平。

放射免疫与夹心放射免疫分析法是目前主要的测定方法,利用液相竞争抑制原理,先将待测样品或标准与限量的抗血清加在一起反应一段时间后,再加入放射性核素[125]I 标记降钙素抗原进行竞争性结合反应,反应完全后,加入免疫分离剂,分离出抗原抗体复合物,测定复合物的放射性,计算各标准管的结合率,做出标准曲线后查出样品浓度。

目前该方法灵敏度可达到 30ng/L,线性可达到 30 ~ 2400ng/L,精密度 <15%。

2. 参考范围 因不同试剂和仪器等造成结果差异,各实验室应有自己的参考范围。以电化学发光法为例,男性为 0.56 ~ 13.4pmol/L(2 ~ 48ng/L),女性为 0.56 ~ 2.8pmol/L(2 ~ 10ng/L)。

3. 注意事项 ①血液采集必须用标准的样品管或带有分离胶的管,如采集血浆标本需用肝素或 EDTA – K_3 等抗凝管;②分离出的血清或血浆标本,在 2 ~ 8℃保存可稳定 5 天,在 –20℃保存可稳定半年;③保存期间标本只能冻融一次,否则影响检测结果;④标本溶血或乳糜血均影响检测结果。

四、骨转换标志物

性成熟以后骨代谢的主要形式表现为骨重建,即骨吸收和骨形成在同一部位进行,两者相互偶联,此即骨转换(bone turnover)。在骨转换过程中产生的一些代谢产物,叫作骨转换生化标志物或骨转换标志物(biochemical markers of bone turnover;bone - turnover markers,BTMs)。骨转换标志物分为骨形成标志物和骨吸收标志物,前者代表成骨细胞活动及骨形成时的代谢产物,后者代表破骨细胞活动及骨吸收时的代谢产物,尤其是骨基质降解产物,常见的骨转换标志物总结见表4-2。

表4-2 骨转换生化指标

标志物	骨吸收标志物		骨形成标志物
胶原降解产物	羟脯氨酸(hydroxyproline,OHP)	胶原合成副产物	I 型前胶原分子前肽:N-端前肽(amino-terminal propeptides of type I procollagen,PINP)、C-端前肽(cacboxy-terminal propeptides of type I procollagen,PICP)
	羟赖氨酸糖苷(或羟基化羟赖氨酸)	骨基质蛋白	血清骨钙蛋白(osteocalcin,OC)
	吡啶交联物:吡啶啉(pyridinoline)、脱氧吡啶啉(deoxypyridinoline)	成骨细胞酶	碱性磷酸酶(alkaline phosphatase,ALP):总 ALP(total ALP,tALP)、骨特异性 ALP(bone-specific alkaline phosphatase,bALP)
	I 型胶原交联末端肽:N-末端(cross-linked N-telopeptides of type I collagen,NTX-I)、C-末端(cross-linked C-telopeptides of type I collagen,CTX-I)		
非胶原蛋白	骨涎蛋白(bone sialoprotein)		
破骨细胞酶	抗酒石酸酸性磷酸酶(tartrate resistant acid phosphatase,TRACP)		

骨转换标志物反映骨转换的总速率,代表全身骨骼的总体状况,这些指标可用于代谢性骨病的诊断、预测骨量丢失率、预测骨折危险性以及为药物疗效及个体药物治疗策略提供早期重要参考,但并不作为骨质疏松的诊断指标。目前,国际骨质疏松基金会(the International Osteoporosis Foundation,IOF)和国际临床化学和实验室医学联合会(the International Federation of Clinical Chemistry and Laboratory Medicine, IFCC)推荐使用 PINP 和 CTX－Ⅰ作为骨形成和骨吸收的参考标准,因为它们有较高的特异性,并且已有自动化的检测方法,其生理变化也已阐释清楚令结果可解释。故下文详细介绍这两项标志物。

(一)总Ⅰ型前胶原 N－端前肽(PINP)

1. PINP 的产生　90% 以上的骨基质由Ⅰ型胶原蛋白组成,Ⅰ型胶原蛋白主要在骨内合成,来源于成纤维细胞和成骨细胞合成的Ⅰ型前胶原蛋白(procollagen)。Ⅰ型前胶原蛋白有 N－(氨基)和 C－(羧基)端延长部分,称前肽(propeptide)。当合成的前胶原以整分子从成骨细胞分泌到胞外介质时,分子两端的前肽被蛋白酶除去,形成Ⅰ型原胶原蛋白(tropocollagen),被酶切下的前肽,除少量沉积在骨基质中,大部分进入血循环(图 4－4)。

PINP 为Ⅰ型前胶原氨基端前肽,刚释放出的 PINP 呈现三聚体结构(来源于三聚体胶原蛋白结构),但迅速通过热降解作用形成单体结构。PINP 在血液中的半衰期为 1 分钟,由肝脏代谢清除,由于分子量大,不能由肾脏过滤清除,因此肝脏疾病会影响其测定,但不受肾功能影响。

前胶原前肽除骨组织来源外,其他能合成Ⅰ型胶原的软组织,如皮肤、血管、肌腱等也能产生。但由于骨组织中Ⅰ型胶原含量在体内最多,且其转换率较软组织为高,所以测定血循环中的 PINP 的含量可反映骨的形成。而且其昼夜变化较小,饮食不会对其血浆水平产生明显影响。

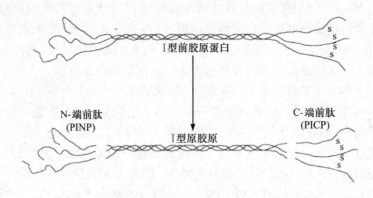

图 4－4　胶原合成示意图

2. 实验室检查　主要采用免疫测定法,由于血清中的 PINP 存在单体和三聚体两种形式,目前自动化的测定方法有:仅测其三聚体形式,以及两种成分均测定的总 PINP 检测法。前者以英国 IDS 公司(Immunodiagnostic Systems)的

IDS-iSYS 平台为代表;后者以德国罗氏公司(Roche Diagnostics)的 Elecsys 平台为代表,另外还有使用放免法测定总 PINP。

(1)检测原理。以 Elecsys(电化学发光法)为例,其过程简述如下:将 20μl 标本和 1 份生物素抗 PINP 特异性单克隆抗体进行第一次孵育。之后,在加入链亲和素包被的微粒和 1 份钌复合体标记的 PINP 特异性单克隆抗体后,形成"三明治"样抗原抗体复合体,复合体在链亲和素和生物素相互作用下形成固相。将反应液吸入检测池中,检测池中的微粒通过电磁作用吸附在电极表面。未结合的物质通过 ProCell 除去。在电极上加以一定的电压,使复合体化学发光,用光电倍增器检测发光的强度。通过检测仪的定标曲线得到最后的检测结果。

(2)参考范围。除了昼夜变化、季节性变化以及月经周期的影响外,血总 PINP 水平还受到年龄、性别、种族、地域的影响。所以,每个实验室必须调查各自患者群体的参考范围变异性,根据具体情况制订自己的参考范围。

(3)测量注意事项。①血清标本必须用标准试管或内有分离胶的试管收集;血浆标本使用肝素锂和 EDTA-K_3 抗凝。②标本在 15~25℃ 可保存 24 小时;在 2~8℃ 可保存 5 天;在 -20℃ 可保存 6 个月,样品最多可以冻融 5 次。③严重溶血、脂血,或用叠氮钠防腐标本拒收。④样本中胆红素的浓度小于 650mg/L、血红蛋白的浓度小于 1.8g/dl、血脂的浓度小于 2000mg/dl、生物素的浓度小于 50ng/ml 时,在实验允许的精密度范围内对结果没有影响;对于因某些疾病需要而接受高剂量生物素治疗的患者(>5mg/d),必须在末次生物素治疗 8 小时后采集标本。⑤浓度达 2490IU/ml 的类风湿因子对检测没有干扰。⑥接受过小鼠单抗治疗或体内诊断的患者会出现假阳性反应。

(二)β 型 I 型胶原交联 C-末端肽(β-CTX)

1. β-CTX 的产生 成熟的胶原分子其 N-端和 C-端呈非螺旋的 3 条较短的肽链结构,在胶原分子形成胶原纤维时,毗邻的 2 个胶原分子的末端肽中的氨基酸残基与另一毗邻的胶原分子的螺旋部位上的氨基酸残基共价相连,形成吡啶交联物(图 4-5)。CTX 即为通过 3-羟吡啶交联物将相邻的 2 个胶原分子各自 C-末端 1 条肽链与毗邻的另一胶原分子螺旋处相连而成。在骨成熟过程中,C-端肽的 α-天冬氨酸转变成 β 型异构体(β-CTX)。

在正常的骨代谢过程中,骨基质进行着有序的合成与分解。I 型胶原在骨中合成,同时也被分解成碎片释放入血,并从肾脏排出。吡啶交联物可作为骨吸收指标,是因为:①它只来源于细胞外的胶原纤维,并非新合成的胶原分子,所以只能是胶原降解而来;②交联物在血中不会被降解,由肾脏排出;③骨胶原

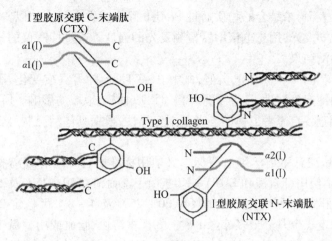

图 4 – 5　胶原交联物

含量远高于其他组织,转换也较其他组织快。

血清中 β – CTX 水平会受到饮食影响并且有一定昼夜变化,所以建议抽取早晨空腹的血,如做长期观察,标本之间的采样条件均应相同。肾功能减弱的患者其血清 β – CTX 的排泄减少,可导致血清 β – CTX 增加。测定 24 小时尿液中 β – CTX 水平可以克服循环中的昼夜变化的问题,并且饮食对其检测影响较小,但是留样不方便,并且需要使用肌酐清除率进行校正。所以现在广泛应用的为测定血清中 β – CTX。

2. 实验室检查　主要采用免疫测定法,所使用的抗体为抗血清中交联的 Ⅰ 型胶原分子非螺旋部 C – 末端的 β 异构化八肽[EKAH(β)DGGR],该抗体特异地结合到交联的 Ⅰ 型胶原同分异构体片段及含有此八肽双体的所有 Ⅰ 型胶原分解片段(β – CTX),而不依赖于交联的具体性质(如吡咯、吡啶等)。目前自动化的检测方法有:德国罗氏公司的 β – 胶原特殊序列(β – CrossLaps)检测试剂盒、英国 IDS 公司的 CTX – Ⅰ(CrossLaps)检测试剂盒,两者均采用电化学发光技术,不过虽然两者采用的抗体相同,但是结果并非完全一致。另外还有使用 ELISA 方法测定 CTX 的。

(1)检测原理。以 β – CrossLaps 检测试剂盒为例,其过程简述如下:将 50μl 标本和 1 份生物素化的抗 β – CrossLaps 单克隆抗体混匀,样本中的抗原从血清成分中释放出来。之后,加入链亲和素包被的微粒和钌标记的抗 β – Cross-Laps 单克隆抗体形成"三明治"样抗原抗体复合体,复合体在链亲和素和生物素相互作用下形成固相。将反应液吸入检测池中,检测池中的微粒通过电磁作用吸附在电极表面,未结合的物质通过 ProCell 除去。在电极上加以一定的电压,使复合体化学发光,用光电倍增器检测发光的强度。通过检测仪的定标曲线得到最后的检测结果。

(2)参考范围。与 PINP 类似,血中 β – CTX 会随着昼夜变化、季节性变化以及月经周期产生波动,还会受到年龄、性别、种族、地域的影响。所以,每个实验室必须调查各自患者群体的参考范围变异性,根据具体情况制订自己的参考范围。

(3)测量注意事项。①血清标本必须用标准试管或内有分离胶的试管收集;血浆标本使用肝素锂和 EDTA – K_3 抗凝。②血清在 20 ~ 25℃及 2 ~ 8℃可稳定 8 小时;肝素或 EDTA 抗凝血浆在 20 ~ 25℃及 4 ~ 8℃可稳定 24 小时,在 – 20℃可稳定 3 个月。最多冻融 1 次。③严重溶血、脂血或用叠氮钠防腐标本拒收。④样本中胆红素的浓度小于 650mg/L、血红蛋白的浓度小于 5g/L、血脂的浓度小于 1500mg/dl、生物素的浓度小于 90ng/ml 时,在实验允许的精密度范围内对结果没有影响。对于因某些疾病需要而接受高剂量生物素治疗的患者(>5mg/d),必须在末次生物素治疗 8 小时后采集标本。⑤浓度达 1500IU/ml 的类风湿因子对检测没有干扰。

第二节 原发性甲状旁腺功能亢进症

甲状旁腺功能亢进症(hyperparathyroidism)可分为原发性、继发性、三发性和假性四种。原发性甲状旁腺功能亢进症(primary hyperparathyroidism, PHPT)简称甲旁亢,是由于甲状旁腺本身病变引起的甲状旁腺素(parathyroid hormone, PTH)合成、分泌过多,导致肾脏过量地重吸收钙、尿磷排泄及 1,25 – 二羟维生素 $D_3[1,25(OH)_2D_3]$ 合成,并增加骨吸收。PTH 的上述作用产生了高钙血症、低磷血症和高尿钙症临床表现。继发性甲状旁腺功能亢进症是由于各种原因所致的低钙血症或高磷血症,刺激甲状旁腺,使之增生肥大,分泌过多的 PTH,见于肾功能不全、骨质软化症和小肠吸收不良等。三发性甲状旁腺功能亢进症是在继发性甲状旁腺功能亢进症的基础上,由于腺体受到持久、强烈的刺激,部分增生组织功能自主,分泌过多的 PTH,产生高钙血症。假性甲状旁腺功能亢进症是由于某些器官,如肺、肾和卵巢等的恶性肿瘤,分泌类似甲状旁腺素多肽物质,致血钙升高。

PHPT 在欧美国家多见,我国中老年人群的流行病学调查显示本病实际并不少见。PHPT 的发病率随年龄增加而增加,多见于中年,儿童及青少年少见。成年患者中以女性居多,男女之比为 1∶(2~4)。

一、临床表现

(一)高钙血症

血钙增高可影响多个系统:①中枢神经系统可出现记忆力减退、情绪不稳定、轻度个性改变、抑郁、嗜睡等。②神经肌肉系统的表现包括淡漠、肌张力减低、易疲劳、四肢肌肉(尤其是近端肌肉)软弱等。③消化系统方面,高血钙使神经肌肉兴奋性降低,胃肠道平滑肌张力减低,胃肠蠕动减慢,表现为食欲缺乏、恶心、呕吐、腹胀腹痛、便秘、反酸等;高血钙刺激胃泌素分泌,胃酸分泌增多,可引起消化性溃疡;高血钙可激活胰蛋白酶,引起急慢性胰腺炎。

部分 PHPT 患者由于严重高钙血症可引起高钙危象(hypercalcemia crisis),可表现为不同程度的厌食、恶心、呕吐、便秘,多饮多尿,头晕、记忆力减退、焦虑、精神萎靡、表情淡漠、昏睡、心律失常及心电图异常改变。

(二)骨骼系统

临床上主要表现为广泛的骨关节疼痛及压痛,多从下肢和腰部开始,逐渐发展至全身,可出现活动受限、卧床不起。骨密度减低,严重者可有骨畸形,如肩关节下垂、驼背、身高变矮、肋骨和骨盆塌陷伴"鸡胸"及骨盆三叶草畸形。X线表现为普遍性骨量减少、骨质稀疏;特征性表现包括:骨膜下吸收、骨囊性变、棕色瘤(brown tumor)、颅骨"砂粒样"改变、牙槽板受侵蚀或消失等。骨密度测定显示桡骨远端 1/3 部位的骨密度降低较腰椎和髋部更为明显。部分甲旁亢患者可仅有骨密度的减低。

(三)泌尿系统

长期高血钙可影响肾小管的浓缩功能,尿钙和尿磷排出增多,出现多饮、多尿、夜尿、口渴等。还可发生反复的泌尿系统结石或肾脏钙化,表现为肾绞痛、血尿、尿砂石等,易合并泌尿系统感染或引起尿路梗阻,如不及时治疗,可演变成慢性肾盂肾炎,进一步影响肾功能。肾脏钙质沉着可导致肾功能逐渐减损,最终可发生肾功能不全。

(四)其他

软组织钙化影响肌腱、软骨等处,可引起非特异性关节痛,累及手指关节,有时主要在近端指间关节。皮肤钙盐沉积可引起皮肤瘙痒。重症患者可出现贫血,系骨髓组织为纤维组织充填所致。

（五）体征

20%～30%患者颈部可触及肿物。骨骼有压痛、畸形、局部隆起和身材缩短等。心电图示心动过速，Q-T间期缩短，有时伴心律失常。肾脏受损者可合并继发性高血压。

二、病因、发病机制与病理生理

（一）病因与发病机制

大部分 PHPT 为散发性(sporadic PHPT)，少数(国外文献报道少于10%)病例为家族性 PHPT(familial PHPT)或综合征性 PHPT(syndromic PHPT)，即有家族史或作为某种遗传性肿瘤综合征的一部分。家族性 PHPT 多为单基因病变，致病基因相对明确，包括 MEN1、RET、CaSR、HRPT2 基因等。

散发性甲状旁腺腺瘤或腺癌为单克隆性的新生物。单克隆性反映了在一个甲状旁腺细胞中的原癌基因和(或)抑癌基因发生了足够数量的改变，从而使该细胞获得了选择性的生长优势，最终形成临床可见的细胞群。细胞周期蛋白 D1(cyclin D1，或 PRAD1)基因是最早被确认的甲状旁腺原癌基因。在部分腺瘤中由于基因重排导致细胞同期蛋白 D_1 过度表达，从而能够刺激甲状旁腺细胞的过度增殖。另一个参与散发性甲状旁腺腺瘤发生的基因是 MEN1 肿瘤抑制基因。MEN1 是经典的肿瘤抑制基因，通过突变或大片段丢失引起的完全失活导致细胞的选择优势。在 12%～20% 的散发性甲状旁腺腺瘤中发现了 MEN1 的双等位基因获得的活性的缺失。

（二）病理生理

甲旁亢的主要病理生理改变是甲状旁腺分泌 PTH 过多，促进骨钙溶解释放入血，肾小管重吸收钙的能力增强，并增加肾脏 $1,25(OH)_2D_3$ 合成，后者作用于肠道增加饮食钙的吸收，导致血钙升高。PTH 抑制磷在肾小管的重吸收，尿磷排出增多，血磷水平随之降低。PTH 过多加速骨的吸收和破坏，长期进展可发生纤维性囊性骨炎等病理改变，骨转换增加，血碱性磷酸酶水平增高。骨骼病变以骨吸收增加为主，也可呈现骨质疏松或同时并有骨软化或佝偻病。由于尿钙和尿磷排出增加，易形成肾结石，肾结石者易有尿路感染、肾功能损害，晚期发展为尿毒症。高浓度钙离子可刺激胃泌素分泌，胃壁细胞分泌胃酸增加，形成高胃酸性多发性胃、十二指肠溃疡；激活胰腺管内胰蛋白酶原，引起自身消化，导致急性胰腺炎。PTH 还可抑制肾小管重吸收碳酸氢盐，使尿呈碱性，不仅可促进肾结石的形成，还可引起高氯性酸中毒。

三、临床思路

(一)诊断思路与要点(图4-6)

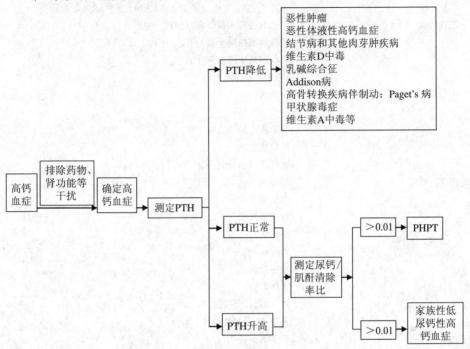

图4-6 高钙血症的鉴别诊断流程

1. 首先确定高钙血症是否存在 从骨骼病变、泌尿系结石、高血钙的临床表现着手,检测血钙、血磷水平,排除药物、肾功能损害等因素,进一步通过血白蛋白计算校正后的血总钙以及游离钙的测定确定高钙血症的诊断。

2. 根据 PTH 水平初步判断甲旁亢病因 若 PTH 降低,考虑恶性肿瘤、恶性体液性高钙血症、结节病、维生素 D 中毒、乳碱综合征等;若 PTH 正常或升高,进一步测定尿钙/肌酐清除率比值,此比值 > 0.01,可初步判断原发性甲旁亢,定性诊断明确。

3. 了解病变部位 定性诊断明确后,可通过超声、放射性核素扫描等有关定位检查了解病变甲状旁腺的部位。

(二)鉴别诊断思路与要点

主要与其他引起高钙血症的疾病鉴别,见表4-3。

表4-3　高钙血症的病因

疾病	病因
原发性甲状旁腺功能亢进症	散发性甲旁亢:腺瘤、增生、腺癌
	家族性:多发性内分泌腺瘤病 MEN Ⅰ 型和 MEN Ⅱa 型
恶性肿瘤	局部溶骨性高钙血症(LOH)
	恶性肿瘤体液性高钙血症(HHM)
	异位甲状旁腺激素分泌
	HHM 不常见的原因
内分泌疾病	甲状腺毒症
	嗜铬细胞瘤
	肾上腺皮质功能减退症
	肢端肥大症
	血管活性肠肽瘤(VIP 瘤)
肉芽肿疾病	结节病
	组织胞浆菌病
	球孢子菌病
	结核病
	Wegener 肉芽肿
	放线菌病
	念珠菌病
	嗜酸细胞肉芽肿
	硅植入,石蜡注射
药物诱导	维生素 D 中毒
	维生素 A 中毒
	噻嗪类利尿剂
	碳酸锂
	雌激素和抗雌激素制剂
	雄激素和他莫昔芬(tamoxifen,乳腺癌治疗药)
	茶碱
	生长激素
	铝中毒(慢性肾衰竭时)
其他	制动
	家族性低尿钙性高钙血症(FHH)
	急性和慢性肾衰竭
	乳碱综合征
	Williams 综合征
	Jansen 骨骺软骨发育不良
	慢性活动性肝病

第三节　甲状旁腺功能减退症

甲状旁腺功能减退症(hypoparathyroidism)简称甲旁减,是因 PTH 产生减少或 PTH 靶器官不敏感而引起的钙、磷代谢异常,以低钙血症引起的神经肌肉兴奋性增高为主要特征,长期口服钙剂和维生素 D 制剂可使病情得到控制。

一、临床表现

(一)神经肌肉症状

1. 手足搐搦　低钙引起神经肌肉兴奋性增高,初期主要感觉口周和肢端麻木、刺痛和蚁走感;有时伴有心悸、口角抽动、腓肠肌痉挛;严重者呈手足搐搦,手足呈鹰爪状或助产士手形,腕、手掌和掌指关节屈曲,拇指内收。更甚者全身肌肉收缩而有惊厥发作。一般当血清游离钙浓度≤0.95mmol/L(3.8mg/dl),或血清总钙值≤1.88mmol/L(7.5mg/dl)时可出现症状。也可伴有自主神经功能紊乱,如出汗、声门痉挛、气管呼吸肌痉挛及胆、肠和膀胱平滑肌痉挛等。显性手足搐搦可被许多微小刺激诱发,如寒冷、劳累、饥饿、深呼吸、心情不好时。在不发作期间,低钙诱发试验常呈阳性。

(1)面神经叩击征(Chvostek 征)阳性。叩击患者耳垂前方2cm处的面神经干分支处,可引发同侧口轮匝肌、鼻翼肌和眼轮匝肌3处中2处以上肌肉抽动。单纯口轮匝肌抽动意义不大,可见于25%正常人,小儿更多见。

(2)束臂加压试验(Trousseau 征)阳性。用血压计袖带束臂,加压到收缩压以上20mmHg,以阻断血流2分钟左右,可诱发测试肢体手足搐搦发作。

2. 神经系统表现　幼儿可以此组症状为突出表现而首先就诊于神经科。有癫痫发作,其类型有大发作、小发作、精神运动性发作和癫痫连续状态。伴有肌张力增高,手颤抖。精神症状有兴奋、焦虑、妄想、幻觉和谵妄等。还可伴有智力减退、神经乳头水肿、颅内压增高的表现。脑电图示一般节律慢波、爆发性慢波以及有尖波、棘波、癫痫样放电改变。

(二)外胚层组织营养变性

与微血管痉挛供血不足有关。例如,皮肤粗、脱屑、表皮皲裂;指(趾)甲变脆、有横沟;小儿的出牙延迟、牙发育不全、磨牙根变短、龋齿多,甚至缺牙;低钙性白内障在此类慢性患者中的发病率高,裂隙灯检查可早期发现。

（三）骨骼改变

身高增长停滞，儿童期发病者可伴发佝偻病；关节周围组织可有异位的钙化、骨化，病程长者可有腰背疼痛。骨密度常增加或正常。

（四）胃肠道功能紊乱

有恶心、呕吐、腹痛和便秘等。

（五）心血管异常

低血钙刺激迷走神经可导致心肌痉挛而突然死亡。患者心率常加快或心律不齐。心电图示 Q－T 间期延长。重症患者可有甲旁减性心肌病、心力衰竭。

（六）转移性钙化

长期低钙血症伴高磷血症（见于 PTH 缺乏或抵抗）可导致基底节（苍白球、壳核和尾状核）的钙化，常呈对称分布。病情重者，小脑、齿状核、大脑的额叶和顶叶等脑实质也可见散在钙化。其他软组织、肌腱、脊柱旁韧带等均可发生钙化。

二、病因与发病机制

从 PTH 的合成、释放入血，与靶细胞受体结合，到产生生理效应的过程中，任何一个环节的障碍都可引起甲旁减。病因分类如下。

（一）甲状旁腺被破坏

1. 颈前部手术　是成年人患获得性甲旁减的最常见的原因，其原因为甲状腺或甲状旁腺手术时破坏了甲状旁腺腺体或者损伤腺体的血供。随着其余腺体的代偿或者血供的恢复，甲状旁腺功能恢复正常者，为一过性甲旁减；也有一些遗留为永久性甲旁减。

2. 自身免疫　自身免疫介导的甲状旁腺腺体破坏会导致永久性甲旁减，该疾病可以孤立存在，也可以作为自身免疫性多内分泌腺体综合征Ⅰ型（autoimmune polyglandular syndrome，APSⅠ）的主要表现。另外，激活型抗 CaSR 抗体会导致甲状旁腺对钙不敏感而使 PTH 分泌减少，该抗体的发现进一步证明免疫因素在甲旁减发病中的重要作用。

3. 其他　甲旁减是 Graves 病进行放射性碘治疗的一种罕见并发症，甲状旁腺的浸润破坏性疾病（如含铁血黄素沉积所致血色病、铜沉积的肝豆状核变性、转移癌等）也可引起腺体的破坏导致甲旁减。

（二）先天性或遗传性甲旁减

1. 甲状旁腺发育缺陷　遗传性缺陷会引起甲状旁腺发育不全，这些疾病包括 DiGeorge 综合征（胸腺、甲状旁腺发育不良，心脏流出道血管发育不良）、

HDR 综合征(hypoparathyroidism, sensorineural deafness, renal dysplasia, 又称 Barakat 综合征)等。

2. PTH 合成或分泌障碍 从前甲状旁腺素原的生成到加工为成熟的甲状旁腺激素整个通路上的任一环节发生缺陷时,均会引起 PTH 合成障碍;另外,CaSR 基因激活性突变使得主细胞的钙调定点下移,会导致 PTH 分泌减少,肾脏的钙排泄可增加,进一步使血钙降低。

3. PTH 抵抗 即假性甲状旁腺功能减退症(pseudohypoparathyroidism, PHP)。此类甲旁减,由于靶细胞受体对 PTH 作用不敏感,血液中 PTH 水平不低,往往明显升高,但是血钙水平低,其发生与编码激活型 G 蛋白 α 亚单位的 GNAS 基因缺陷有关。患者表现为低钙血症和高磷血症,并常有 Albright 遗传性骨营养不良(Albright hereditary osteodystrophy,AHO)的特征,包括身材矮小、脸圆、颈短、第四掌骨缩短、肥胖及皮下钙化。

(三)可逆性的 PTH 合成或分泌障碍

不同于先天性或遗传性甲旁减,此类疾病 PTH 合成或分泌的下降为可逆的,当外在因素解除时,甲状旁腺功能可恢复。例如,高血钙孕妇胎儿的甲状旁腺发育被高血钙抑制,PTH 分泌减少,出生后可表现为甲旁减;长期血液透析的肾病患者由于透析液钙浓度过高,也会抑制 PTH 分泌。

另外,镁离子是 PTH 分泌及激活靶细胞腺苷酸环化酶、产生 cAMP 发挥 PTH 生理效应所必需的,所以,低血镁会导致甲旁减。甲旁减时,肾小管重吸收镁也减少,从而加重镁缺乏,在体内,低镁与甲旁减形成恶性循环。低镁的原因包括:慢性腹泻、肠吸收不良综合征、先天性肾小管重吸收镁缺陷、大面积烧伤渗出液等。

(四)特发性甲旁减

此类为病因尚未明确的 PTH 缺乏性甲旁减。

三、临床思路

(一)诊断思路与要点(图 4-7)

1. 首先确定低钙血症是否存在 从特有的手足搐搦的临床表现和体征着手,检测血钙、血磷水平,进一步通过血白蛋白计算校正后的血总钙以及游离钙的测定确定低钙血症的诊断。另外,呼吸性碱中毒时,血游离钙可有降低,所以必要时要同时查血气分析。

2. 测定血 Mg 和 25(OH)D 可以帮助排除:①低血镁引起的 PTH 分泌不足或者靶细胞对 PTH 的抵抗引起的低钙血症;②维生素 D 缺乏引起的低血钙,

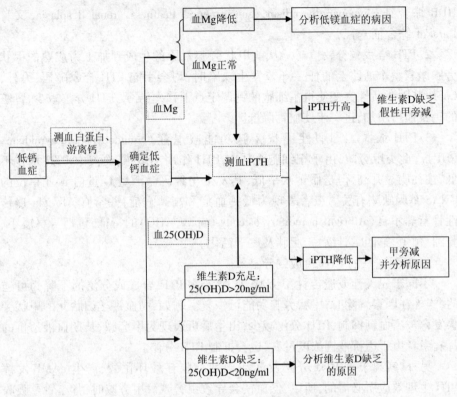

图4-7　甲状旁腺功能减退症的诊断与鉴别诊断思路

此时可伴有 PTH 异常的升高或者不合理的正常水平;③维生素 D 依赖性佝偻病或骨软化由于靶细胞对活性维生素 D 抵抗,25(OH)D 可不低,但检测 1,25(OH)$_2$D 水平明显升高,此时 PTH 也呈异常升高。

3. 最后根据 PTH 水平初步判断甲旁减的类型　①PTH 低:特发性甲旁减;②PTH 高:假性甲旁减。

4. 同时注意询问相关疾病史　如颈部手术史、慢性肾脏疾病史以及家族史,以帮助找到引起疾病发生的病因所在,必要时可行基因检测。

(二)鉴别诊断思路与要点

1. 主要与其他可引起低钙血症的疾病做鉴别诊断　低钙血症的鉴别诊断见表4-4。

表4-4　低钙血症的病因

疾病	病因
低 PTH	遗传性疾病:甲状旁腺发育不全、PTH 合成异常、CaSR 激活型突变
	手术后甲旁减
	自身免疫介导的甲旁减
	甲状旁腺浸润性疾病
	放射线导致的甲旁减
	骨饥饿综合征(甲状旁腺切除术后)
	HIV 感染
高 PTH	维生素 D 缺乏或抵抗:多种原因
	PTH 抵抗:假性甲旁减、低镁血症
	肾脏疾病
	循环中血钙流失:高磷血症、肿瘤溶解综合征、急性胰腺炎、成骨性骨转移、急性呼吸性碱中毒、败血症或者严重疾病
药物	骨吸收抑制剂(如双膦酸盐、降钙素),尤其当维生素 D 缺乏时
	拟钙剂:西那卡塞
	钙离子螯合剂(EDTA、枸橼酸、磷酸盐)
	膦甲酸(在血管内与钙结合)
	苯妥英钠(使维生素 D 转化为非活性代谢产物)
	氟化物中毒
镁代谢异常	胃肠道丢失,如吸收不良综合征
	肾脏丢失
	酗酒
	营养不良
	药物引起

骨饥饿综合征以原发性甲旁亢、甲状旁腺切除术后长时间的低钙血症、低尿钙症及低磷血症为特点,它是长期受到 PTH 骨吸收作用的骨骼再矿化的结果。

在人类免疫缺陷病毒(HIV)感染的患者中低钙血症的患病率比总体人群高6倍。这与抗病毒及抗菌治疗、维生素 D 缺乏、低镁血症、甲状旁腺对低钙血症反应的障碍有关。

低钙血症常见于严重疾病患者,一方面认为与甲状旁腺功能受抑制、活性维生素 D 失去作用、钙螯合剂或沉淀剂或者低镁血症有关;另一方面在败血症患者中观察到,PTH 的基础水平及其对血清钙水平降低的分泌反应是增高的,相关研究提示炎症因子对钙在细胞内和其他池中的再分布可能有一定作用,导致低钙血症的发生。例如,重症急性胰腺炎经常与低钙血症相关,且作为一个负性的预后指标,低钙血症在胰腺炎发病后短期内出现,伴有 PTH 水平的升高,提示甲状旁腺功能正常。

2. 不典型的甲旁减患者应与癔症、癫痫、软骨病和肾性骨营养不良症等相鉴别　癔症发作过度呼吸时,可有肢体和全身抽动,但不呈典型的助产士手样,血钙和血磷均正常,但过度呼吸致碱中毒时,血游离钙可有降低。真性癫痫患者不伴有低钙血症和高磷血症,而以癫痫发作为主要表现的甲状旁腺功能减退患者,应用抗癫痫药不能控制发作或控制效果不佳。软骨病可有手足搐搦和低钙血症,而血磷值正常或降低,不会增高;血碱性磷酸酶呈不同程度的增高;骨密度降低,骨盆或长骨有假骨折等典型的软骨病征象。甲状旁腺功能减退患者骨密度正常或增高。肾性骨营养不良,如肾衰竭患者常有低血钙和高血磷,同时有氮质血症和磷中毒。肾小管酸中毒患者可有低钙血症,而血清磷值正常或降低,常合并低血钾、酸中毒及尿酸化能力降低。肾性骨营养不良患者血碱性磷酸酶常增高,骨 X 线表现为软骨病、纤维性囊性骨炎、骨硬化和骨质疏松。

第四节　骨质疏松症

1994 年,世界卫生组织(WHO)提出骨质疏松症(osteoporosis,OP)是一种以低骨量、骨组织微结构破坏导致骨脆性增加、骨折风险增高为特征的全身性骨病。2001 年美国国立卫生院(NIH)将其定义更新为一种骨强度受损导致骨折风险增高的骨骼疾病,骨强度反映了骨密度和骨质量的总和。骨密度以单位面积或体积内的矿物质克数表示;骨质量则包含了骨结构、骨转换、损伤累积及矿化等参数。骨质疏松的严重后果是发生骨质疏松性骨折(脆性骨折),病残率及死亡率显著增加,危害很大。

骨质疏松症可发生于任何年龄、任何性别,多见于绝经后女性及老年男性,分为原发性和继发性两大类。原发性骨质疏松症包括绝经后骨质疏松症、老年性骨质疏松症及特发性骨质疏松症;继发性骨质疏松症指药物、某种状态或疾病导致的骨质疏松。

一、临床表现

许多原发性骨质疏松症患者早期常无明显的症状,往往在骨折发生后经 X

线或骨密度检查时才发现已有骨质疏松。骨质疏松症典型的临床表现包括疼痛、脊柱变形和发生脆性骨折。

（一）疼痛

患者可有腰背疼痛或周身骨骼疼痛，负荷增加时疼痛加重或活动受限，严重时翻身、起坐及行走有困难。发生骨折的部位可有明显的疼痛和活动障碍。

（二）脊柱变形、身高变矮

骨质疏松严重者可有身高缩短、脊柱后突或侧弯畸形和伸展受限。胸椎压缩性骨折会导致胸廓畸形，影响心肺功能；腰椎骨折可能会改变腹部解剖结构，导致便秘、腹痛、腹胀、食欲减低等胃肠道症状。

（三）骨折

脆性骨折是指低能量或者非暴力骨折，如从站高或者小于站高跌倒或因其他日常活动而发生的骨折为脆性骨折。发生脆性骨折的常见部位为胸、腰椎，髋部，桡、尺骨远端和肱骨近端。髋部骨折会导致疼痛及功能丧失，患者的功能往往不能完全恢复，许多患者需要永久性护理。腰椎骨折也会导致疼痛及功能丧失，但症状相对较轻，腰椎骨折常常反复发作，后果一般与骨折的次数相关。桡骨远端骨折会导致急性的疼痛及功能丧失，但往往功能恢复较好。患者发生过一次脆性骨折后，再次发生骨折的风险明显增加。

（四）继发性骨质疏松症

继发性骨质疏松症患者可有原发疾病的多种临床表现。

二、发病机制与危险因素

（一）发病机制

骨质疏松症的发病机制包括：①未能获得合适的峰值骨量；②骨重建过程中骨吸收过多和（或）骨形成不足。上述过程可在不同程度上导致骨质疏松症的发生。

1. 峰值骨量的获得 峰值骨量的获得对于成年期预防骨质疏松及其骨折非常重要。峰值骨量增加10%，髋部骨折风险降低30%。遗传因素是峰值骨量及骨丢失的主要决定因素，孪生子研究显示峰值骨量变异的80%由遗传因素决定。全基因组关联分析研究证实20种以上的基因参与骨量调节，与骨质疏松易感性相关。儿童期及成年早期骨量的累积还受到激素状态，尤其是雌激素水平的影响，很多环境因素也在峰值骨量的获得中发挥重要作用。对峰值骨量的调整可始自宫内时期，并受到母亲营养状态、吸烟及运动水平的影响。

2. 骨吸收与骨形成失衡 在成年期，骨重建过程通过对微损伤的修复来维持骨骼健康,该过程涉及破骨细胞和成骨细胞的相互作用,共同形成多细胞的骨重建单位。OPG/RANK 及其配基 RANKL 是破骨细胞活性最重要的介导因子,而 LRP5 是成骨细胞活性最重要的介导因子之一。终末分化的成骨细胞、骨细胞及血管成分也参与了骨重建单位的形成。成骨细胞系的细胞产生的 RANKL 刺激骨吸收,RANKL 与其受体 RANK 结合,激活包括 NF - κB 在内的细胞内通路,诱导破骨细胞生成相关基因;OPG 作为诱导受体阻止 RANKL 与 RANK 的结合。Wnt 蛋白与其受体 LRP5 结合,激活该信号通路,下游 β - catenin 的稳定化和蓄积促进成肾细胞转录活性,刺激骨形成。已发现了很多 LRP5 信号通路抑制剂,如由骨细胞分泌的 SOST 可能介导了机械负荷对骨骼的作用。

OPG/RANKL 比值是维持正常骨转换、骨量及骨强度的关键因素,很多激素、生长因子、细胞因子和药物均可影响 OPG/RANKL 的表达从而影响骨转换。女性绝经期雌激素的缺乏可导致骨转换失衡,男性随着年龄的增长、睾酮水平的缓慢降低以及在芳香化酶作用下转化为雌激素的减少也可导致骨丢失,性激素(主要是雌激素)的缺乏通过对破骨细胞前体细胞、成骨细胞 - 破骨细胞相互作用的直接作用以及对肌肉、氧化应激等的间接作用导致骨吸收的增加。钙和维生素 D 的缺乏可导致继发性甲状旁腺功能亢进症,使骨吸收增加。

尽管骨吸收增加对骨丢失和骨折风险增加的影响可能更大,但骨形成受损也是骨质疏松发病机制中的重要因素。后者可能是由于骨祖细胞,即前成骨细胞数量的减少和(或)年龄相关的增殖分化能力的降低导致。随着年龄的增长,骨形成的降低快于骨吸收,可能是由于骨髓干细胞向脂肪细胞分化增多引起。

与增龄和绝经相关的骨丢失显然是骨质疏松症的重要原因,遗传因素可以解释同年龄段个体骨骼的变异。此外,一些与增龄相关的因素,如视力、肌力、平衡力、药物等可能与骨密度相互作用,参与决定骨质疏松性骨折的风险。

(二)危险因素

骨质疏松症的危险因素包括固有因素和非固有因素,前者包括人种、老龄、女性绝经、母系家族史;后者包括低体重、性腺功能低下、吸烟、过度饮酒、过多咖啡摄入、缺乏体力活动、制动、营养失衡、蛋白质摄入过多或缺乏、高钠饮食、钙和维生素 D 缺乏、合并影响骨代谢的疾病或药物等。骨质疏松性骨折的风险还受跌倒类型和频率的影响,视力视野受损以及影响平衡力或导致体位性低血压的很多药物会增加跌倒的风险。

三、临床思路

骨质疏松症的诊断应包括确定是否有骨质疏松和病因鉴别两方面。

(一)骨质疏松的诊断(图4-8)

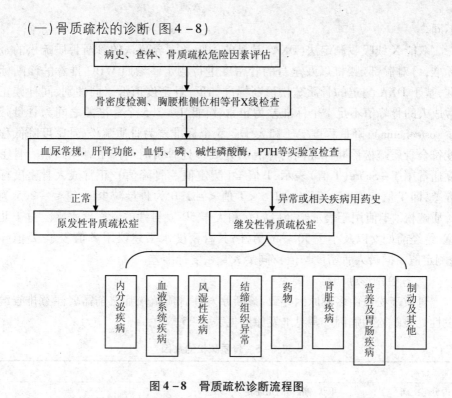

图4-8　骨质疏松诊断流程图

目前各个国家和专业学会对于骨质疏松症的诊断均基于脆性骨折及(或)骨密度低下。目前尚缺乏直接测定骨强度的临床手段,因此,骨密度或骨矿含量测定仍是骨质疏松症临床诊断以及评估疾病程度的客观量化指标。

1. 脆性骨折　指低能量或者非暴力骨折,这是骨强度下降的明确体现,故也是骨质疏松症的最终结果及并发症。发生了脆性骨折临床上即可诊断骨质疏松症。

2. 基于骨密度结果的诊断标准　骨质疏松性骨折的发生与骨强度下降有关,而骨强度是由骨密度和骨质量所决定。骨密度约反映骨强度的70%,若骨密度低同时伴有其他危险因素会增加骨折的危险性。因目前尚缺乏较为理想的骨强度直接测量或评估方法,临床上采用骨密度(BMD)测量作为诊断骨质疏松、预测骨质疏松性骨折风险、监测自然病程以及评价药物干预疗效的最佳定量指标。骨密度是指单位体积(体积密度)或者是单位面积(面积密度)的骨量,能够通过无创技术对活体进行测量。骨密度及骨测量的方法也较多,不同方法在骨质疏松症的诊断、疗效的监测以及骨折危险性的评估作用也有所不同。

双能 X 线吸收测定法(DXA)是目前国际学术界公认的诊断骨质疏松的金标准,可对髋部、腰椎以及全身的骨密度进行测定。参照 WHO 推荐的诊断标准,基于 DXA 测定的骨质疏松诊断标准如下:骨密度值低于同性别、同种族正常成人的骨峰值不足 1 个标准差为正常;降低 1 ~ 2.5 个标准差之间为骨量减少(osteopenia);降低程度等于和大于 2.5 个标准差为骨质疏松;骨密度降低程度符合骨质疏松诊断标准同时伴有一处或多处骨折时为严重骨质疏松。骨密度通常用 T – Score(T 值)表示,T 值 =(测定值 – 骨峰值)/正常成人骨密度标准差,即 T 值 ≥ –1 为正常,–2.5 < T 值 < –1.0 为骨量减少,T 值 ≤ –2.5 为骨质疏松。T 值用于表示绝经后妇女和大于 50 岁男性的骨密度水平。对于儿童、绝经前妇女以及小于 50 岁的男性,其骨密度水平建议用 Z 值表示,Z 值 =(测定值 – 同龄人骨密度均值)/同龄人骨密度标准差。

(二)鉴别诊断思路与要点

骨质疏松可由多种原因导致,诊断原发性骨质疏松症之前需要注意排查继发性骨质疏松的病因。常见继发原因见表 4 – 5。

表 4 – 5　骨质疏松的病因

疾病	病因
内分泌疾病	甲状旁腺功能亢进症
	库欣综合征
	性腺功能低下
	甲状腺功能亢进症
	催乳素瘤
	糖尿病
	肢端肥大症
血液系统疾病	浆细胞病:多发性骨髓瘤,巨球蛋白血症
	系统性肥大细胞增多症
	白血病,淋巴瘤
	镰状细胞病,地中海贫血
	脂质沉积病:Gaucher 病
	骨髓增生性疾病:红细胞增多症
风湿疾病	类风湿关节炎
	系统性红斑狼疮
	强直性脊柱炎
结缔组织异常	成骨不全
	Ehlers – Danlos 综合征

续表

疾病	病因
结缔组织异常	Marfan 综合征
	高胱氨酸尿症,赖氨酸尿症
	Menkes 综合征
	坏血病
药物	糖皮质激素,甲状腺激素
	肝素
	抗癫痫药
	甲氨蝶呤,环孢素
	引起性腺功能低下的药物:LHRH 类似物或拮抗剂治疗,芳香化酶抑制剂
	含铝的抗酸药物,锂中毒
肾脏疾病	慢性肾功能不全
	肾小管酸中毒
营养及胃肠道疾病	吸收不良
	全胃肠外营养
	炎性肠病
	胃切除术
	肝胆疾病
	神经性厌食,营养不良
其他	家族性自主神经功能异常(Riley – Day 综合征)
	反射性交感神经营养不良
	妊娠和哺乳
	慢性阻塞性肺病
	器官移植
	淀粉样变
	多发性硬化
	获得性免疫缺陷综合征
	任何原因维生素 D 不足
	酗酒

　　对于已诊断或临床怀疑骨质疏松的患者,应详细询问其病史和进行体格检查。除了基本的骨骼 X 线片和骨密度检查外,还需要进行必要的实验室检查帮助鉴别诊断其病因。参照 2011 年公布的我国原发性骨质疏松症诊治指南,基本的实验室检查项目包括血尿常规、肝肾功能,血钙、磷、碱性磷酸酶,血清蛋白电泳等。原发性骨质疏松症患者通常血钙、磷、碱性磷酸酶水平正常,骨折时可有碱性磷酸酶水平的轻度升高,如上述检查异常或有相关临床表现时需行进一步检查寻找病因。

进一步的鉴别诊断可依据临床表现酌情进行以下检查：血沉、性腺激素、25（OH）D、1,25（OH）$_2$D、甲状旁腺激素、尿钙磷排泄量、甲状腺功能、皮质醇、血气分析、血尿轻链、肿瘤标志物等，甚至骨扫描、骨髓穿刺或骨活检等检查。

如血钙水平升高的患者需要考虑原发性甲状旁腺功能亢进症、恶性肿瘤等可能，需要进行甲状旁腺激素和肿瘤的排查。碱性磷酸酶水平显著升高的患者需要与 Paget's 骨病、骨转移性肿瘤、骨软化症等鉴别。血清 25（OH）D 水平检测能够帮助判断是否存在维生素 D 缺乏。血液系统疾病或风湿性疾病的患者可有血沉的增快，前者可有血常规、骨髓涂片的异常，后者还可有自身抗体滴度的异常升高。血清蛋白电泳和血尿轻链等检查可用于排查浆细胞病。内分泌激素的检测可用于排查内分泌腺体功能的异常，如通过甲状腺功能检查了解有无甲状腺功能亢进症，通过性腺激素检查了解有无性腺功能低下，通过血尿皮质醇水平检测了解有无库欣综合征等。

（三）骨转换指标在骨质疏松诊治中的应用

如前所述，骨骼是通过骨转换或骨重建不断进行代谢更新的组织，破骨细胞介导骨吸收，成骨细胞介导骨形成，骨转换指标（bone turnover markers，BTMs）即为反映骨组织本身合成与分解代谢的产物，包括 I 型胶原降解与合成的相关生化指标、骨转换过程中释放入血的各种骨细胞中的酶或骨基质成分等，反映骨骼的动态状况。BTMs 分为骨形成标志物和骨吸收标志物。骨形成标志物有血清碱性磷酸酶、骨钙素、骨碱性磷酸酶、I 型原胶原羧基和氨基末端前肽（PICP，PINP）等，骨吸收标志物有血清抗酒石酸酸性磷酸酶、血尿 I 型胶原交联C–末端肽（CTX）、尿吡啶啉等，目前国际骨质疏松基金会推荐 PINP 和血清CTX 作为较好的 BTMs。

BTMs 并不能用于骨质疏松的诊断，对骨质疏松病因的鉴别诊断的意义也比较有限。一些前瞻性和队列研究证实高骨转换速率与骨折风险相关，目前临床应用主要是帮助骨转换类型的判断、骨折风险评估、干预措施的选择及疗效监测。BTMs 测定结果的影响因素较多，昼夜节律、饮食、药物、疾病状态等都可能影响测定结果，多数指标在不同地区、种族、年龄和性别之间均有差异，需要建立相应的参考范围。不同实验室、不同测定方法得到的结果变异也较大，已发表的临床研究由于研究对象、选取的骨转换指标及其测定方法、应用的药物等不同存在较大的异质性。BTMs 的质量控制及指标判断界值的选择还需要进一步的研究。

（孔　晶　李悦芃　王　鸥）

参考文献

1. F. Richard Bringhurst, Marie B. Demay,等.威廉姆斯内分泌学.第十一版.北京:人民军医出版社,2011:1171 – 1233.

2. Fuleihan GE, Brown EM. Parathyroid hormone secretion and action. In: UpToDate, Basow, DS (Ed), UpToDate, Waltham, MA, 2013.

3. Fuleihan GE, Jüppner H. Parathyroid hormone assays and their clinical use. In: UpToDate, Basow, DS (Ed), UpToDate, Waltham, MA, 2013.

4. Caron P, Maiza JC, Renaud C, et al. High third generation/second generation PTH ratio in a patient with parathyroid carcinoma: clinical utility of third generation/second generation PTH ratio in patients with primary hyperparathyroidism. Clin Endocrinol (Oxf), 2009,70(4):533 – 538.

5. Goltzman D. Etiology of hypocalcemia in adults. In: UpToDate, Basow, DS (Ed), UpToDate, Waltham, MA, 2013.

6. Holick MF, Binkley NC, Bischoff – Ferrari HA, et al. Evaluation, treatment, and prevention of vitamin D deficiency: an Endocrine Society clinical practice guideline. J Clin Endocrinol Metab, 2011,96(7):1911 – 1930.

7. Holick MF. Vitamin D status: measurement, interpretation, and clinical application. Ann Epidemiol, 2009,19(2):73 – 78.

8. Su Z, Slay BR, Carr R, et al. The recognition of 25 – hydroxyvitamin D2 and D3 by a new binding protein based 25 – hydroxyvitamin D assay. Clin Chim Acta, 2012.

9. Wallace AM, Gibson S, de la Hunty A, et al. Measurement of 25 – hydroxyvitamin D in the clinical laboratory: current procedures, performance characteristics and limitations. Steroids, 2010,75(7):477 – 488.

10. Lensmeyer G, Poquette M, Wiebe D, et al. The C – 3 epimer of 25 – hydroxyvitamin D (3) is present in adult serum. J Clin Endocrinol Metab, 2012,97(1):163 – 168.

11. Rosen HN. Use of biochemical markers of bone turnover in osteoporosis. In: UpToDate, Basow, DS (Ed), UpToDate, Waltham, MA, 2013.

12. Vasikaran S, Eastell R, Bruyere O, et al. Markers of bone turnover for the prediction of fracture risk and monitoring of osteoporosis treatment: a need for international reference standards. Osteoporos Int, 2011,22(2):391 – 420.

13. Lee J, Vasikaran S. Current recommendations for laboratory testing and use of bone turnover markers in management of osteoporosis. Ann Lab Med, 2012,32(2):105 – 112.

14. Naylor K, Eastell R. Bone turnover markers: use in osteoporosis. Nat Rev Rheumatol, 2012,8(7):379 – 389.

15. Dreyer P, Vieira JG. Bone turnover assessment: a good surrogate marker? Arq Bras Endocrinol Metabol, 2010,54(2):99 – 105.

16. Marx ST. Hyperparathyroid and hypoparathyroid disorders. N Engl J Med,2000,343(25):1863 – 1875.

17. Stewart AF. Clinical practice. Hypercalcemia associated with cancer. N Engl J Med,2005,352(4):373 – 379.

18. Rodan GA. Bisphophonates and primary hyperparathyroidism. J Bone Miner Res, 2002,17: N150 – N153.

19. 史轶蘩,王姁,等. 协和内分泌和代谢学. 北京:科学出版社,1999.

20. 陈家伦,宁光,等. 临床内分泌学. 上海:上海科学技术出版社,2011.

21. Mackenzie – Feder J, Sirrs S, Anderson D, et al. Primary hyperparathyroidism: an overview. Int J Endocrinol, 2011:251 – 410

22. Bilezikian JP, Khan A, Potts JJ, et al. Hypoparathyroidism in the adult: epidemiology, diagnosis, pathophysiology, target – organ involvement, treatment, and challenges for future research. J Bone Miner Res, 2011,26(10):2317 – 2337.

23. NIH Consensus Development Panel on Osteoporosis Prevention, Diagnosis, and Therapy. Osteoporosis prevention, diagnosis, and therapy. JAMA, 2001,285(6):785 – 795.

24. 中华医学会骨质疏松和骨矿盐疾病分会. 原发性骨质疏松症诊治指南(2011 年). 中华骨质疏松和骨矿盐杂志,2011,14(1): 2 – 16.

25. Sandhu SK, Hampson G. The pathogenesis, diagnosis, investigation and management of osteoporosis. J Clin Pathol, 2011, 64: 1042 – 1050.

26. Naylor K, Eastell R. Bone turnover markers: use in osteoporosis. Nat Rev Rheumatol, 2012,8(7):379 – 389.

27. Dreyer P, Vieira JG. Bone turnover assessment: a good surrogate marker? Arq Bras Endocrinol Metabol, 2010, 54(2):99 – 105.

28. Biver E, Chopin F, Coiffier G, Brentano TF, Bouvard B, Garnero P, Cortet B. Bone turnover markers for osteoporotic status assessment? A systematic review of their diagnosis value at baseline in osteoporosis. Joint Bone Spine. 2012,79(1):20 – 25.

第五章

肾上腺疾病

第一节 概述

肾上腺为成对的内分泌器官,位于腹膜后隙,脊柱两侧,平第 11 胸椎高度,紧贴在肾的上端,与肾共同包被于肾筋膜内。在结构上,肾上腺分为皮质和髓质两部分。

肾上腺皮质来源于胚胎中胚层,约占整个肾上腺的 3/4,根据皮质细胞的形态结构、排列、血管和结缔组织结构等特征可将皮质分为球状带、束状带和网状带,分别约占整个肾上腺的 15%、50% 和 7%,分泌的激素相应为盐皮质激素、糖皮质激素和性激素。

肾上腺髓质起源于胚胎外胚层,其细胞在发生上相当于交感神经的节后神经元。髓质细胞呈多边形,如用含铬盐的固定液固定标本,胞质内呈现出黄褐色的嗜铬颗粒,因而髓质细胞又称为嗜铬细胞。肾上腺髓质嗜铬细胞分泌的激素主要为肾上腺素、去甲肾上腺素,还有少量多巴胺,三种物质的结构中都有一个儿茶酚基(邻苯二酚基),因此属于儿茶酚胺。髓质中分泌肾上腺素和去甲肾上腺素的细胞比例为 9:1,它们分泌的肾上腺素和去甲肾上腺素量的比例是 4:1。

肾上腺疾病是一组由于各种原因所导致的肾上腺皮质或髓质激素分泌过多或过少而产生一系列症状的疾病。

一、肾上腺疾病的分类

肾上腺疾病可根据病变位置不同分为皮质和髓质病变,具体疾病分类见表 5-1。

表5-1 肾上腺疾病的分类

肾上腺皮质病变	肾上腺髓质病变
糖皮质激素增多	嗜铬细胞瘤
库欣综合征	
假库欣综合征	
糖皮质激素抵抗	
糖皮质激素减少	
原发性肾上腺皮质功能减退	
继发性肾上腺皮质功能减退	
长期糖皮质激素替代治疗后	
先天性肾上腺皮质增生	
21-羟化酶缺乏	
17α-羟化酶缺乏	
11β-羟化酶缺乏	
盐皮质激素增多	
盐皮质激素减少	
醛固酮合成障碍	
醛固酮作用缺陷	
低肾素低醛固酮血症	
肾上腺意外瘤	

二、肾上腺疾病的实验室检查项目

血浆中的下丘脑－垂体－肾上腺皮质(HPA)轴激素包括促肾上腺皮质激素释放激素(CRH)、促肾上腺皮质激素(ACTH)、皮质醇等。因CRH含量低,所以临床上通常只能测定ACTH和皮质醇水平。肾素－血管紧张素－醛固酮系统(RAAS)的功能主要通过测定血浆肾素活性、血管紧张素(AT)和醛固酮(ALD)来反映。用间接的代谢产物或代谢表现也可反映ALD的分泌量或分泌速率(如立卧位试验、高钠试验、低钠试验等)。肾上腺疾病的实验室检查项目主要为肾上腺分泌的激素,包括糖皮质激素、醛固酮和儿茶酚胺等。

(一)糖皮质激素

1.糖皮质激素的合成　糖皮质激素主要有皮质醇和皮质酮,在人类以皮质醇为主。胆固醇在侧链裂解酶的作用下先转变为孕烯醇酮,然后在肾上腺束状带脱氢酶、羟化酶等的作用下转变为皮质醇。

2. 糖皮质激素的代谢 糖皮质激素分泌入血后,以结合型和游离型两种形式存在,两种形式之间可互相转换,呈动态平衡。75%～80%的糖皮质激素和血浆中的皮质类固醇能结合球蛋白,结合型的皮质醇无生物活性,也不被降解。只有游离的糖皮质激素具有生物活性。皮质醇主要在肝脏进行代谢,主要降解方式有羟化、氧化、还原和结合等反应,代谢产物随尿排出体外。

3. 糖皮质激素的主要生理功能 糖皮质激素的主要生理功能包括 7 种。

(1)调节物质代谢。糖皮质激素对机体的糖、脂肪、蛋白质代谢都有明显的影响。糖皮质激素可增强糖异生过程有关酶的活性,促进糖原合成所需酶的DNA 转录和蛋白质合成,同时促进外周组织蛋白质分解,为糖异生提供底物,故其主要影响是促进糖异生和糖原合成;促进肝外组织的蛋白质分解,同时又抑制蛋白质的合成;可提高四肢部分脂肪酶的活性,促进脂肪水解,促进脂肪酸在肝内的氧化。

(2)影响水盐代谢。由于糖皮质激素与醛固酮受体能发生交叉结合,因此具有一定的醛固酮样作用(即保钠、保水和排钾)。

(3)允许作用。有些激素只有在少量糖皮质激素存在的条件下才能发生作用,糖皮质激素的这种作用称为允许作用。胰高血糖素和儿茶酚胺在糖皮质激素存在的情况下才能影响能量代谢。糖皮质激素还能加强儿茶酚胺的促脂肪水解、舒张支气管和收缩血管的作用。

(4)参与应激反应。机体分泌的糖皮质激素可通过以下几种机制增加机体的适应力和抵抗力:①稳定细胞膜和溶酶体膜,减少缓激肽、前列腺素和蛋白水解酶等的产生。②促进脂肪和蛋白质分解,促进糖异生,降低外周组织葡萄糖利用,维持血糖水平,保证脑和心脏等重要脏器的葡萄糖供给。③通过对儿茶酚胺的允许作用,使心肌收缩力加强、血压升高。

(5)抑制炎症反应和免疫反应。对炎症反应的全过程均有抑制作用:抑制炎症早期的水肿、渗出、炎细胞浸润等反应,促进已形成的炎症反应的消退,抑制成纤维细胞的增殖,从而减轻炎症晚期的增生性反应。糖皮质激素可抑制 T淋巴细胞的分化,减少细胞因子的产生;抑制 B 细胞抗体的生成,减少组胺的生成与释放。但这些作用只在超过正常生理范围时才表现出来。

(6)对血液系统产生的影响。增强骨髓的造血功能,增加红细胞和血小板的数量,还能促进附着于血管壁的中性粒细胞进入血液循环,增加外周血液的中性粒细胞数量。

(7)其他。除上述功能外,糖皮质激素能促进胎儿肺泡发育和肺表面活性物质的生成,并参与胎儿中枢神经系统、视网膜、皮肤、胃肠道的发育。

4.实验室检查　皮质醇(cortisol,F)是肾上腺皮质分泌的主要激素之一,也是最主要的糖皮质激素,其含量代表了血中约80%的17-羟类固醇。目前临床实验室可检测血清游离皮质醇、血清总皮质醇、尿游离皮质醇和唾液皮质醇等项目。

血清游离皮质醇测定多采用HPLC、荧光偏振免疫等技术,仪器及标本前处理操作技术复杂,过程影响因素多,结果偏差大,临床基本未作为常规项目开展。

血清总皮质醇和尿游离皮质醇测定是目前临床实验室开展较普遍的项目。血清总皮质醇检测通常采用RIA法、CLIA法及ECLIA法等。1974年我国建立了^{3}H-皮质醇放免测定法,之后又建立了^{125}I-皮质醇放免测定法,放免测定具有灵敏度高、特异性强的特点,但是由于放射性污染问题,目前已趋于淘汰。目前成熟的化学发光免疫法是利用标记的皮质醇特异抗体、生物素、链酶亲和素之间的反应,具备检测快速、操作简单、结果准确、样本用量少、试剂安全、无毒和无辐射等优点。常用的化学发光方法有化学发光免疫分析法和电化学发光免疫分析法进行测定。尿游离皮质醇是血中游离皮质醇经肾小球滤过而来,其含量与血中具生理活性的游离皮质醇浓度变化呈正相关,通常认为24小时尿游离皮质醇测定是皮质醇增多症诊断的金指标。

皮质醇易穿过富脂细胞膜扩散进入唾液,细胞内扩散方式使唾液皮质醇浓度不受唾液流速影响。现在测定皮质醇的试剂特异性好,用于血清(浆)总皮质醇测定的方法经过改良均能用于唾液皮质醇测定。欧洲内分泌学会在2008年库欣综合征的诊治指南中指出酶免分析是美国最有效的唾液皮质醇分析方法之一,并推荐将午夜唾液皮质醇的检测作为库欣综合征的筛查指标之一。

(1)检测原理。RIA法采用竞争机制原理,在样品中的F和加入^{125}I-F共同与一定量的特异性抗体产生竞争性免疫反应,^{125}I-F与抗体的结合量与样品中的F呈一定的函数关系。

CLIA法采用的是竞争法,即待测抗原(F)与过量的碱性磷酸酶标记抗原(ALP-F)在反应体系中竞争性地结合特异性抗F抗体(Ab)的结合位点。检样中F和ALP-F与Ab进行竞争性结合反应,由于ALP-F和Ab为一定量的,检样中F的量越多,ALP-F-Ab的量就越少。当反应达平衡时,反应系统中光子的产出量与ALP-F-Ab的量成正比,而与F的含量成反比。

ECLIA法采用待测抗原(F)、钌标记抗体F竞争性地与生物素化的抗F单克隆抗体结合,F 的量与钌标记的 F 和生物素化的抗 F 单克隆抗体所形成的免疫复合物的量成反比。加入链霉亲和素包被的磁性微粒捕获后者,在磁场的作用下,捕获免疫复合物的磁性微粒被吸附至电极上,无关的游离成分被吸弃。电极加压后产生光信号,其强度与检样中一定范围的 F 含量成反比。

以上各类方法学性能均不相同,在选择方法时应多方面综合考虑。表 5 - 2 以一个厂家为例说明不同方法学检测性能的差异。

表 5 - 2　皮质醇不同检测方法性能

方法	线性范围/(nmol/L)	分析灵敏度/(nmol/L)	精密度/(%)
RIA 法	27.55 ~ 1377.5	5.51	<15
CLIA 法	11 ~ 1655	11	<12
ECLIA 法	0.5 ~ 1750	0.5	<3

(2)参考区间。各类方法参考区间不尽相同,且与样本类型、年龄、采集标本时间有关,在实际应用中应注意不能使用同一参考区间,各实验室应建立自己的参考值。一般情况下,不同测量方法测量血清皮质醇的参考区间见表 5 - 3。

表 5 - 3　不同测量方法皮质醇的参考区间

方法	时间	参考区间/(nmol/L)
RIA 法	上午 7 ~ 9 时	181.8 ~ 787.9
	下午 15 ~ 17 时	60.6 ~ 424.2
CLIA 法	上午 8 时	170 ~ 440
	下午 16 时	60 ~ 250
ECLIA 法	上午 7 ~ 10 时	71.0 ~ 536.0
	下午 16 ~ 20 时	64.0 ~ 340.0

对于电化学发光法,不同年龄上午 8 时的参考区间见表 5 - 4。

表 5 - 4　不同年龄皮质醇的参考区间

年龄	皮质醇参考区间/(nmol/L)
5 日龄	17 ~ 550
2 ~ 12 月龄	66 ~ 630
2 ~ 15 岁	69 ~ 630
16 ~ 18 岁	66 ~ 800
成人	71 ~ 536

测量尿液皮质醇的参考区间见表 5 – 5。

表 5 – 5　尿液皮质醇的参考区间

年龄	皮质醇参考区间/(nmol/L)
1 ~ 10 岁	6 ~ 74
11 ~ 20 岁	14 ~ 152
成人	55 ~ 248

（3）测量影响因素。①检测糖皮质激素时,血液采集必须用标准的样品管或带有分离胶的管,如采集血浆标本需用肝素或 EDTA – K$_3$ 等抗凝管。②采集标本后应立即分离出血清或血浆,在 2 ~ 8℃ 保存可稳定 5 天,在 – 20℃ 保存 3 个月。③冷冻保存期间标本只能冻融一次。④免疫法不受黄疸、溶血、脂血和生物素等干扰。⑤使用泼尼松龙、甲基泼尼松龙或泼尼松治疗的患者会出现假阳性。⑥美替拉酮试验可导致 11 – 脱氧皮质醇升高,由于交叉反应可出现假性皮质醇升高。⑦患 21 – 羟基酶缺乏的患者,体内 21 – 脱氧皮质醇升高,因而可出现皮质醇升高。⑧摄食后 1 小时糖皮质激素水平会升高。⑨需注意明显的昼夜节律变化,否则无法进行比较,随机筛查基本无意义。⑩Gouarne 等研究发现,由于糖皮质激素是相对稳定的分子,不加添加剂直接室温储存 24 小时并不会明显影响其测定浓度。因而,临床上收集 24 小时尿液测定 24 小时尿游离皮质醇,标本可不需要加防腐剂。

（二）醛固酮（ALD）

1. ALD 的合成　　ALD 主要由肾上腺皮质的球状带细胞合成、分泌,属盐皮质激素。ALD 的前体物质是孕酮。胆固醇在线粒体内由胆固醇碳链酶（P450scc）催化转化为孕烯醇酮,新合成的孕烯醇酮转移到细胞质内,在内质网的一系列酶催化下,经脱氢和双键移位而转化为孕酮。在球状带细胞内,孕酮在 21 – 羟化酶（CYP21）作用下羟化形成 11 – 脱氧皮质酮,再经 11β – 羟化酶（CYP11B）羟化形成皮质酮。皮质酮在皮质酮甲基氧化酶（CMO）的作用下氧化形成 ALD。

2. ALD 的代谢　　与皮质醇一样,ALD 亦主要被 5β – 还原酶和 3α – 羟类固醇脱氢酶催化还原,还原产物是 3α,5β – 四氢醛固酮,占尿的全部醛固酮代谢产物的 35% ~ 40%。四氢醛固酮在 C$_{21}$ – 脱氧,并进一步被还原成 20α – 羟代谢物,20α – 羟基与 C$_{18}$ 半醛缩醇聚合形成含双环的醛缩醇产物。在肝脏,四氢 ALD 与葡萄糖醛酸结合,成为 ALD 在尿中的主要代谢物。另一种结合物是 ALD – 18 – 葡萄糖醛酸,由非还原的 ALD 与葡萄糖醛酸直接结合而成。

3. ALD 的主要生理功能　ALD 是人体内最主要的盐皮质激素,主要作用于肾脏远曲小管和肾皮质集合管,增加钠的重吸收和促进钾的排泄。也作用于髓质集合管,促进 H^+ 排泄,酸化尿液。另外,还可作用于多种肾外组织,调节细胞内、外的离子交换。

4. 实验室检查　ALD 临床检测多采用放免分析法。近年发展了高效液相色谱法、酶联免疫分析法以及化学发光分析法等检测方法。用高效液相色谱法进行正相分离后再用放免分析法定量,这一方法灵敏度较高,可同时分析多种激素。酶联免疫分析法多用于基础研究。化学发光法是近年用于临床实验室测量 ALD 的主要方法。

(1)检测原理。RIA 法采用竞争机制原理,在样品中的 ALD 和加入的 ^{125}I – ALD 共同与一定量的特异性抗体产生竞争性免疫反应, ^{125}I – ALD 与抗体的结合量与样品中的 ALD 呈一定的函数关系。ELISA 法和 CLIA 法多采用双抗体夹心原理测量 ALD。

各类方法学性能均不相同,RIA 法以一个厂家为例,其线性范围为 62.5 ~ 2000pg/ml,分析灵敏度为 20pg/ml,精密度 <15%。

(2)参考区间。ALD 目前无参考系统。各类方法参考区间不尽相同,且与饮食、体位有关,在实际应用中应注意不能使用同一参考区间。且各厂商的产品不同以及各地区的实验室差异,各实验室应建立自己的参考值。一般情况下,RIA 法测量血清醛固酮的参考区间为仰卧位是 80 ~ 400pmol/L,直立位是 180 ~ 790pmol/L。

(3)测量影响因素。①血液采集应使用标准的样品管或带有分离胶的管,如采集血浆标本需用肝素或 EDTA – K_3 等抗凝管。②分离出的血清或血浆标本,在 4 ~ 8℃保存可稳定 24 小时,在 –20℃保存可稳定半年。③冷冻保存期间标本只能冻融一次。④标本溶血或乳糜血均影响检测结果。⑤生物因素、利尿剂、降压药、避孕药、皮质类固醇对醛固酮与肾素分泌有影响。如有可能,应在采血前 8 天停用。同时应在采集样本前 3 天尽量保持电解质平衡。⑥钙通道阻滞剂可导致醛固酮水平下降,药物洗脱时间为 2 周。

(三)促肾上腺皮质激素(ACTH)

1. ACTH 的合成　ACTH 是由垂体合成的一个大分子的 ACTH 前身物经蛋白分解酶分解产生,前身物称鸦片促黑素细胞促皮质激素原(又称阿皮素),经分解产生 39 肽的 ACTH、13 肽的黑色素细胞刺激素(MSH)、91 肽的 β – 促脂素(β – LPH)和 31 肽的 β – 内啡肽(β – endorphin)均与 ACTH 以等分子的比例释放,同时还有一分子的氨基端阿皮素,称为 N – POMC。

2. ACTH 的代谢　　ACTH 是以脉冲方式从垂体中释放出来,它在血液循环中的半衰期只有 7 ~ 12 分钟,所以血浆浓度波动大,变化也很快。垂体中储存的 ACTH 量很少,人的垂体约含 50U ACTH 或者说 0.25mg 活性肽,紧张情况下则分泌增加。静脉注射人工合成的 ACTH,在血循环中的半衰期为 10 ~ 25 分钟。ACTH 在血液中的灭活过程,可能通过氧化或酶解,也可能与血清中多种蛋白质结合而灭活。ACTH (1 – 24) 具有 ACTH (1 – 39) 全部的生物活性,包括促皮质和神经营养作用。

3. ACTH 的主要生理功能

(1)对肾上腺的作用。ACTH 促进肾上腺皮质增生,主要是刺激束状带与网状带细胞的生长发育。促进肾上腺皮质激素的合成与释放,主要是促进糖皮质激素的分泌。也可以促进醛固酮的分泌,但作用有限。ACTH 也能促进肾上腺皮质分泌雄激素与雌激素。

(2)对肾上腺组织以外的作用。对下丘脑有反馈抑制作用,能刺激胰岛 β 细胞分泌胰岛素以及刺激腺垂体分泌生长激素,也可以促进肾上腺素的合成。在代谢方面,ACTH 可以加速脂肪氧化,增强生酮作用,降低血糖等。ACTH 也可增强大脑活动,使心率增快,促进肾素分泌等。

4. 实验室检查　　ACTH 检测方法有 RIA 法、ELISA 法和 ECLIA 法等,目前临床实验室常用化学发光免疫法。

(1)检测原理。RIA 法采用竞争抑制原理,在样品中的 ACTH 和加入的 ^{125}I-ACTH 共同与一定量的特异性抗体产生竞争性免疫反应,^{125}I – ACTH 与抗体的结合量与样品中的 ACTH 呈一定的函数关系。

ELISA 法可采用双抗体夹心原理测量 ACTH。

ECLIA 法可采用双抗体夹心原理测量 ACTH,样本与生物素化的 ACTH 特异性单克隆抗体、钌复合物标记的 ACTH 特异性单克隆抗体反应生成一种夹心复合物,通过一系列处理,使复合体化学发光,并通过光电倍增器测量发光强度,从而计算出 ACTH 的浓度。

各类方法学性能均不相同,表 5 – 6 以一个厂家为例提示不同方法学、厂商的产品检测性能的差异。

表 5 – 6　ACTH 不同检测方法性能

方法	线性范围/(pg/ml)	分析灵敏度/(pg/ml)	精密度/%
RIA 法	62.5 ~ 2000	20	<15
ECLIA 法	1.0 ~ 2000	1.0	<6

（2）参考区间。目前 ACTH 测量无参考系统。各类方法参考区间不尽相同，且与采样时间有关，在实际应用中应注意不能使用同一参考区间。ACTH 浓度随生理条件的不同而发生很大变化，因此应结合同时检测的皮质醇浓度评估 ACTH 的结果。由于各厂商的产品不同以及各地区的实验室差异，各实验室应建立自己的参考值。一般情况下，不同测量方法测量血清 ACTH 的参考区间见表 5 - 7。

表 5 - 7 不同测量方法 ACTH 的参考区间

方法	时间	参考区间/（pmol/L）
RIA 法	上午 8 ~ 9 时	1.1 ~ 13.3
	午夜	<2.2
ECLIA 法	上午 7 ~ 10 时	1.6 ~ 13.9

（3）测量影响因素。标本采集与保存等影响因素与其他激素基本相同。但接受 ACTH（1 - 24）治疗者，因该药物可对夹心测定法产生负干扰，不推荐进行 ACTH 检测。

（四）儿茶酚胺类激素

1. 儿茶酚胺（CA）的合成 CA 的前身是酪氨酸。肾上腺素（E）、去甲肾上腺素（NE）和多巴胺均由酪氨酸转化而来，酪氨酸来自食物或在肝脏内由苯丙氨酸转换而来。CA 生物合成见图 5 - 1。

2. 儿茶酚胺的代谢 NE 和 E 的侧链在乙醛和乙醇脱氢酶的作用下，很快代谢成相应的酸和乙二醇，同时有酚的羟基与硫酸盐或葡萄糖醛酸结合。在左旋芳香氨基酸脱羧酶的作用下，多巴转变为 DA 或在儿茶酚 O - 甲基转移酶（COMT）作用下转变为 3 - O - 甲基多巴。DA 脱氨基的产物是 3,4 - 二羟基苯基乙酸（DOPAC）。O - 甲基化脱氨基代谢产物是 3 - 甲基 - 4 - 羟基苯乙酸。

3. 儿茶酚胺的主要生理功能 CA 影响体内所有组织的多种功能。在绝大多数情况下，CA 与其他内分泌腺和神经系统共同调节机体的多种生理过程。CA 的分泌量既能保证各组织、器官执行正常功能的不同需要，又能维持一定量的储备。在复杂的调节过程中，根据机体整体的需要，交感 - 肾上腺髓质作为一个系统而发挥调节作用。

（1）对心血管系统的作用。交感神经通过对周围血管阻力的调节，保证重要脏器的血液灌注，使机体适应于内、外环境的变化。交感神经对心脏和血管的作用突出，而来源于肾上腺髓质的 CA 在交感神经被抑制或有缺陷时，可以发

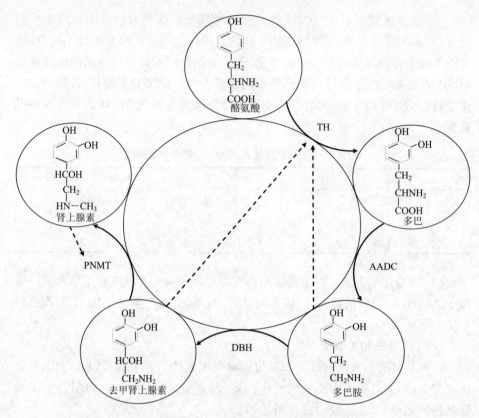

图 5 - 1　儿茶酚胺合成途径

　　TH—酪氨酸羟化酶;DBH—多巴胺羟化酶;AADC—芳香族左旋氨基酸脱羧酶;PNMT—苯乙醇胺 -
N - 甲基转移酶;虚线示反馈抑制路径

挥补偿作用。

　　(2)内脏效应。CA 通过兴奋 β 受体而使平滑肌松弛,兴奋 α 受体使平滑
肌收缩;影响多部位的水和电解质的穿膜移动,这些部位包括小肠、胆囊、气管、
角膜和肾小管上皮细胞,也能改变房水的形成;刺激肽类物质分泌入眼泪、唾
液、胰液和前列腺液,也能促进胃黏膜和支气管上皮分泌黏液;使心肌、骨骼肌
和血管平滑肌细胞发生适应性肥大;E 增加血小板数量,并通过兴奋 α_2 受体促
进血小板聚集,同时促进肝纤维蛋白原合成。

　　4. 实验室检查　有生物活性的儿茶酚胺类激素包括肾上腺素、去甲肾上腺
素、多巴胺及多巴(儿茶酚丙氨酸),以肾上腺素为主。20 世纪 40 年代开始研
究儿茶酚胺的测定,早期测定方法主要是三羟基吲哚法和乙二胺缩合法。随着

对儿茶酚胺研究的深入,近些年发展了如荧光光谱法、化学发光法、电化学法、免疫分析法、质谱法和各种色谱法等多种测定方法。由于血中儿茶酚胺含量极微且生物活性极不稳定,导致测定存在很大的困难,因而高选择性、高灵敏度地测定某一种儿茶酚胺类物质是当前的一个研究难点。由于许多分析方法在灵敏度、选择性及分析速度等方面达不到样品分析的要求,从而不能在临床上推广应用。目前,检测儿茶酚胺类物质以高效液相色谱同电化学检测、荧光光度检测相结合为较普遍的分析方法。近几年发展起来的高效液相色谱 – 串联质谱提高了灵敏度与特异性,能快速检测尿样与血样中的儿茶酚胺类物质,其灵敏度与特异性足够用于探测大多数与儿茶酚胺类物质相关的肿瘤。

尿儿茶酚胺测定方法有化学荧光三羟基吲哚法和 ELISA 法。

尿 3 – 甲基 –4 – 羟基苦杏仁酸(VMA)测定可用于观察肾上腺髓质交感神经的功能。在定量意义上 VMA 是儿茶酚胺代谢产物中最重要的化合物,可用来估计内源形成的儿茶酚胺,其升高见于嗜铬细胞瘤及肾上腺髓质增生。测定方法有比色法和 HPLC 法,一般建议收集 24 小时尿液混合送检。

(1)检测原理。电化学检测儿茶酚胺类物质是由于其具有相同的邻苯二酚结构,因而具有较好的电化学活性。但这一类物质的氧化电位均为 + 0.20V,单一的电化学检测方法难以实现高选择性的测定。目前,国内外有很多实验室采用高效液相色谱 – 电化学法(HPLC – ECD)检测儿茶酚胺类物质,高效液相色谱法在儿茶酚胺类物质的分析中作为分离方法应用相当广泛,因儿茶酚胺类物质虽然具有较强的结构相似性,都具有邻苯二酚结构和氨基侧链,但其氨基侧链上取代基的差异可引起分子极性的改变,最终使得这类物质的色谱保留行为存在差异。目前常用的色谱分离固定相多为 C18,而流动相多为磷酸缓冲液,有机溶剂与离子试剂的加入对于分离效果有很大的改善。甲醇、乙腈等有机溶剂的使用可大大缩短分离时间,提高分离效率。辛烷磺酸钠等离子试剂的加入可改变弱碱类物质的保留情况,改善分离效果。

高效液相 – 荧光检测是利用儿茶酚胺类物质本身有自然荧光,样品经前期分离后可直接进行荧光检测,但一般需采用衍生化来提高检测灵敏度,衍生化方法主要为柱后衍生化和柱前衍生化。

化学发光检测方法作为一种高灵敏度的分析方法也广泛地应用于儿茶酚胺的检测中。根据儿茶酚胺类物质及儿茶酚能淬灭铁氰化钾 – 鲁米诺体系发光的原理,用毛细管电泳 – 化学发光联用技术进行分离测定,也可根据儿茶酚胺类物质在碱性环境中能抑制鲁米诺 – 碘体系发光的原理,用高效液相色谱 – 化学发光联用技术进行分离测定。

（2）参考区间。目前无公认的参考区间,在实际应用中各实验室应建立自己的参考值。一般情况下,不同测量方法测量不同儿茶酚胺类激素的参考区间见表5-8。

表5-8 不同测量方法不同儿茶酚胺类激素的参考区间

不同儿茶酚胺类激素	方法	参考区间
尿儿茶酚胺	荧光法	0~109.2nmol/24h 尿(肾上腺素为标准)
		59.1~413.7nmol/24h 尿(去甲肾上腺素为标准)
尿3-甲基-4-羟基	化学法	10~30μmol/24h 尿(铁氰化钾氧化法)
苦杏仁酸(VMA)		9.1~35.8μmol/24h 尿(偏高碘酸钠氧化法)
		42.7±18.3μmol/24h 尿(2,4-二硝基苯肼显色法)
		18.0~96.6μmol/24h 尿(对硝基苯胺显色法)

（3）测量影响因素。比色法受食物和某些药物的干扰,如巧克力、咖啡、茶、香蕉、柠檬、多种拟肾上腺素药品、含多巴胺成分的药品都可导致假阳性,芬氟拉明可致假阴性。测定前应对上述食品和药物加以限制。

三、临床思路

（一）肾上腺糖皮质激素（图5-2）

1. 糖皮质激素增多　糖皮质激素增多主要见于糖皮质激素增多症、非向心性单纯性肥胖、其他内分泌疾病、甲状腺功能亢进症、肝硬化、肾脏疾病、药物影响、酒精中毒、抑郁症及各种应激。

（1）糖皮质激素增多症（库欣综合征）。当患者有向心性肥胖、宽大紫纹、多血质、皮肤薄、高血压及低血钾等典型临床表现时,则可疑库欣综合征,可检测血浆皮质醇、24 小时尿游离皮质醇(UFC)、24 小时尿 17-羟皮质类固醇(17-OHCS)、24 小时尿 17-酮皮质类固醇(17-KS)、血浆 ACTH 值、地塞米松抑制试验。对于难以确诊的病例可进一步做功能试验:ACTH 刺激试验、CRH 兴奋试验、胰岛素诱发低血糖试验、甲吡酮试验、赖氨酸升压素兴奋试验。

因糖皮质激素为脉冲式分泌且受多种因素影响,实验室检测血浆皮质醇昼夜节律的消失比早上单次血皮质醇测定更有意义。24 小时尿游离皮质醇测定对本病的诊断有较大的意义,其诊断符合率约为98%。小剂量地塞米松抑制试验为确诊库欣综合征的必需实验。对于难以确诊的病例应进行胰岛素诱发低血糖试验,库欣综合征患者在胰岛素诱发的低血糖〔<2.22mmol/L(40mg/dl)〕应激时,均不能引起血 ACTH 和皮质醇水平的显著上升。若根据上述检查结果

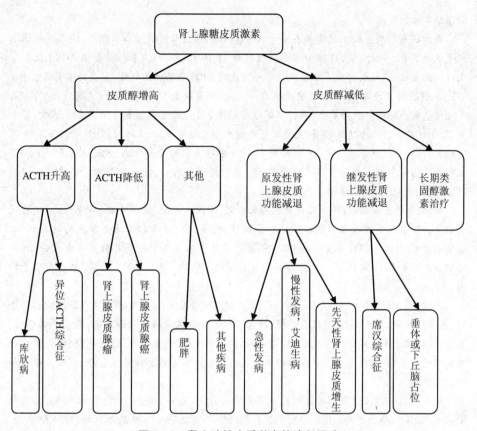

图 5 - 2　肾上腺糖皮质激素的诊断思路

确诊为库欣综合征，则应进一步明确其病因，即定位诊断，常选择的方法有：大剂量地塞米松抑制试验、血 ACTH 测定；对于定位诊断较困难的病例，可进一步查 CRH 兴奋试验、甲吡酮试验、静脉导管分段取血测 ACTH 或 ACTH 相关肽。

❖ **库欣病**：本病是因垂体分泌过量 ACTH，使双侧肾上腺皮质分泌过量糖皮质激素，是皮质醇增多症最常见的病因，约占库欣综合征的 70%。鉴别病因常用的方法有：①大剂量地塞米松抑制试验。库欣病患者服药后 24 小时尿游离糖皮质激素水平可以被抑制到对照日的 50% 以下。②血 ACTH 的水平均有不同程度的升高。③甲吡酮试验。库欣病患者服药后 24 小时尿游离糖皮质激素或 24 小时尿 17 - 羟皮质类固醇明显增高。④CRH 兴奋试验。库欣病患者静脉推注 CRH 后血 ACTH 及糖皮质激素水平均显著上升，上升幅度比正常人还高。⑤静脉导管分段取血测 ACTH 或 ACTH 相关肽。如将导管插入垂体的引流静脉，双侧同时取血测 ACTH，对确定垂体 ACTH 瘤在左侧还是在右侧有重要的意义。⑥影像检查。蝶鞍磁共振（MRI）、蝶鞍 CT 冠状位、薄层、矢状位及冠状位重建和造影加强等方法，可以提高垂体微腺瘤的发现率。

库欣病有 70% ~80% 患者存在垂体 ACTH 腺瘤,腺瘤具有自主分泌能力,外周血中 CRH 水平低于正常。垂体 ACTH 腺瘤多数为微腺瘤,直径 <5mm 的占多数。垂体 ACTH 细胞增生可为弥散性、簇状或形成多个结节。有些可能因 CRH 分泌过多所致,有些仍不明原因。

◎ 肾上腺皮质腺瘤:肾上腺皮质腺瘤一般较小,多数直径为 2 ~4cm,呈圆形或椭圆形,有完整包膜。腺瘤一般为单个,偶有双侧腺瘤。肾上腺糖皮质激素分泌是自主性的,患者血浆 CRH 及 ACTH 均降低,其糖皮质激素不被大剂量地塞米松所抑制,CRH 兴奋试验亦不能使其升高,甲吡酮试验患者 24 小时尿 17 - 羟皮质类固醇无变化或降低,肾上腺 CT、MRI 及超声等影像学检查有助于其病灶的定位。因肿瘤分泌的自主性,肿瘤以外的肾上腺组织(包括同侧及对侧)都呈萎缩状态。

◎ 肾上腺皮质腺癌:肾上腺皮质腺癌比较大,形状不规则,呈分叶状,常有出血、坏死及囊性变。肾上腺皮质腺癌早期转移的可能性很大,骨、肺、肝及淋巴结是常见的转移部位。患者血浆 CRH 及 ACTH 均呈被抑制状态,大剂量地塞米松不能抑制其糖皮质激素分泌,甲吡酮试验患者 24 小时尿 17 - 羟皮质类固醇无变化或降低。肾上腺 CT 及超声检查有助于肿瘤的定位。

◎ 异位 ACTH 综合征:异位分泌 ACTH 的肿瘤可分为显性和隐性两种。显性肿瘤瘤体大,恶性程度高,发展快,肿瘤较易发现,但常常被其肿瘤本身的症状所掩盖,且患者病程短、死亡快,临床上库欣综合征表现不明显。隐性肿瘤瘤体小,恶性程度低,发展慢,在影像学检查时不易被发现,这类患者有足够的时间显现出典型的库欣综合征临床表现,临床上难以和库欣病鉴别。

引起异位 ACTH 综合征的最常见原因为肺癌,尤其是小细胞性肺癌,约占 50%,其次为胸腺瘤(10%)、胰岛肿瘤(10%)、支气管类癌(5%),其他还有甲状腺髓样癌、嗜铬细胞瘤、神经节瘤、神经母细胞瘤、胃肠道肿瘤及性腺肿瘤等。

肿瘤异位分泌 ACTH 一般是自主的,大剂量地塞米松不能抑制其分泌,CRH 也不能刺激其分泌升高。但支气管类癌分泌 ACTH 与众不同,多数可被大剂量地塞米松抑制。相关影像学检查对诊断可提供一定的依据。

◎ 肾上腺皮质大结节样增生:又称腺瘤样增生。表现为双侧性,体积可大于腺瘤,多个结节融合在一起。这些结节表现有很强的自主性,大剂量地塞米松不能抑制其糖皮质激素的分泌,垂体 ACTH 分泌常常被抑制而对 CRH 兴奋试验无反应。有人认为肾上腺皮质结节直径 >0.4cm 即应归于此类。

◎ 肾上腺外肾上腺肿瘤:这种肿瘤所引起的症状与肾上腺皮质肿瘤相同,但肿瘤定位很困难,本病非常少见。

◎ 原发性肾上腺皮质结节性发育不良:本病很少见,见于青少年。患者糖皮质激素分泌过量,大剂量地塞米松不能将其抑制,血 ACTH 水平偏低,且血 ACTH 及糖皮质激素对 CRH 兴奋试验无反应。肾上腺皮质总重量不大,有多个小结节。患者血浆中存在肾上腺细胞生长刺激免疫球蛋白或肾上腺细胞生长刺激因子,目前认为是一种肾上腺的自身免疫性疾病。

（2）非向心性单纯性肥胖。血浆糖皮质激素可轻度增高,但其分泌的昼夜节律正常。24 小时尿 17－羟皮质类固酮可稍增高,但 24 小时尿游离糖皮质激素正常,且小剂量地塞米松抑制试验能抑制。

（3）其他内分泌疾病。可有血浆糖皮质激素及 24 小时尿游离糖皮质激素增高,须待疾病治愈后进一步检测并行地塞米松抑制试验。

（4）甲状腺功能亢进症。

（5）肝硬化。

（6）肾脏疾病。

（7）药物。苯妥英钠、苯巴比妥等使 1mg 过夜地塞米松抑制试验呈假阳性反应,但 24 小时尿游离糖皮质激素正常。长期应用(包括局部应用)糖皮质激素,亦可引起类库欣综合征。

（8）酒精中毒。长期饮酒可使血糖皮质激素升高,失去正常昼夜节律,地塞米松抑制试验反应异常,戒酒后可恢复正常。

（9）抑郁症。抑郁症患者可有糖皮质激素分泌增加,血糖皮质激素及尿游离糖皮质激素均增多,但行胰岛素诱发低血糖试验,抑郁症患者反应正常。

（10）各种应激。创伤、出血、手术、暴怒及精神紧张等可刺激肾上腺皮质激素分泌增多,血浆糖皮质激素水平增高,应激过后其糖皮质激素恢复正常。

2. 糖皮质激素减低　糖皮质激素减低主要见于原发性肾上腺皮质功能减退、继发性肾上腺皮质功能减退。

（1）原发性肾上腺皮质功能减退。患者除肾上腺皮质功能减退共有的特点外(如乏力、倦怠、厌食、体重减轻、体位性低血压等),最特征的表现是皮肤黏膜色素沉着。化验血 ACTH 明显升高。ACTH 兴奋试验不能使血糖皮质激素上升。

急性起病可见于急性肾上腺出血、外伤、坏死或梗死等,可引起急性肾上腺皮质功能减退。肾上腺 CT 及 MRI 检查能得以早期诊断。

慢性起病可见于原发性慢性肾上腺皮质功能减退症、艾迪生病。

◎ 肾上腺结核:肾上腺结核是由血行播散所致,可伴随胸、腹腔结核,盆腔淋巴结结核或泌尿系统结核。肾上腺组织被破坏常常超过90%。肾上腺 CT(或 MRI)影像学表现(如钙化等)有助于诊断。

◎ 自身免疫性肾上腺炎:患者血清中常能检测到抗肾上腺皮质细胞的抗体,常伴有其他脏器和其他内分泌腺体的自身免疫性疾病(如原发性甲状旁腺功能减退、卵巢功能早衰、恶性贫血、慢性活动性肝炎、桥本甲状腺炎、1 型糖尿病、白癜风、重症肌无力等)。临床上可检测到患者有肾上腺自身抗体。

◈ 深部真菌感染。

◈ 艾滋病(AIDS):约5%的晚期艾滋病患者因感染(巨细胞病毒、分枝杆菌等)导致肾上腺皮质功能减退。

◈ 转移癌:主要有乳腺癌、肺癌、胃癌、结肠癌、黑色素瘤、淋巴瘤等。

◈ 脱髓鞘疾病:肾上腺脑白质营养不良和肾上腺脊髓神经病可有肾上腺皮质功能减退。两者都是性连锁隐性遗传性疾病。前者在儿童期发病,以严重的中枢性脱髓鞘病变为特征,表现为皮质性失明、癫痫样发作、痴呆及昏迷,患者一般10余岁时死亡。后者一般在青年期起病,以缓慢进展的周围感觉神经和运动神经病变及上运动神经元病变为主,表现为痉挛性瘫痪,伴肾上腺和性腺功能的逐渐衰竭。

◈ 单纯性皮质激素缺乏:本病很少见,是ACTH受体基因点突变所致,是常染色体隐性遗传,肾上腺对ACTH不反应。

◈ 其他:淀粉样变、血色病、肾上腺放疗和手术、利福平、酮康唑、氨鲁米特、米妥坦等药物。

(2)继发性肾上腺皮质功能减退。患者血糖皮质激素降低,其血浆ACTH水平低于正常或在正常的低限。ACTH兴奋试验在长期和严重的继发性肾上腺皮质功能减退患者,刺激后其血糖皮质激素上升很少或不上升,但在轻度或初期的患者,ACTH兴奋试验可以正常。胰岛素低血糖兴奋试验(本试验对冠心病和癫痫患者不安全)显示,继发性肾上腺皮质功能减退症患者,血糖低于2.22mmol/L(40mg/dl)时,其血ACTH及糖皮质激素均无上升。简化甲吡酮试验在继发性肾上腺皮质功能减退症患者,血11-去氧糖皮质激素和ACTH不上升。CRH兴奋试验显示继发性肾上腺皮质功能减退症患者血ACTH和糖皮质激素上升不足。

◈ 席汉综合征:因产后大出血引起垂体缺血性坏死和萎缩,患者除有ACTH分泌减少引起血糖皮质激素降低,导致肾上腺皮质功能减退外,还有泌乳素及生长激素分泌不足;促性腺激素分泌不足引起性腺功能障碍;促甲状腺素分泌不足引起甲状腺功能减退。

◈ 下丘脑或垂体占位、浸润、感染和手术等:患者不仅有肾上腺皮质功能减退,还伴有其他腺垂体激素功能减退的表现。

◈ 单纯ACTH缺乏:本病少见,病因不详。

◈ 长期应用类固醇激素或ACTH治疗:长期大量摄入外源糖皮质激素是最常见的继发性肾上腺皮质功能减退症的原因。常常在停药48小时内出现症状。患者胰岛素低血糖兴奋试验与甲吡酮试验表现为异常,但在轻度或初期患者ACTH兴奋试验可正常。

◈ 全身性消耗性疾病:结核、恶病质患者尿皮质类固醇排量降低。

3. 先天性肾上腺皮质增生 本病是一组常染色体隐性遗传性疾病,其共同的病因在于糖皮质激素生物合成过程中某一种必需的酶存在缺陷,引起糖皮质激素的合成不足。

先天性肾上腺皮质增生症包括21－羟化酶缺陷症、11β-羟化酶缺陷症、3p-羟类固醇脱氢酶缺陷症、17α－羟化酶缺陷症及胆固醇碳链酶缺陷症,其中以21-羟化酶缺陷症最为常见,约占90%以上。患者表现为性发育异常(女性男性化或男性女性化)及血性激素水平异常,还可有血电解质异常及血醛固酮和肾素活性异常。进一步可做ACTH兴奋试验和地塞米松抑制试验。基因检测有助于明确诊断。此外还应进行肾上腺及盆腔内生殖器的影像学检查(CT、B超等)。

(二)肾上腺盐皮质激素(图5－3)

1.醛固酮增高　醛固酮增高主要见于原发性醛固酮增多症、继发性醛固酮增多症及巴特综合征。

(1)原发性醛固酮增多症。患者除醛固酮升高外,还有低血钾(<3.0mmol/L)、高血钠(>142mmol/L)、轻度代谢性碱中毒。血浆肾素活性降低且用利尿剂和直立体位后也不能升高。醛固酮抑制试验(盐负荷试验),患者血醛固酮不被抑制。螺内酯(安体舒通)试验,患者血压下降、血钾升高。

◈ 肾上腺皮质醛固酮分泌腺瘤:本病是原发性醛固酮增多症的主要病因,大多数为单个腺瘤,极少数为两个腺瘤。肾上腺B超、CT及MRI有助于病变的定位。体位试验,患者自晨8时至中午12时站立4小时后,其血糖、肾素活性和醛固酮较站立前无明显升高。赛庚啶试验,服药后血浆醛固酮水平无明显变化。ACTH兴奋试验,患者可一过性被抑制,但抑制时间短,血浆醛固酮不能降至正常,且两周后又升高。患者晨8时血浆18－羟皮质酮>100ng/dl。

◈ 肾上腺皮质球状带增生:近来肾上腺皮质球状带增生发病有上升的趋势,肾上腺B超、CT及MRI提示为双侧肾上腺增生。体位试验,患者血糖、肾素活性及醛固酮水平升高显著。赛庚啶试验,患者服药后血醛固酮下降多于110pmol/L(4ng/dl)。ACTH兴奋试验,可短时轻度被抑制。患者晨8时血浆18－羟皮质酮<100ng/dl。

◈ 糖皮质激素可抑制性醛固酮增多症:本病较罕见,有明显的家族发病倾向,常在青少年发病。患者对ACTH呈过度反应,给予地塞米松2mg/d数日后,患者血浆醛固酮可降至正常,1~2周后血压降至正常。

◈ 肾上腺皮质醛固酮分泌腺癌:此类患者的肿瘤除分泌醛固酮外,还分泌其他皮质类固醇,如糖皮质激素、性激素等。肾上腺CT扫描可显示肿瘤。

◈ 异位醛固酮分泌腺瘤或癌:原发性醛固酮增多症的患者,若肾上腺正常而在肾脏或卵巢发现肿瘤,应考虑此病。

◈ 原发性肾上腺增生:患者病理形态表现为肾上腺皮质增生,但其生化改变与腺瘤相似。单侧或部分肾上腺切除术后可使高血压和低血钾完全得以控制。

◈ 对肾素有反应的醛固酮分泌腺瘤:患者病理形态为肾上腺瘤,但患者的体位变化对肾素－血管紧张素－醛固酮系统的影响与肾上腺皮质球状带增生相似。

◈ 家族性醛固酮增多症:家族性发病,可能为常染色体遗传。

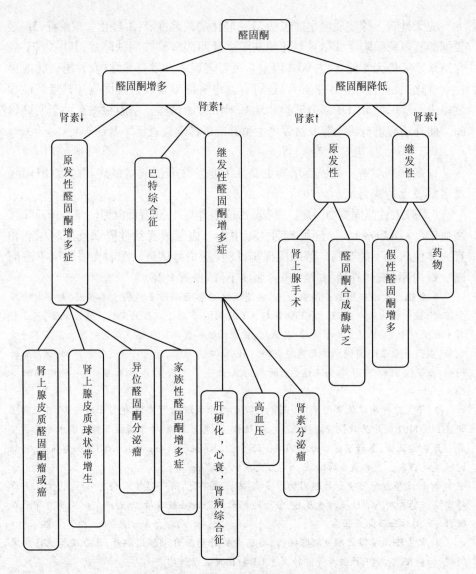

图 5-3 肾上腺盐皮质激素异常的诊断思路

（2）继发性醛固酮增多症。由于肾素－血管紧张素过多，引起醛固酮分泌增加。螺内酯试验，低血钾均可减轻，原发性醛固酮增多症者血压下降，继发性醛固酮增多症者血压不能明显下降。

⊛ 肾血流灌注压降低致肾素分泌：肾动脉狭窄性高血压、恶性高血压、慢性肾脏疾病伴高血压。

◎ 因有效血容量减少致肾素分泌:钠摄入过少、肾脏丢失钠、胃肠道丢失钠、肝硬化腹腔积液、充血性心力衰竭、特发性水肿、肾病综合征。

◎ 肾素分泌瘤:①肾小球旁细胞的肿瘤,青少年多见,血管造影可显示肿瘤;②血管外皮细胞瘤;③肾母细胞瘤;④卵巢滋养细胞瘤。

◎ 先天性肾上腺皮质增生症(单纯男性化型)。

◎ 血管紧张素原增多:口服雌激素或避孕药,妊娠。

(3)巴特综合征(Bartter syndrome)。是常染色体隐性遗传性疾病,患者有低血钾及代谢性碱中毒表现,但血压正常,血浆肾素活性升高,肾组织活检可见肾小球旁器颗粒细胞增生和肥大。

2.醛固酮降低　醛固酮降低主要见于原发性醛固酮减少、继发性醛固酮减少。

(1)原发性醛固酮减少。①肾上腺手术、外伤;②先天性肾上腺皮质发育不全极少见,是常染色体隐性遗传性疾病;③醛固酮合成酶缺乏,包括21-羟化酶缺乏症、胆固醇碳链酶缺乏、3p-羟类固醇脱氢酶及4,5-异构酶缺乏、18-羟化酶缺乏、18-羟类固醇脱氢酶缺乏。

(2)继发性醛固酮减少。主要见于假性高醛固酮血症、Arnola-Healy 综合征、药物及其他。

◎ 假性高醛固酮血症(Liddle 综合征):患者醛固酮分泌很少,几乎为0,但表现为高血压、低血钾、代谢性碱中毒及肾素活性降低。

◎ Arnola-Healy 综合征:患者肾功能正常,但有低醛固酮、低肾素血症,表现为高血压、高血钾及高氯性代谢性酸中毒。大量盐皮质激素不能纠正高血钾,大量碳酸氢钠可纠正高血钾。

◎ 药物:长期应用肝素及类肝素可致醛固酮生成减少,停药后可恢复。长期使用肾上腺素受体阻滞剂或血管紧张素转换酶抑制剂会引起醛固酮减少。

◎ 其他:支配肾小球旁器的交感神经末梢的退化及损害,可引起醛固酮缺乏。

第二节　库欣综合征

库欣综合征(Cushing syndrome),又称皮质醇增多症(hypercortisolism),是由多种病因引起的以高皮质醇血症为特征的临床综合征,主要表现为满月脸、多血质外貌、向心性肥胖、痤疮、紫纹、高血压、继发性糖尿病和骨质疏松等。

一、临床表现

Cushing 综合征的临床表现主要是由于长期血皮质醇浓度升高所引起的蛋

白质、脂肪、糖、电解质代谢严重紊乱,同时干扰了多种其他内分泌激素分泌,而且机体对感染抵抗力降低所引起。

(一)与皮质醇增多有关的临床表现

1. 脂肪代谢紊乱 因长期皮质醇增多,脂肪动员和分解均增加,且脂肪重新分布,使面部、躯干和腹部脂肪堆积,故肥胖多呈向心性分布。典型的向心性肥胖是指面部和躯干部脂肪沉积增多,但四肢(包括臀部)正常或消瘦,呈现特征性的满月脸、鲤鱼嘴、水牛背、悬垂腹和锁骨上窝脂肪垫。

2. 蛋白质代谢障碍 皮质醇促进蛋白质分解加速,合成减少,因此机体长期处于负氮平衡状态,表现为皮肤菲薄、皮下组织减少,皮下毛细血管清晰可见,呈现多血质面貌。皮肤弹力纤维断裂,形成宽大、梭形的紫色裂纹,加之皮肤毛细血管脆性增加,容易出现皮下青紫瘀斑。紫纹多见于腹部、大腿内外侧、臀部及上臂内侧等处。

3. 糖代谢异常 大量皮质醇促进肝糖异生,拮抗胰岛素,减少葡萄糖的利用,使糖耐量降低,甚至引起类固醇性糖尿病。

4. 高血压 皮质醇有潴钠排钾的作用。Cushing 综合征时,高水平的血皮质醇使机体总钠量明显增加,血容量扩张,血压上升并有轻度水肿。高血压一般为轻到中度。

5. 骨质疏松症 长期慢性过量的皮质醇具有降低骨胶原转换作用。因此,继发性骨质疏松是 Cushing 综合征常见的并发症。主要表现为腰背痛,易发生病理性骨折,骨折的好发部位是肋骨和胸、腰椎,可以引起脊柱后凸畸形和身材变矮。骨骼的其他病变如非特异性炎症,常与长期药理剂量的皮质醇导致肱骨头或股骨头无菌性坏死等有关,其他类型的 Cushing 综合征很少出现这种情况。

6. 性腺功能紊乱 由于高皮质醇血症不仅直接影响性腺,还对下丘脑－垂体的促性腺激素分泌有抑制作用,女性表现为月经紊乱,继发闭经,极少有正常排卵,难以受孕。在男性患者,睾酮生成减少,故主要表现为性功能减退。

7. 血液系统改变 皮质醇刺激骨髓造血,红细胞计数和血红蛋白含量升高。大量皮质醇使白细胞总数及中性粒细胞增多,嗜酸性粒细胞减少。

8. 感染 大量的皮质醇抑制机体的免疫功能,使患者对感染的抵抗力减弱,故皮肤真菌感染多见,不易控制、易扩散,致菌血症和败血症。

9. 精神障碍 约有半数 Cushing 综合征患者伴有精神状态改变。轻者可表现为欣快感,失眠,注意力不集中,情绪不稳定,少数可以表现为抑郁与躁狂交替发生,还有少数出现类似躁狂抑郁或精神分裂症样表现或认知障碍。

10. 电解质及酸碱平衡紊乱 高水平皮质醇可致低血钾、碱中毒、尿钙增多等。

（二）与异源性 ACTH 分泌肿瘤有关的表现

胸腺瘤可有上腔静脉阻塞综合征,恶性胸腺瘤可伴眼内压升高。胃泌素瘤所致 Cushing 综合征可引起难治性溃疡,高胃酸分泌和高胃泌素血症等。胸腺神经内分泌肿瘤致 Cushing 综合征可以表达多种细胞因子,其分泌的异源激素有降钙素、生长抑素、胃泌素、胰多肽、VIP、胰高糖素、人绒毛膜促性腺激素 – β、α – 胎儿蛋白（AFP）,以及 α – 亚基、特异性神经元烯醇化酶（NSE）、GHRH、CRH 和癌胚抗原（CEA）等,并可引起相应的临床表现。

二、病因与发病机制

Cushing 综合征的病因可分为 ACTH 依赖性和 ACTH 非依赖性两类（表 5 – 9）。ACTH 依赖性 Cushing 综合征是指下丘脑 – 垂体病变（包括肿瘤）或垂体以外的某些肿瘤组织分泌过量 ACTH 和（或）CRH,导致双侧肾上腺皮质增生并分泌过量的皮质醇;ACTH 非依赖性 Cushing 综合征是指肾上腺皮质肿瘤（或增生）自主分泌过量皮质醇,血中 ACTH 水平降低或检测不出。

表 5 – 9　Cushing 综合征的病因分类

疾病	病因
ACTH 依赖性 Cushing 综合征	Cushing 病
	异位 ACTH 综合征
	异位 CRH 综合征
	肾上腺大结节样增生
ACTH 非依赖性 Cushing 综合征	肾上腺腺瘤
	肾上腺皮质癌
	原发性色素性结节性肾上腺病/增生不良
	McCune – Albright 综合征
	异常的受体表达
假 Cushing 综合征	酗酒
	抑郁症
	肥胖

三、临床思路

库欣综合征的诊断与鉴别诊断思路见图 5 –4。

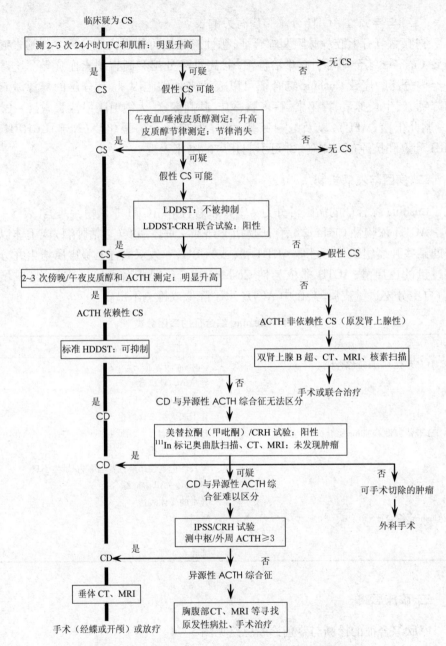

图 5-4 Cushing 综合征的临床诊断与鉴别诊断流程

注:CS—Cushing syndrome,库欣综合征;CD—Cushing disease,库欣病;LDDST—小剂量 DXM 抑制试验;HDDST—大剂量 DXM 抑制试验

第三节　肾上腺皮质功能减退症

肾上腺皮质功能减退症(adrenocortical insufficiency，ACI)按病因可分为原发性和继发性。原发性者又称艾迪生病(Addison病)，由于肾上腺皮质结构或功能缺陷致肾上腺皮质激素分泌不足。继发性者指垂体、下丘脑等病变引起ACTH分泌降低致肾上腺皮质激素分泌不足。

ACI可分为慢性和急性两种，慢性ACI多见于中年人，老年和幼年者较少见，结核性患者男性多于女性，自身免疫所致"特发性"者以女性多见；急性ACI多继发于席汉综合征，或在原有慢性功能不全基础上，遇有应激、手术、创伤、感染等情况而诱发。

一、临床表现

肾上腺皮质功能减退症的临床症状和体征是由于不同程度的糖皮质激素(以皮质醇为主)及盐皮质激素(以醛固酮为主)分泌不足所致。依其程度和临床发病的急缓可分为慢性、急性和危象发作。

(一)慢性肾上腺皮质功能减退症

发病隐匿，病情逐渐加重。一般来说，原发性和继发性ACI共有的表现有：①乏力、虚弱和抑郁；②纳差和体重减轻；③头晕和体位性低血压；④恶心、呕吐和腹泻；⑤低钠血症和低镁血症；⑥轻度正细胞贫血，淋巴细胞和嗜酸性粒细胞增多。

原发性ACI特有的表现有：①皮肤色素沉着；②高钾血症；③皮肤白斑；④自身免疫性甲状腺炎；⑤肾上腺脑白质营养不良的中枢神经系统症状。

继发性ACI的特有表现有：①无明显贫血但肤色苍白；②闭经，腋毛、阴毛稀少，性欲下降，阳痿和睾丸小；③继发性甲状腺功能减退；④青春期前生长加速消失，青春期延迟；⑤头痛，尿崩症，视力下降和视野缺陷。

1. 皮质醇缺乏　可引起多系统的症状。

(1)消化系统。食欲减退，嗜咸食，体重减轻，恶心、呕吐，胃酸过少，消化不良，腹泻，腹胀及腹痛等。

(2)神经、精神系统。乏力，易疲劳，表情淡漠，嗜睡，甚至精神失常等。

(3)心血管系统。血压降低，心脏缩小，心音低钝，常有头昏、眼花或直立性晕厥(体位性低血压)。

（4）泌尿系统。水排泄功能减弱,在大量饮水后可出现稀释性低钠血症。糖皮质激素缺乏及血容量不足时,ADH 释放增多,也是造成低血钠的原因之一。

（5）代谢障碍。糖异生作用减弱,肝糖原耗损,可发生空腹低血糖症。储存脂肪消耗,脂肪的动员和利用皆减弱。

（6）由于对垂体 ACTH、MSH、促脂素（LPH）的反馈抑制作用减弱,此组激素的分泌增多,出现皮肤、黏膜色素沉着。

（7）对感染、外伤等各种应激能力减弱,在发生这些情况时,可出现急性肾上腺危象。

（8）生殖系统。女性患者的阴毛、腋毛减少或脱落,月经失调或闭经,但病情较轻者仍可生育;男性常有性欲下降。

2. 醛固酮缺乏 临床表现以厌食、无力、低血压、慢性失水和虚弱、消瘦最常见。血钠低,尿钠排出量不少于216mmol/24h,导致严重负钠平衡。细胞外液容量缩小,血容量降低,心排血量减少,心脏体积缩小,加重低血压和直立性低血压。严重时发生晕厥、休克,肾血流量减少,肾小球滤过率下降,出现肾前性氮质血症。尿钾、氢离子排泄异常,肾脏排钾和氢离子减少,可致血钾升高和轻度代谢性酸中毒。

3. 并发症 如病因为肾上腺结核病活动期或伴其他脏器活动性结核者,可呈现低热、盗汗等结核中毒症状。若伴其他自身免疫性内分泌疾患时,可呈现自身免疫性多腺体功能衰竭综合征。继发于垂体前叶功能减退时可有甲状腺和性腺功能减退,表现怕冷、便秘、闭经、腋毛阴毛稀少、性欲下降、阳痿等。青少年患者常表现为生长延缓和青春期延迟。下丘脑或垂体占位性病变可有头痛、尿崩症、视力下降和视野缺陷。

（二）肾上腺皮质危象

此为 ACI 急骤加重的表现,常发生于感染、创伤、手术、分娩、过度劳累、大量出汗、呕吐、腹泻、失水或突然中断治疗等应激情况时。

1. 原发性肾上腺皮质功能减退症 原发性 ACI 出现危象时,病情危重。大多数患者有发热,体温可达40℃以上;体位性低血压,甚至为 CA 抵抗性低血容量休克,出现心动过速、四肢厥冷、发绀、虚脱;极度虚弱无力、萎靡淡漠和嗜睡;也可表现为烦躁不安和谵妄惊厥,甚至昏迷;消化功能障碍,厌食、恶心、呕吐和腹泻。伴腹痛时可被误诊为急腹症,尽管可有肌紧张和深部压痛,但多缺乏特异性定位体征。肾上腺出血患者还可伴和胸背部疼痛或低血糖昏迷等。

2. 继发性肾上腺皮质功能减退症 继发性 ACI 由于肾素－血管紧张素－醛固酮系统正常,低血容量少见,因而很少引发危象。其特点为低血糖昏迷较原发性者更常见;可有低钠血症,但无明显高钾血症;患者常伴其他垂体前叶激素缺乏的症状;若为垂体肿瘤致垂体卒中,患者有剧烈的头痛,可有急剧的视力下降和视野缺损。因为 GC 有维持外周血管对 CA 反应性的作用,如 ACTH 急剧下降,合并感染、创伤、手术等诱因,亦可出现低血压和休克。

二、病因和发病机制

肾上腺皮质功能减退的常见病因见表 5 - 10。

表 5 - 10　肾上腺皮质功能减退的病因分类

原发性(Addison 病)	继发性
自身免疫因素	外源性糖皮质激素治疗
散发性	垂体前叶功能减退
自身免疫多内分泌腺综合征 I	垂体 ACTH 瘤切除后
自身免疫多内分泌腺综合征 II	下丘脑或垂体占位、浸润
感染	垂体卒中
结核	肉芽肿病(如结核)
真菌感染	
巨细胞病毒感染	
艾滋病	
转移瘤	
浸润性病变	
淀粉样蛋白病	
血色素沉着症	
肾上腺内出血	
肾上腺脑白质营养不良	
先天性肾上腺皮质萎缩	
ACTH 抵抗综合征	
双侧肾上腺切除	

三、诊断与鉴别诊断

（一）诊断思路与要点（图 5 - 5）

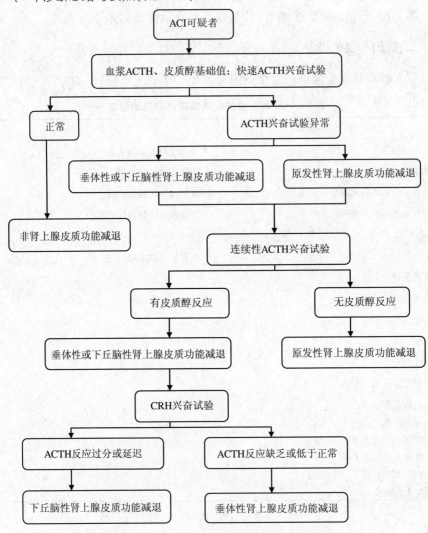

图 5 - 5　肾上腺皮质功能减退的临床诊断思路

（二）鉴别诊断思路与要点

1. 原发性、垂体性与下丘脑性 ACI 的鉴别　原发性、垂体性与下丘脑性 ACI 的鉴别主要有以下两点。

（1）血浆 ACTH 基础值。原发性 ACI 患者清晨（8 时）血浆 ACTH 基础值高于正常，有时可高达 4000pg/ml 以上。继发性 ACI 患者清晨血浆 ACTH 基础值可在正常低限或低于正常。检测 ACTH 的血标本必须在 GC 治疗之前或短效 GC 如氢化可的松治疗至少 24 小时之后取样，否则 ACTH 水平可应 GC 负反馈抑制作用而降低。对于用 GC 长期治疗的患者，检测血浆 ACTH 基础值之前必须以氢化可的松替代治疗几天。如果在合适的时间抽取血标本以及 ACTH 测定方法可靠，血浆 ACTH 基础值可用来进行原发性与继发性 ACI 的鉴别。

（2）连续性 ACTH 兴奋试验。连续性 ACTH 兴奋试验亦可用来鉴别原发性与继发性 ACI。在连续性 ACTH 兴奋试验中，ACTH 连续缓慢刺激下，继发性 ACI 萎缩的肾上腺可恢复皮质醇分泌功能；而原发性 ACI 患者由于肾上腺被部分或完全破坏，继发性 ACTH 分泌已达最大值，因此对外源性 ACTH 刺激无反应。在连续性 ACTH 兴奋试验过程中或试验前至少 24 小时，GC 替代治疗可予 DXM 0.5~1.0mg/d，这种治疗可不影响试验结果。继发性 ACI 皮质醇分泌逐日增加，而原发性慢性 ACI 无明显变化。短时间内鉴别原发性与继发性 ACI 首选 48 小时连续性 ACTH 兴奋试验。

2. 垂体性与下丘脑性 ACI 的鉴别　用 CRH 兴奋试验可鉴别垂体性与下丘脑性 ACI，但对治疗指导意义不大。垂体性 ACI 患者 CRH 刺激下无明显 ACTH 反应，而下丘脑性 ACI ACTH 反应呈过度和延迟。

3. ACI 病因的鉴别　原发性和继发性 ACI 诊断后，还应确定其病因，以指导治疗。

（1）原发性 ACI 患者的年龄、有无长期大剂量的抗凝治疗病史或其他的自身免疫性内分泌疾病等对于病因的鉴别有一定意义。肾上腺 CT 扫描有助于病因诊断，如有肾上腺增大或钙化点则提示肾上腺感染、出血、转移癌和少见的淋巴瘤侵犯，一般可排除自身免疫性肾上腺病变可能。但无肾上腺增大或钙化点病亦不能排除结核，结核致肾上腺皮质功能减退者通常有活动性结核症候群。胸片、尿结核分枝杆菌培养和皮肤结核菌素试验有助于结核病的确诊。可进行组织胞浆菌补体结合试验检查是否有组织胞浆菌感染。检测抗肾上腺抗体可协助自身免疫性 ACI 的诊断。原发性自身免疫性 ACI 的其他内分泌腺功能障碍的诊断应依据血钙、血磷、血糖、FT_3、TSH 和甲状腺抗体来确定。如果发现血钙低，应进一步检测血 PTH 水平。若有月经稀少或闭经，应测定 FSH 和 LH。对增大的肾上腺行 CT 引导下经皮细针穿刺抽吸术可明确病因。怀疑 ALD/AMN 患者应检测血清极长链脂肪酸水平（血清极长链脂肪酸水平升高）。

（2）继发性 ACI 行垂体 CT 或 MRI 可明确垂体的病变性质和部位。

第四节　醛固酮增多症

醛固酮增多症（hyperaldosteronism）可分为原发性和继发性两类，前者是一组相对独立于肾素－血管紧张素系统的醛固酮不适当自主高分泌，且不被盐负荷抑制的疾病；后者则是肾上腺皮质以外的因素使有效血容量降低，肾血流量减少等引起肾素－血管紧张素－醛固酮系统功能亢进。本节重点介绍原发性ALD增多症（primary hyperaldosteronism，简称原醛症）。1955年，Conn报道了第一例由肾上腺腺瘤所引起的原醛症，故又称为Conn综合征。Conn曾推测约20%高血压由原醛症所致，但目前多认为占高血压人群的10%左右。多见于成人，腺瘤者女性较男性多见，特发性等其他病因者男性多于女性。

一、临床表现

（一）高血压

高血压是最早且最常见的表现，随病程持续进展或略呈波动性上升，但一般呈良性经过，血压约在170/100mmHg（22.7/13.3kPa）左右，少数患者可呈现恶性急进性高血压。常用降压药物疗效不佳是其特点之一。

（二）低血钾

大量ALD促进肾远曲小管内$Na^+ - K^+$交换，这一过程受远曲小管内Na^+浓度影响，其中钠浓度愈高，尿钾排泄愈多，反之则排出减少。钾排泄无"脱逸"，因心钠素作用于近曲小管，对远曲小管内钠重吸收及$Na^+ - K^+$交换不起直接作用。

1. 肌无力及周期性瘫痪　低血钾使神经肌肉兴奋性降低，表现为肌无力或典型的周期性肌瘫痪。肌瘫痪通常先为双下肢受累，严重者可波及四肢，甚至发生呼吸肌瘫痪，危及生命。发作较轻的可自行缓解，较重者需经口服或静脉补钾治疗方可缓解。瘫痪的发作与血钾降低程度相关，但细胞内、外的钾离子浓度差及其他电解质浓度变化对症状的发生、对肌瘫痪起更重要的作用。肌瘫痪以夜间发作较多，劳累、寒冷、进食高糖食物、排钾利尿剂常为诱发因素。

2. 肢端麻木、手足搐搦　临床常可见原醛症患者发生肢端麻木、手足搐搦及肌痉挛，这是由于低钾引起代谢性碱中毒。碱血症使血中游离钙减少，加之ALD促进钙、镁排泄，造成了游离钙降低及低镁血症。而Davies的报道认为仅严重的低血钾即可引起搐搦发生。

（三）肾脏表现

长期大量失钾，肾小管上皮发生空泡变性，肾浓缩功能减退，可引起多尿、夜尿增多,继而出现烦渴、多饮、尿比重低且对 ADH 不敏感。过多的 ALD 使尿钙及尿酸排泄增多,易并发肾石病及尿路感染。长期继发性高血压则可致肾动脉硬化引起蛋白尿和肾功能不全。

（四）心血管系统表现

1. 心肌肥厚　原醛症患者较原发性高血压更容易引起左心室肥厚,而且发生往往先于其他靶器官损害。左心室肥厚与患者年龄、平均血压及血浆 ALD 浓度相关;另有人发现原醛症患者血浆中内源性洋地黄样物质(EDLS)升高,而病因去除后,EDLS 恢复正常,心肌肥厚亦逐渐得到改善,因此认为 EDLS 可能亦与心肌肥厚有关。心肌肥厚使左心室舒张期充盈受限,心肌灌注亦减退,因此运动后原醛症患者较一般高血压病患者更易诱发心肌缺血。

2. 心律失常　低血钾可引起程度不一的心律失常,以早搏、阵发性室上速较常见,严重者可诱发心室颤动。心电图可有典型的低血钾图形,如 Q - T 间期延长、T 波增宽或倒置、U 波明显、T - U 波融合成双峰。

3. 心肌纤维化和心力衰竭　ALD 在充血性心力衰竭的病理生理过程中起重要作用,它不仅引起电解质紊乱和高血压,许多体内、外试验结果提示,ALD 还促进心肌纤维化。动物试验发现心脏成纤维细胞有对 ALD 高亲和力的类固醇受体,ALD 能刺激心肌间质成纤维细胞中胶原合成和积聚,最终引起心肌纤维化、心脏扩大和顽固性心力衰竭,这一过程认为与细胞内钙信号系统有关,因为 ALD 拮抗剂和钙通道阻滞剂对心肌有保护效应。

（五）内分泌系统表现

缺钾可引起胰岛 β 细胞释放胰岛素减少,因此原醛症患者可出现糖耐量减低,亦有研究表明 ALD 过多可能直接影响胰岛素的活性作用,即使血钾正常,增高的 ALD 亦使胰岛素的敏感性降低;原醛症患者尿钙排泄增多,为了维持正常血钙水平,PTH 分泌增多;另外,ALD 瘤患者血浆瘦素水平低而肾上腺髓质素(AM)水平升高,后者的血浓度与肿瘤大小有关,术后可改善,其机制尚不明。

二、病因与发病机制

（一）肾上腺醛固酮瘤(aldosterone - producing adenoma, APA)

占原醛症的 70%～80%,以单侧肾上腺腺瘤最多见,双侧或多发性腺瘤较少,个别病例可为一侧腺瘤伴对侧增生。腺瘤同侧和对侧肾上腺组织可以正常、增生或伴结节形成,亦可发生萎缩。

（二）特发性醛固酮增多症(idiopathic hyperaldosteronism, IHA)

简称特醛症,约占成人原醛症的 10%～20%,但在儿童原醛症中,以此型最常见。特醛症的病理变化为双侧肾上腺球状带增生,增生的皮质伴或不伴结节,增生病因不明,特醛症组织学上具有肾上腺被刺激的表现,而 ALD 合成酶基因并无突变,但该基因表达增多且酶活性增加,有学者认为,特醛症的发生可能是由异常促分泌因子增加或肾上腺对 AT-2 过度敏感所致。推测见于以下几种情况:①垂体 POMC 产物,如 β-MSH、γ-MSH 和 β-END 可兴奋醛固酮分泌,作用较 ACTH 强,但尚无证据表明前述任一 POMC 产物在特醛症患者血循环中达到可刺激球状带细胞功能的浓度。②可能有与 POMC 无关的垂体 ALD 刺激因子存在,但未能证实。③有些患者用血清素拮抗剂赛庚啶可使血中 ALD 水平下降,提示血清素活性增强可能与本症发病相关。④球状带对 AT2 敏感性增强,用 ACEI 类药可使 ALD 分泌减少。

(三)糖皮质激素可抑制性醛固酮增多症(glucocorticoid - remediable aldosteronism,GRA)

GRA 是一种常染色体显性遗传病,本症特点是 GC 可抑制 ALD 过量分泌,且长期治疗能维持抑制效应,提示 ALD 分泌依赖于 ACTH。其特有的生化异常为 18-羟皮质醇和 18-氧皮质醇明显增多,这一现象在 ALD 瘤中亦可见到,但 ALD 瘤患者 18-氧皮质醇很少超过 ALD 含量,而在 GRA 中则数倍于 ALD 浓度。GRA 的分子缺陷已基本明确,是 8 号染色体在复制时出现异常,编码 11β-羟化酶的 CYP11B1 基因和同源染色体上编码 ALD 合成酶的基因 CYP11B2 发生非对等交换,CYP11B1 基因中 ACTH 反应调节元件与 CYP11B2 基因编码区的上游启动子嵌合,导致 ALD 合成酶在束状带的异位表达,并受 ACTH 调节,所以 GRA 的病理变化表现为束状带的明显增生而非球状带增生,而且患者的嵌合基因的表达较野生型 ALD 合成酶基因表达更强,除非 ACTH 被持续、显著抑制,ALD 对 ACTH 的刺激反应明显强于对肾素/AT-2 的反应。另外,患者的野生型 ALD 合成酶基因亦有功能缺陷,因为长期 GC 治疗后,大多数患者的 ALD 水平仍对 AT-2 刺激的反应差,且伴有高于正常的肾素活性和低的 ALD/肾素活性比。在该症中,男性患者的高血压较严重。

(四)原发性肾上腺皮质增生(primary adrenal hyperplasia,PAH)

约占原醛症的 1%,可为双侧或单侧增生,但生化特征与 ALD 瘤更相似,行肾上腺单侧或次全切除可纠正 ALD 过多的症状和生化异常。

(五)分泌醛固酮的肾上腺皮质癌(aldosterone - secreting adrenocortical carcinoma)

此型少见,少于 1% 的原醛症由肾上腺癌引起。癌肿往往同时分泌 GC、类固醇性性激素,亦有单纯分泌 ALD 的病例报道。

（六）家族性醛固酮增多症（familial hyperaldosteronism，FH）

FH 又分为两型（FH-Ⅰ和 FH-Ⅱ）。FH-Ⅰ即为 GC 可抑制性 ALD 增多症，病因已明确。FH-Ⅱ亦为家族性疾病，常染色体显性遗传，其 ALD 的高分泌既可由肾上腺皮质增生引起，也可由 ALD 瘤引起，病因尚不完全清楚，与 FH-Ⅰ不同的是该型患者的 ALD 水平不能被 DXM 抑制，基因检测也未发现与 FH-Ⅰ有关的基因（CYP11B1/CYP11B2 嵌合基因）缺陷，连锁分析认为 ALD 合成酶基因 CYP11B2 与本型的发病关系不大。

（七）异位醛固酮分泌腺瘤和癌（ectopic aldosterone-producing adenoma and carcinoma）

少见，可发生于肾脏、肾上腺残余组织或卵巢。

三、临床思路

（一）诊断思路与要点（图 5-6）

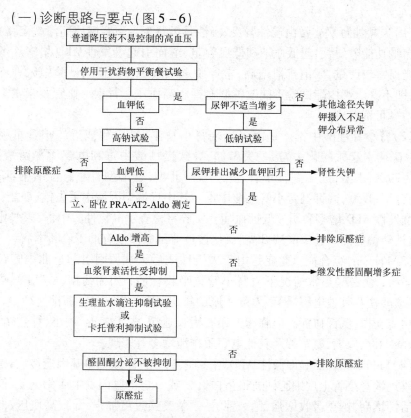

图 5-6 原发性 ALD 增多症临床诊断思路

(二)鉴别诊断思路与要点

1.原发性高血压　本病用排钾利尿剂治疗或伴腹泻、呕吐等情况时,也可出现低血钾,尤其是低肾素型患者应注意鉴别。但本病通常无血、尿 ALD 升高,普通降压药治疗有效,结合前述一些特殊检查可以鉴别。

2.肾性高血压　肾动脉狭窄性高血压、恶性高血压,均由于肾缺血,刺激肾素－血管紧张素系统,导致继发性 ALD 增多而合并低血钾。但本病患者血压呈进行性升高,较短时间内即出现视网膜损害和肾功能损害,往往有氮质血症和酸中毒表现。肾动脉狭窄者在肾区可听到血管杂音,静脉肾盂造影、放射性肾图等可发现一侧肾功能减退,而肾动脉造影可确诊。另外根据患者肾素－血管紧张素系统活动增高,可与原醛症相鉴别。但亦要警惕肾动脉狭窄合并原醛症以及终末期肾病合并原醛症的情况,两者都可能掩盖原醛症的表现而致漏诊。

3.肾脏疾病　肾脏疾病与原发性 ALD 增多症的鉴别诊断主要见于以下四点。

(1)失盐性肾病。常由慢性肾炎、慢性肾盂肾炎导致肾髓质高渗状态受损,肾脏潴钠功能障碍,引起低血钠和低血容量,继而引起继发性 ALD 增多。本病肾功能损害较严重,尿钠排泄增高,常伴脱水或酸中毒。低钠试验中尿钾不减少,血钾不升。螺内酯试验不能改善低血钾和高血压。肾素－血管紧张素系统活性增高可资鉴别。

(2)肾小管性酸中毒。是由于远端肾小管泌 H^+ 障碍或近端小管重吸收 HCO_3^- 障碍引起尿酸化失常、丢失碱储,导致慢性酸中毒和电解质平衡紊乱。可分为四型:Ⅰ型,远端型肾小管性酸中毒;Ⅱ型,近端型肾小管性酸中毒;Ⅲ型,混合型;Ⅳ型,高钾型肾小管性酸中毒。其中远端型因尿中丢失钠、钾盐,常伴有继发性 ALD 增多和明显低钾血症。实验室检查示高氯性酸中毒、尿酸化障碍、血钙磷偏低而碱性磷酸酶升高,氯化铵负荷试验阳性有助于诊断本病。

(3)Fanconi 综合征。此症是由于先天性或后天性原因引起近曲小管转运功能障碍,使一些正常情况下由肾小管重吸收物质,如葡萄糖、氨基酸、磷酸盐、重碳酸盐及其他电解质等,大量从尿中排出,因此也伴有尿钾排泄增多,尿酸化功能受损,低钾血症。但临床上还有生长迟缓、先天畸形、矮小、骨骼畸形、脱水、酸中毒、尿糖、氨基酸及其他电解质排泄增多等表现。

(4)Liddle 综合征。即假性 ALD 增多症,为一种家族性单基因遗传病,是由于编码远端肾小管上皮细胞钠通道蛋白 β 链或 γ 链的基因发生活化突变,使钠通道活性增高,钠重吸收增强,钠－钾、钠－氢交换过度加强,导致高血压、低血钾和碱血症,但尿酸化正常。肾素－血管紧张素－醛固酮系统受抑制,肾上腺影像学检查无异常,用螺内酯治疗无效,而用肾小管钠重吸收抑制剂氨苯蝶啶治疗反应良好,可与原醛症相鉴别。目前已能通过分子生物学方法如基因直接测序法对该病进行分子诊断。

4. 肾素分泌瘤　该肿瘤起源于肾小球旁细胞,分泌大量肾素引起高血压、低血钾,发病年龄轻,高血压严重,血浆肾素活性很高,B超、CT或血管造影可显示肿瘤,手术切除肿瘤可治愈。

5. Bartter 综合征　以肾脏电解质转运异常为基础而分子机制各不相同的一组常染色体隐性遗传病,按遗传和临床特征至少可分为三种亚型:产前或新生儿 Bartter 综合征、经典 Bartter 综合征和 Gitelman 综合征。

重症新生儿 Bartter 综合征与编码 Henle 袢上的运载蛋白的基因突变有关,即编码丁苯尿酸敏感性 Na－K－2Cl 同运载蛋白(NKCC2)基因或 ATP 敏感性内向性调校 K 通道(ROMK)基因发生突变,引起尿钾排泄增多及氯化钠重吸收障碍。此型还常伴有其他先天性异常,如神经性耳聋等。经典 Bartter 综合征亦大多在 6 岁以前发病,幼儿期常有脱水、低血压表现,20% 病例有低镁血症,尿钙排泄正常或增高。Gitelman 综合征是一种病情较轻的亚型,有低镁血症和低尿钙,可以此特点与前两型相鉴别,患者发育迟缓,尿前列腺素 E 排出正常,PTH 分泌减少并常合并软骨钙化,可能与低镁血症有关。本型与噻嗪类利尿剂敏感性 Na$^+$/Cl$^-$ 同运载蛋白(TSC)的基因突变有关。但这些基因缺陷还不能解释所有 Bartter 综合征患者的临床变化。Bartter 综合征的低血钾和碱中毒应与低氯饮食和氯丢失性腹泻或幽门梗阻等肾外失盐引起的假 Bartter 综合征、原醛症、Liddle 综合征、其他肾小管疾病等进行鉴别。

6. 病因鉴别诊断

原醛症的病因鉴别见表 5－11。

表 5－11　原醛症的主要病因类型鉴别

项目	ALD 腺瘤	特醛症	原发性肾上腺皮质增生	肾上腺皮质癌	GRA
肾上腺病理	腺瘤(直径多 <3cm)	双侧增生	单侧或双侧增生	肿瘤(直径多 >3cm)	皮质束状带增生
发病率	70%~80%	10%~20%	1%	<1%	–
临床表现	较重	较轻	介于腺瘤和特醛症之间	较重	较轻
肾素活性抑制	完全	不完全	完全	完全	完全

续表

项目	ALD 腺瘤	特醛症	原发性肾上腺皮质增生	肾上腺皮质癌	GRA
体位试验中 ALD 对直立位的反应	大多数病例不升高或下降	大多数病例显著上升	不升高或下降	多数不升高或下降	下降
AT2 输注试验	大多数无反应	血 ALD 升高	无反应	无反应	无反应
血浆 18-羟皮质酮	显著升高	无明显升高	显著升高	–	无明显升高
血浆 18-羟和 18-氧皮质醇	升高	无明显升高	升高	–	显著升高
DXM 抑制试验中血 ALD 水平	一过性抑制	一过性抑制	一过性抑制	一过性抑制	全程抑制
肾上腺影像学检查	显示肿瘤影像	显示增生影像	显示增生影像	显示肿瘤影像	无异常发现
其他	血 VEGF 升高	–	–	血 VEGF 升高，尿中 11-羟皮质醇和 33-羟-5-烯类固醇代谢物增多	基因检查可发现嵌合基因
治疗选择	手术治疗	药物治疗	手术治疗	手术治疗	药物治疗

第五节 嗜铬细胞瘤

嗜铬细胞瘤是起源于肾上腺素能系统嗜铬细胞并大量分泌儿茶酚胺的肿瘤。本病可发生于任何年龄，多见于 20～50 岁，儿童患者约占 10%，男性略高于女性，约 10% 为恶性。

一、临床表现

由于肿瘤所分泌的 E 和 NE 的种类、比例的不同及肿瘤大小的差异等，临床表现常常多样化。一般肾上腺外嗜铬细胞瘤由于不能或很少分泌 E，故以高 NE 血症和高神经肽类激素血症的临床表现为主，但肿瘤的部位不同，其表现也有很大差异。

（一）心血管系统表现

1.高血压 高血压是本病主要的特征性表现,可表现为阵发性、持续性或在持续性高血压的基础上阵发性加重。约50%的患者表现为持续性高血压,其中半数有阵发性加重。有25%～40%患者的高血压是发作性的,间歇期血压完全正常,发作持续时间短则数秒、数分或数时,长则可达十几小时甚至数天。发作期血压骤升,收缩压可达300mmHg,舒张压亦明显增高（可达180mmHg）,一般在（200～250）/（100～150）mmHg之间,可因精神刺激、剧烈运动、体位变换、大小便、肿瘤被挤压而诱发,一般早期发作较少,随病程的延长发作频繁,由数月或数周发作一次逐渐缩短为每天发作数次或十余次,最后可转化为持续性高血压伴阵发性加剧。有些患者病情进展较快,表现为严重高血压甚至是恶性高血压,可伴有视网膜血管病变、出血、渗出、视乳头水肿、大量蛋白尿和继发性醛固酮增多症,严重时可有心、肾衰竭,甚至危及生命。嗜铬细胞瘤患者的高血压一般为常规抗高血压药物治疗无效的难治性高血压,但其有时对钙通道阻滞剂和硝酸酯类降压药有反应,对α-肾上腺素受体阻滞剂反应良好。若高血压发作同时伴头痛、心悸、出汗,则更应疑为本病。

2.体位性低血压和休克 在未经治疗的高血压病患者中,明显的体位性低血压可以提示诊断。体位性低血压可能与循环血容量减少、E能受体调节、自主神经功能受损等导致反射性外周血管收缩障碍等有关。另外嗜铬细胞还可储存和释放引起血管舒张的神经肽和肾上腺髓质素（adrenomedullin）,有极少数患者低血压是因为肿瘤主要分泌多巴胺,使血管扩张所致。有时肿瘤以分泌多巴胺为主,或仅分泌多巴胺,这些患者血压正常或下降,血和尿中多巴胺比例明显增高可资鉴别。

3.心脏改变 其表现是在没有冠心病的患者常出现胸痛、心绞痛甚至急性心肌梗死。并且可伴多种心律失常,如窦律过速、窦律过缓、室上性心动过速、室性早搏、左或右束支传导阻滞。也可有充血性或肥厚性心肌病,充血性心力衰竭。

（二）代谢紊乱

儿茶酚胺（CA）使体内耗氧量增加,基础代谢率上升,出现不耐热、多汗、体重减轻等表现,有时可有发热;特别是在高血压危象发作时,产热大于散热,体温可升高1～3℃,甚至有高热。CA在体内可使肝糖原和肌糖原加速分解,并可促进糖原异生。另外α_2受体有抑制胰岛素释放及对抗外源性或内源性胰岛素降血糖的作用,使血糖升高。一般空腹血糖高于正常者占60%左右,发作期更高,可有糖耐量异常、糖尿病,肿瘤切除后血糖可恢复正常。少数患者高血糖可能与嗜铬细胞瘤分泌释放的 ACTH、CRH、GHRH 有关。CA 促进脂肪分解,使血中游离脂肪酸增多,患者消瘦,皮下脂肪减少。因持续性高血压加上脂肪代谢紊乱,可诱发动脉粥样硬化及小动脉硬化。

高钙血症是一种较少见的并发症,可能与合并甲旁亢有关,另外嗜铬细胞瘤分泌的 PTHrP,也可引起高钙血症。肿瘤切除后,血钙恢复正常。

(三)其他临床表现

1. 消化系统症状　CA 可抑制内脏平滑肌的收缩,使肠蠕动减弱,可引起腹胀、腹痛、便秘,甚至结肠扩张;有时还可有恶心、呕吐。另外 CA 还可引起胃肠壁血管增殖性及闭塞性动脉内膜炎,以致发生肠梗死、溃疡出血、穿孔等,此时有剧烈腹痛、休克、出血等急腹症表现。CA 还可使胆囊收缩减弱,Oddi 括约肌张力增高,引起胆汁潴留。分泌的 VIP 过多可导致严重腹泻和水、电解质平衡紊乱。

2. 泌尿系统　长期持续性高血压可使肾血管受损,引起大量蛋白尿,甚至肾功能不全。如嗜铬细胞瘤位于膀胱壁,则表现为排尿期或排尿后高血压危象发作,一半以上的患者可有无痛性血尿。这类肿瘤的症状往往出现较其他部位的嗜铬细胞瘤早,但 CA 增加的生化依据则不足,故诊断也较为困难,膀胱镜检查可以发现肿瘤,但未用肾上腺素受体阻滞剂时禁止活检,以免引起致死性高血压危象的发作。

二、病因与发病机制

散发型嗜铬细胞瘤的病因仍不清楚,家族性嗜铬细胞瘤则与遗传有关。有报道在多发性内分泌腺瘤病(MEN2A、MEN2B)中的嗜铬细胞瘤有 1 号染色体短臂的缺失。也有人发现以上两者均有 10 号染色体 RET 原癌基因的种系(germ‐line)突变,MEN2A 表现为 RET 10 号外显子的突变。此突变可以编码细胞外蛋白质配体结合区域的半胱氨酸残基,从而影响细胞表面的酪氨酸激酶受体,而 MEN2B 则有 10 号染色体 RET B 原癌基因突变,该突变影响细胞内蛋白质结合区域的酪氨酸激酶催化部位。酪氨酸激酶与细胞生长和变异的调节有关,从而导致易感人群发病。von Hippel‐Lindau 综合征基因损害存在于 $3p^{25\sim26}$ 的 HL 基因(肿瘤抑制基因),突变多种多样,三个外显子(1、2、3 号外显子)均可发生突变,可表现为无义突变、错义突变、移码突变或缺失突变等,当基因发生突变时,细胞生长失去控制而形成肿瘤。嗜铬细胞瘤与其错义突变有关。VHL 基因的种系突变决定 VHL 家族的肿瘤易感素质及发病情况,而 VHL 基因的体细胞突变则与所发生的肿瘤的恶性倾向有关。在多发性神经纤维瘤

（Ⅰ型和Ⅱ型）中,嗜铬细胞瘤只与Ⅰ型有关,其基本的基因损害为 17 号染色体的 RF1 基因失活。此基因也是一个肿瘤抑制基因,其失去表达后,可导致嗜铬细胞瘤及其他肿瘤的发生。

三、临床思路(图 5–7)

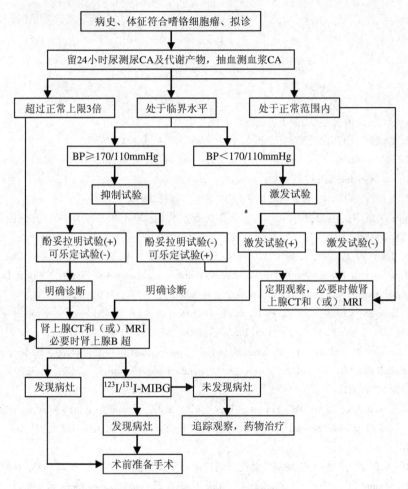

图 5–7　嗜铬细胞瘤临床诊断思路

病史及临床症状如有以下表现者,应考虑嗜铬细胞瘤的可能:①阵发性或持续性高血压病患者,伴头痛、心悸、多汗、面色苍白及胸、腹部疼痛、紧张、焦虑及高代谢症状;②急进型或恶性高血压的青少年患者;③原因不明的休克,高、低血压反复交替发作,阵发性心律失常,体位改变或排大、小便时诱发血压明显增高;④服用常规降压药物治疗血压下降不满意,或仅用 β 肾上腺素受体阻滞剂治疗反而使病情加重者;⑤有嗜铬细胞瘤、多发性内分泌腺瘤的家族史,或伴有甲状腺髓样癌、神经纤维瘤、黏膜神经瘤或其他内分泌腺瘤的高血压病患者。

(张　晶　孙慧颖)

参考文献

1. 廖二元. 内分泌学. 第 2 版. 北京:人民卫生出版社,2007.

2. 史轶蘩. 协和内分泌和代谢学. 北京:科学出版社,2000.

3. Shlomo Melmed. Williams Textbook of Endocrinology, 12th edition. The Unite States of America: Elsevier Inc,2011.

4. 王吉耀. 内科学. 第 2 版. 北京:人民卫生出版社,2010.

5. 中华医学会内分泌学会. 库欣综合征专家共识(2011 年). 中华内分泌代谢杂志,2012,28(2):96 - 102.

6. John W. Funder, Robert M. Carey, Conlos Fardella, et al. Case Detection, Diagnosis, anel Treatment of Patients with Primary Acdosteronism: An Endocrine Society Clinical Practice Guideline. Journal of Clinical Endocrinology of metabolism, 2008,93(9):3266 - 3281.

7. Raul JS, Cirimele V, Ludes B, et al. Detection of physiological concentrations of cortisol and cortisone in human hair [J]. Clin Biochem,2004, 37(12): 1105 - 1111.

8. Lentjes EG, Romijn F, Maassen RJ, et al. Free cortisol in serum assayed by temperature – controlled ultrafiltration before fluorescence polarization immunoassay [J]. Clin Chem, 1993, 39(12): 2518 - 2521.

9. Nieman LK, Biller BM, Findling JW, et al. The diagnosis of Cushing's syndrome: an endocrine society clinical practice guideline [J]. J Clin Endocrinol Metab, 2008, 93(5): 1526 – 1540.

10. 张君龙, 张国福. 皮质醇检测现状及评价[J]. 华西医学,2007,22(2):458.

11. Gouarne C, Foury A, Duclos M. Critical study of common conditions of storage of glucocorticoids and catecholamines in 242h urine collected during resting and exercising conditions [J]. Clinica Chimica Acta, 2004, 348(122):207 - 214.

12. 刘华,赵琼蕊. 高效液相色谱法在医学领域中的应用[J]. 色谱,1986,4(3):142 - 145.

13. 贾贞,刘淑芳,孙长侠,等. 儿茶酚胺电化学分析法的研究进展[J]. 德州学院学报(自然科学版),2004,20(4):51 – 55.

14.顾群,石先哲,许国旺.生物样品中儿茶酚胺类物质分析方法的研究进展[J].色谱,2007,25(4):457 – 462.

15.李欣欣,胡涌刚,杨泽玉.毛细管电泳 – 间接化学发光法分离检测儿茶酚胺及儿茶酚[J].分析化学,2005,33(8):1155 – 1157.

16. Edyta Nalewajko, Aneta Wiszowata, Anatol Kojo. Determination of catecholamines by flow – injection analysis and high – performance liquid chromatography with chemiluminescence detection, Journal of Pharmaceutical and Biomedical Analysis, 2007,43(5):1673 – 1681.

第六章

性腺疾病

第一节　概述

性腺疾病是指累及性腺分化、青春发育启动和性腺功能的一大类疾病,性腺疾病最终导致患者青春发育以及最终的生殖功能异常。性腺疾病包括性分化异常、青春期发育异常以及两性性腺功能障碍。性分化异常包括先天性腺不发育、两性畸形等,而青春期发育异常包括各种病因导致的性发育提前,即性早熟,以及性发育延迟;而性腺功能异常包括原发或继发的性腺功能低减、女性的多囊卵巢综合征以及卵巢早衰。限于本书篇幅,仅对临床上较为常见的性早熟、性发育延迟以及女性多囊卵巢综合征、卵巢早衰等进行详述。

下丘脑 - 垂体 - 性腺轴包括下丘脑分泌的促性腺激素释放激素(gonadotropin releasing hormone,GnRH)、垂体前叶分泌的促性腺激素(gonadotropins。包括黄体生成素,luteinizing hormone,LH;卵泡刺激素,follicle - stimulating hormone,FSH)和性腺分泌的性激素。性激素在男性为睾酮(testosterone,T),女性为雌激素[主要为雌二醇(estradiol,E_2)和孕激素(progesterone,P)]。青春期启动是性腺轴启动,血清激素水平升高的结果。

一、下丘脑 - 垂体 - 性腺轴主要激素简介

1. 促性腺激素释放激素(GnRH)　　GnRH 是 10 个氨基酸组成的肽类激素,由下丘脑弓状核神经内分泌细胞合成,通过脉冲方式释放入垂体门脉系统,与腺垂体的促性腺细胞膜受体结合,促进 LH 和 FSH 的合成与分泌。GnRH 受CNS 内抑制和性激素的负反馈调节。青春期前,GnRH 脉冲处于抑制下的静息状态,GnRH 低频低幅放电。青春期启动后,GnRH 释放的抑制被解除。GnRH

在体内极不稳定,因其释放与 LH 同步,可利用 LH 释放脉冲间接反映 GnRH 的脉冲释放频率。由于在循环中浓度极低且呈脉冲式分泌,故一般不做常规临床测定。

2. 促性腺激素 LH 和 FSH　LH 和 FSH 是由垂体前叶的促性腺细胞合成和分泌的糖蛋白激素,均由 α 和 β 亚单位构成,β 亚单位是决定激素特异抗原性及生理功能的部分。由于 GnRH 的脉冲式释放,垂体 FSH 和 LH 的合成和分泌也呈脉冲式,释放主要受 T 和 E_2 的负反馈调节和 E_2 的正反馈调节,均在肝内代谢,经肾排泄。青春发育前 LH 和 FSH 水平很低,青春期前晚期,促性腺激素对 GnRH 的敏感性增加,LH 和 FSH 分泌幅度升高。LH 和 FSH 在青春期最初期主要在夜间分泌,故仅清晨血中的性激素升高。由于 LH 和 FSH 的脉冲式分泌特点及在青春前期分泌增加并不明显,故仅测一个血标本就对性腺功能做出评价需要非常谨慎,实测值是其峰值还是谷值意义完全不一样。目前临床上仍采用化学发光免疫法测定,结合临床情况评价实验室结果十分重要,必要时可多次测定。

3. 性激素　性激素是由人体的性腺(睾丸或卵巢),以及胎盘、肾上腺皮质网状带等组织合成的类固醇激素,通过与核受体结合发挥生理作用,具有促进性器官成熟、第二性征发育及维持性功能等作用。性激素有共同的结构和生物合成代谢途径:以胆固醇为原料合成,基本结构为环戊烷多氢菲,由 3 个 6 - 碳环和 1 个 5 - 碳环组成核心结构。主要在肝脏降解,经肾脏排泄。

(1)男性性腺与性激素。男性性腺为睾丸。睾丸位于阴囊内,左右各一,呈微扁的椭圆形。精子由睾丸产生后,在附睾内发育、成熟,并储存于附睾和输精管的近附睾段内。睾酮由睾丸分泌产生。

男性性激素主要为睾酮,由睾丸 Leydig 细胞合成。男婴在生后 2 周血睾酮水平升至青春中期水平,1～2 个月时达高峰,6 个月时又下降至儿童期水平。进入青春期后,性腺对促性腺激素的敏感性增强,睾酮分泌增多。睾酮可直接或先转变为活性更强的双氢睾酮,与生精细胞的雄激素受体结合,促进精子的生成,并具有维持正常的性欲及性功能,促进毛发生长等作用。目前临床上仍采用化学发光免疫法测定,但有被高压液相法取代的趋势。

(2)女性性腺与性激素。女性性腺为卵巢,位于子宫底的后外侧,左右各一,与盆腔侧壁相接。卵巢呈扁平的椭圆形,表面凸隆,幼年女性卵巢表面平滑,性成熟后,由于卵泡的膨大和反复排卵,表面会出现凹凸不平。卵巢每个月发生 1 次周期性变化并排出卵细胞,同时雌、孕激素也随月经周期发生变化。

女性 E_2 主要在卵巢合成,是妇女体内生物活性最强的雌激素。E_2 是卵泡膜细胞产生的 T 在颗粒细胞中经芳香化酶(由 FSH 激活)催化后的产物。约95% 来自卵巢的优势卵泡和黄体,少量来自肾上腺。女性新生儿早期血 E_2 水平可达青春期前水平。青春期启动后,卵巢卵泡开始进入成熟发育,卵泡产生大量的 E_2,可达成人卵泡期水平。雌激素促进输卵管、子宫、阴道与女阴的成熟,促进乳房发育,并对下丘脑和垂体有正、负反馈作用。

另一女性重要激素孕酮主要来源于卵巢的黄体,妊娠期孕酮主要来源于胎盘。青春期前血清孕酮水平低,青春期启动后排卵或卵泡黄素化后,孕酮分泌逐渐增多达到成人水平。孕酮通常在雌激素作用的基础上发挥作用,促进子宫内膜转为分泌期内膜,为受精卵着床做准备。少量孕酮可增强排卵前雌激素对垂体 LH 的正反馈作用,黄体期对下丘脑和垂体有负反馈作用。

女性雌、孕激素受月经周期影响变化较大,分析化验结果要结合临床状况。此外,正常女性血液循环中尚有少量睾酮,主要来自肾上腺皮质。

二、正常青春发育

青春发育是指从儿童期向成年期的过渡时期,是从性器官开始发育、第二性征出现至生殖功能完全成熟、身高增长停止的时期。北京协和医院在 1999 ~2003 年间采用横断面和纵向随访相结合的方法,对大庆市 150 名健康男性青少年学生和 288 名健康青少年女性进行为期 4 年的随访调查,发现以大庆市为代表的中国北方青少年男性的青春期性发育启动年龄为 12.0 ± 1.6 岁,女性青春期性发育启动年龄为 8.5 ± 1.1 岁。

青春期最明显的变化是第二性征发育和身高突增,包括机体内一系列的生理、心理和体征变化的序贯过程。神经内分泌系统的启动导致下丘脑 – 垂体 –性腺轴激素的合成与释放;第二性征出现、发育到成熟;由青春期身高激增到骨骺愈合而身高停止生长;生殖器官和配子的分化、发育、成熟到生殖功能的成熟;精神与心理逐渐成熟。临床上应根据以上序贯性与阶段性的动态变化来判断一个人的青春期发育是否正常。

性成熟度一般用 Tanner 分期表示(表 6 – 1、6 – 2)。绝大多数女性青春期性发育的顺序为乳房发育,阴毛、腋毛的出现,月经初潮。男孩则大多先出现睾丸体积的增大,随后伴阴茎的增长和阴毛的出现。

表6-1　女性青春期性征发育分期(Tanner 分期)

分期	乳房	阴毛
1 期	青春前乳房,仅乳头稍突出	无
2 期	乳芽期,乳房隆起似小丘,乳晕直径增加,在乳晕范围可触及乳核,但表面不隆起	浅色、直的或轻度卷曲的绒毛稀疏分布在大阴唇
3 期	乳房和乳晕继续增大,乳晕着色,侧位观察乳头位于乳房中线以上	阴毛增多,黑粗弯曲,扩散到耻骨联合区
4 期	乳头及乳晕突出,形成第二小丘	阴毛接近成人型,分布区域增大,但未分布到股内侧
5 期	成熟期,突出的乳晕长平,第二小丘消失,乳房进一步长大,乳头长大成熟,侧位观察乳头位于乳房中线以下	阴毛成人型,呈倒三角形分布,并伸至股内侧

表6-2　男性青春期性征发育分期(Tanner 分期)

分期	外生殖器	阴毛
1 期	青春前期幼稚型	无
2 期	睾丸和阴囊开始增大,阴囊皮肤开始发红,纹理变化	浅色、直的或轻度卷曲的绒毛稀疏分布在阴茎根部
3 期	阴茎开始增长、增粗,睾丸和阴囊继续增大	阴毛增多,黑粗弯曲,扩散至耻骨联合
4 期	阴茎继续增长、增粗,龟头变粗,睾丸和阴囊进一步增大,阴囊皮肤变黑	接近成人型,阴毛分布区域扩大,但未至股内侧
5 期	成年男性外生殖器,此后停止生长	阴毛成人型,呈倒三角形分布,伸至股内侧

三、实验室检查

健康人血液中的激素含量甚微(ng/ml 或 pg/ml 水平),用一般化学方法难以准确测定。LH、FSH、睾酮、雌二醇和孕酮一般采用免疫分析法测定。20 世纪主要采用放射免疫法(RIA) 或酶联免疫吸附法(ELISA)测定。随着免疫测定技术的发展,近年化学发光免疫分析法(CLIA)、时间分辨荧光免疫分析(TR-FIA)和电化学发光免疫分析(ECLIA)方法已逐步取代放射免疫法(RIA)和酶联免疫吸附法而成为各性激素测定的主要方法。这些新方法没有核素污染,可以进行自动化、批量测定,测定灵敏度、稳定性明显优于传统方法。对于 T、E_2、E_3 和 P,国际上已经逐渐开始使用高效液相分析法(HPLC)或质谱法测定,灵敏度、准确性高于现行免疫测定法。

1. 检测原理　以 LH 为例,介绍常用方法中 CLIA 和 ECLIA 的检测原理。

CLIA 的原理是待测抗原 LH 与鼠抗人 LH 单克隆抗体及碱性磷酸酶标记的羊抗人 LH 抗体反应,形成大的抗原抗体复合物。当反应达平衡时,加入联有羊抗鼠 IgG 抗体的磁性颗粒,即可捕获复合物,在磁场的作用下自行沉淀,经洗涤并吸弃废液后加入发光底物,后者在 ALP 的作用下迅速发出稳定的光量子,光量子的产出量与 LH 的量成正比。

ECLIA 的原理是待测标本、生物素化的抗 LH 单克隆抗体与钌标记的抗 LH 另一位点单克隆抗体在反应体系中混匀,形成双抗体夹心的抗原抗体复合物。加入链霉素亲合素包被的磁性微粒与之结合,在磁场的作用下,抗原抗体复合物结合的磁性微粒吸附至电极上,未结合部分吸弃。电极加压后产生光信号,并与检样中一定范围的 LH 含量成正比。

各类方法的方法学性能均不相同,CLIA(化学发光免疫分析法)以一个厂家为例,LH 测定其线性范围为 0.2～250mIU/ml(IU/L),分析灵敏度为 0.2mIU/ml,精密度为 <10%。

2. 参考区间　因方法、试剂和仪器不同造成相同样本在不同实验室测量结果差异,各实验室应有自己的参考范围。表 6-3 和表 6-4 分别为北京协和医院检验科采用化学发光免疫测定法测定的正常女性和男性的生殖激素浓度。

表 6-3　正常女性血清生殖激素水平

激素	正常范围			
	卵泡期	排卵期	黄体期	绝经期
LH/(mIU/ml)	4.4～6.1	8.8～49.7	2.6～5.7	15.9～54.0
FSH/(mIU/ml)	5.1～7.0	4.9～16.4	2.5～5.1	34.7～93.1
E/(pg/ml)	50～154.4	104～460	78.5～169	0.0～55.1
T/(ng/dl)	25.6～42.6	36.2～55.0	30.3～52	6.1～26.3
P/(ng/ml)	0.35～0.81	0.69～3.1	4.6～24.0	0.0～0.73

表 6-4　正常男性血清生殖激素水平

激素	正常范围
LH/(mIU/ml)	0.0～11.1
FSH/(mIU/ml)	0.0～20.3
E/(pg/ml)	19.9～47.9
T/(ng/dl)	358～1217

3. 测定影响因素 ①由于下丘脑 GnRH 分泌呈脉冲性特点,因此 FSH、LH 和性激素均呈波动性特点。循环 T 水平波动较大,有时如诊断需要,需同一天取 3 次血测定后求平均值以保证其准确性。女性的循环雌、孕激素水平随月经周期波动很大,必须注意取血日期在月经周期的哪一阶段。②对于免疫测定法,无论是 CLIA 还是 ELISA 均有线性范围,需注意此范围以外的数值仅供参考。③标本应置于 −20℃ 存放,并避免反复冻融。待测标本及试剂上机前注意恢复至室温,避免过度振摇产生泡沫影响测试。④溶血、脂血、黄疸标本与类风湿因子不影响 ECLIA 方法测量,但是严重溶血标本影响 CLIA 方法测量。

4. GnRH 兴奋试验 GnRH 兴奋试验常用于性早熟和性腺发育延迟的鉴别诊断。但近年来由于 GnRH 试剂供应逐渐减少,临床上有用长效 GnRH 类似物代替 GnRH 的趋势。然而,因为各种不同的 GnRH 类似物对 GnRH 受体的激活作用均远远高于 GnRH,因此用于临床诊断尚需慎重。在 2012 年发表的 1 篇系统综述中,近 30 年将 GnRH 类似物用于 GnRH 兴奋试验来鉴别特发性低促性腺激素性性腺功能减退症和其他原因致青春发育延迟的临床研究得以总结,但结果表明用 GnRH 类似物进行兴奋试验的效果并非十分理想,多数研究的样本量均较小,建议进一步研究而暂不推荐常规使用。

第二节　性早熟

性早熟的概念为第二性征出现早于正常青春发育年龄范围下限。目前我国采用的操作标准是男孩小于 9 岁,女孩小于 8 岁。然而理想的诊断标准应该通过大规模流行病学研究确定我国青少年青春发育启动的正常年龄范围后方可得到合适的年龄截点。根据不同的视角,性早熟有两种分类方法:根据性发育的方向可分为同性性早熟和异性性早熟,根据是否启动下丘脑 − 垂体 − 性腺轴可分为真性性早熟和假性性早熟。

一、临床表现

(一)性早熟的临床表现

主要临床表现为第二性征的出现与生长加速,与正常青春发育并无明显不同。

(1)男女两性共同的表现为生长加速,由性激素与生长激素共同作用所致。在起病时较同龄儿童为高,但如不干预,则终身高较正常人矮。

（2）男性化第二性征出现的临床表现为发际后移、胡须生长、喉结出现、声调增粗、肌肉发达、阴毛生长最终呈男性分布、阴囊出现皱褶及色素沉着等，为雄激素作用所致。同时睾丸由青春期前的 1ml 左右增大至 4ml 以上。

（3）女性化第二性征出现的临床表现为乳房发育、月经来潮等。乳房发育为雌激素作用所致，规律月经为雌、孕激素共同协调作用所致，而阴毛生长则多源于肾上腺来源的雄激素所致。

（二）同性性早熟的临床表现

同性性早熟的临床表现即为男孩向正常男性成人的方向发展，女孩向正常女性成人的方向发展，仅仅表现为发育时间的提前。

（三）异性性早熟的临床表现

异性性早熟的临床表现为男孩向女性成人的方向发展，出现乳房发育等体征；女孩则向男性成人的方向发展，出现胡须、喉结等男性第二性征的表现。

病因相关的其他临床表现：病因为肿瘤时，有时可产生占位相关的临床表现；病因为某些特殊综合征时有相关的临床表现（如 McCune - Albright 综合征可伴有皮肤咖啡斑及骨骼异常等）。

二、病因与发病机制

（一）病因

性早熟从病因上可分为真性性早熟和假性性早熟（表 6 - 5）。真性性早熟指患儿的下丘脑 - 垂体 - 性腺轴过早启动，与正常青春发育的过程一致而仅仅是启动时间过早；而假性性早熟指下丘脑 - 垂体 - 性腺轴并未启动，而是由外周性激素或其他性激素相关激素过多引起，这种情况下的下丘脑 - 垂体 - 性腺轴通常是受抑制状态。对于真性性早熟患儿，需要重视寻找有无中枢神经系统疾患的可能，如肿瘤及其他病变的可能。而假性性早熟的病因比较复杂，各种性激素及性激素相关激素分泌性肿瘤均有可能，而一部分先天性肾上腺皮质增生症也会出现性激素或其前体分泌增多，因此激素测定和伴随症状和体征对诊断的意义均很大。

表 6 - 5　性早熟的病因分类

真性性早熟	假性性早熟
特发性真性性早熟	同性性早熟
中枢神经系统肿瘤致真性性早熟	绒毛膜促性腺激素分泌性肿瘤（可位于中枢神经系统或外周）

续表

真性性早熟	假性性早熟
中枢神经系统其他异常致真性性早熟	性激素分泌性肿瘤(肿瘤分泌的性激素与性别基本一致)
性激素慢性暴露治疗后继发真性性早熟	肾上腺皮质或性腺的其他性激素分泌性疾病(肿瘤分泌的性激素与性别基本一致)
	McCune - Albright 综合征
	原发性甲状腺功能减退症
	异性性早熟
	性激素分泌性肿瘤(肿瘤分泌的性激素与性别不一致)
	肾上腺皮质或性腺的其他性激素分泌性疾病(肿瘤分泌的性激素与性别不一致)

(二)发病机制

真性性早熟和假性性早熟的发病机制是不同的。真性性早熟是某种原因启动了下丘脑－垂体－性腺轴,但由于青春发育启动的生理机制并未阐明,因此真性性早熟的具体发病机制也有待于进一步研究。关于下丘脑部位的疾患导致真性性早熟的原因,目前也主要考虑是病变引起了青春发育的启动,这一部分疾病中最多见的是下丘脑部位的肿瘤,但其他病变如感染或畸形等也有可能。而对于部分伴有假性性早熟的先天性肾上腺皮质增生症患者,在明确诊断并且用糖皮质激素有效治疗以后,一部分患者可能会出现自身青春发育启动,如果这时候患者年龄尚小,则也是真性性早熟。具体机制也和青春发育启动的机制有关,需考虑按照特发性真性性早熟的方案治疗。而假性性早熟的发病机制主要是性激素的生理作用的体现,如果雄激素分泌过多,就会产生胡须出现、声调低沉、肌肉发达等临床表现;如果雌激素分泌过多,就会出现乳房发育的表现。但是女性假性同性性早熟是不会出现规律月经的,因为不启动下丘脑－垂体－性腺轴就不会出现雌、孕激素的周期性变化规律。

三、临床思路

(一)诊断思路与要点

目前我国性早熟的操作标准是在男孩小于 9 岁、女孩小于 8 岁时出现第二性征,即为性早熟。

（二）鉴别诊断思路与要点

（1）从第二性征的临床特点可判断患儿为同性或异性性早熟。

（2）从患儿的其他伴随症状（如有无身高突增、有无月经）结合循环中垂体-性腺轴激素水平初步判断患儿为真性或假性性早熟。

（3）对于假性性早熟，必须排除摄入外源性激素的可能性，特别是女性避孕药。

（4）对于同性假性性早熟的鉴别诊断（图6-1），需要查血清 β-HCG 以判断有无肿瘤分泌 β-HCG 导致性早熟的可能。如有，则需影像学检查以定位肿瘤。

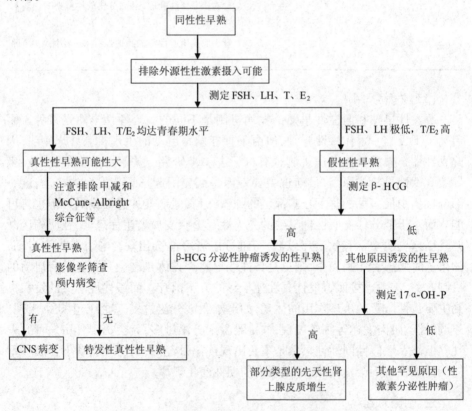

图6-1　同性性早熟的诊断与鉴别诊断要点

（5）对于真性性早熟的鉴别诊断（图6-1），需注意首先排除原发性甲状腺功能减退症、McCune-Albright 综合征导致性早熟的可能，循环激素测定和临床表现的仔细观察均十分重要。如果均可排除，则需行颅内影像学检查以确定有无中枢神经系统病变。如果无任何中枢神经系统病变的证据,可考虑特发性中枢性性早熟,但在对症处理性早熟的同时需要密切随访,定期复查颅内影像学以排除中枢神经系统肿瘤导致性早熟的可能。

(6)对于女性异性性早熟的鉴别诊断(图6-2),需注意测定循环 17 - α 羟孕酮(17 - α - OH - P)水平,因先天性肾上腺皮质增生症的一种亚型 21 - 羟化酶缺乏症是女性异性性早熟的常见原因。其他伴男性化的先天性肾上腺皮质增生症也均有可能。如果能够基本排除该类疾病,则需怀疑雄激素分泌性肿瘤的可能,一般为肾上腺或性腺来源,需要影像学检查以定位诊断。

(7)男性异性性早熟(男性女性化)的病例极为罕见,包括雌激素分泌性肿瘤、极特殊的先天性肾上腺皮质增生症等。

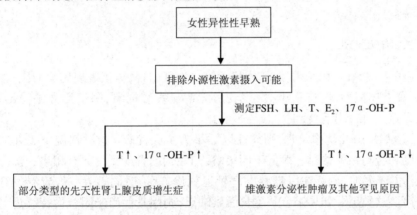

图6-2 女性异性性早熟(女性男性化)的诊断与鉴别诊断要点

第三节 青春发育延迟和性幼稚

青春发育延迟的概念为至青春发育正常年龄范围上限时仍未出现青春发育的迹象。目前临床操作标准多以男孩 >14 岁,女孩 >13 岁作为诊断青春发育延迟的年龄截点。但与性早熟的概念类似,最理想的诊断标准应该由流行病学调查得出我国青少年青春发育的正常年龄范围后方可确定。

一、青春发育延迟和性幼稚的关系

(一)暂时性青春发育延迟

青春发育延迟的患者中有一部分的转归是进入正常青春发育,因此该类患者又称为暂时性青春发育延迟。其中一部分是由于慢性病所导致,在我国最常见的往往是结核病;另一部分往往不能找到病因,称为体质性青春发育延迟,常有家族遗传倾向。

(二)性幼稚

即由于各种原因导致的永久性无青春发育。对这部分患者,如果能够早期将其从青春发育延迟的患者中区分出来,尽早干预,对他们的生理和心理方面均有裨益。

二、临床表现

(1)男孩 >14 岁、女孩 >13 岁仍无第二性征出现,男孩表现为无胡须、喉结生长,睾丸体积小,保持童声;女孩乳房无明显发育征象,阴道无分泌物出现。无论男孩、女孩,阴毛、腋毛生长均不明显。

(2)如果患儿就诊及时,则往往以矮小为主诉就诊。这种情况下患儿的生长速度和身高在就诊时一般低于同年龄、同性别的青少年。但有相当一部分患儿就诊并不及时,则往往以青春发育延迟就诊,就诊时同龄人一般青春发育已近尾声。这类患儿如果未合并生长激素缺乏,则因骨骺尚未闭合而持续近匀速生长,往往就诊时身高已超过同龄人,但完全无发育征象,无论男女均一脸稚气,男孩因无胡须而更为明显。

(3)骨龄延迟。如果就诊年龄极晚,可能有骨质疏松表现。

(4)病因相关的其他临床表现:病因为肿瘤时,有时可产生占位相关的临床表现;某些综合征具有特征性表现,如卡尔曼综合征表现为嗅觉丧失或嗅觉减退;某些性幼稚患者可能合并面部、中枢神经系统、骨骼、肾的畸形。

三、病因与发病机制

(一)病因

暂时性青春发育延迟包括慢性疾病所致青春发育延迟和体质性青春发育延迟。慢性疾病所致青春发育延迟可能与慢性病造成营养状况不佳有关,而体质性青春发育延迟则多有家族遗传史。性幼稚的病因不一,目前根据定位诊断需要分为低促性腺激素性性腺功能减退症和高促性腺激素性性腺功能减退症。

低促性腺激素性性腺功能减退症的病因一般在垂体或更高级的中枢,而高促性腺激素性性腺功能减退症患者一般病因在性腺本身(表6-6)。

表6-6 青春发育延迟和性幼稚的病因分类

暂时性青春发育延迟	性幼稚(永久性青春不发育)
慢性病致暂时性青春发育延迟	低促性腺激素性性腺功能减退症
体质性青春发育延迟	中枢神经系统异常所致部分或全垂体前叶功能减退症(包括肿瘤、创伤、自身免疫性疾病及其他原因如朗格汉斯细胞增多症等)
	孤立性促性腺激素减退症
	卡尔曼综合征
	特发性低促性腺激素性性腺功能减退症
	其他(如 GnRH 受体突变、先天性肾上腺发育不良等)
	其他原因(如 Prader - Willi 综合征等)
	高促性腺激素性性腺功能减退症
	男性:睾丸疾患
	Klinefelter 综合征
	创伤(包括手术、放疗、化疗等)
	其他(如 LH 受体突变等)
	女性:卵巢疾患
	Turner 综合征
	其他各种原因所致的卵巢早衰(创伤、肿瘤、炎症、遗传性疾病等)

(二)发病机制

暂时性青春发育延迟的发病机制尚有待于进一步研究,与营养和遗传均有一定关系。而对于性幼稚来说,对于低促性腺激素性性腺功能减退症,下丘脑或垂体的病变可能导致下丘脑或垂体的相关激素的合成、分泌或转运障碍,均可导致性腺不发育;而对于高促性腺激素性性腺功能减退症,则由于性腺功能障碍而导致不能发育,但负反馈系统使垂体代偿性大量分泌促性腺激素。而性腺功能障碍的病因包括外伤、感染、肿瘤及染色体疾病等。

四、临床思路

(一)诊断思路与要点(图6-3、6-4)

(1)目前对青春发育延迟诊断的操作定义是男孩 >14 岁、女孩 >13 岁尚无第二性征发育。

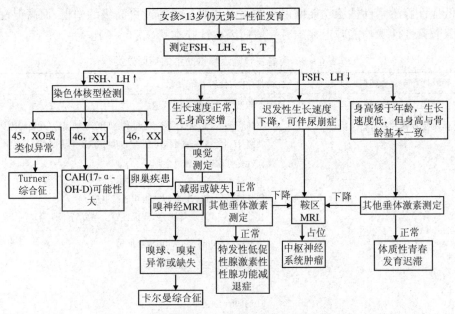

图6-3 女性青春发育延迟和性幼稚的诊断思路

CAH—先天性肾上腺皮质增生症(congenital adrenal hyperplasia);17-α-OH-D—17-α羟化酶缺乏症(17α-hydroxylase deficiency)

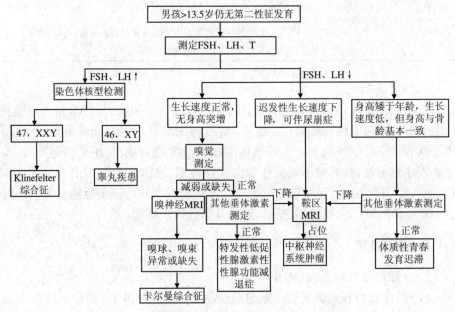

图6-4 男性青春发育延迟和性幼稚的诊断思路

（2）诊断暂时性青春发育延迟的目的是为了和性幼稚相区分，因暂时性青春发育延迟不需要予内分泌方面的特殊处理，而性幼稚则需考虑相应治疗。

（3）由于血液循环中性激素水平波动较大，在必要时可考虑多次测定以保证其准确反映生理状况。

（二）鉴别诊断思路与要点

（1）对于因青春发育延迟就诊的患儿，如符合操作标准，则需仔细询问病史，注意暂时性青春发育延迟的可能。

（2）血清促性腺激素和性激素的测定对于诊断与鉴别诊断十分重要。高促性腺激素性性腺功能减退症可直接得出性幼稚的诊断，而暂时性青春发育延迟需与低促性腺激素性性腺功能减退症相鉴别。

（3）对于高促性腺激素性性腺功能减退症，需注意有无其他先天性疾病的特征性临床表现。对于男性患儿，主要需考虑 Klinefelter 综合征；对于女性患儿，则需要注意 Turner 综合征。Klinefelter 综合征患儿体型较为高大，身材比例往往不协调。而 Turner 综合征患儿身高一般较矮，智力较同龄人差。这两类疾病均为染色体异常，经染色体检查往往可确诊。如女性患儿身材较高，需注意先天性肾上腺皮质增生症的一种亚型 $17-\alpha$ 羟化酶缺乏症的可能性，需注意是否伴高血压，同时染色体检查也有一定帮助，因染色体核型可能为(46,XY)；但如果核型正常(46,XX)，同样可以发生 $17-\alpha$ 羟化酶缺乏症，仅仅是诸多导致卵巢丧失功能的疾患中的一种，需进一步检查。

（4）对于低促性腺激素性性腺功能减退症，需特别注意患儿生长速度的变化。如果生长速度突然减慢导致矮于同龄人，则需警惕颅内肿瘤的可能性。尤其是矮小合并尿崩症的患儿，一般是颅内肿瘤导致全垂体功能减退症，进行垂体前叶各轴的激素检查有利于确诊。

（5）低促性腺激素性性腺功能减退症的患儿如果始终持续匀速增长但不发育，并且不伴其他垂体激素的异常，需注意询问并检查嗅觉的功能是否完善。如有明显缺陷，需考虑卡尔曼综合征。

第四节　多囊卵巢综合征

多囊卵巢综合征(polycystic ovary syndrome,PCOS)是青春期和育龄期妇女常见的妇科内分泌疾病，约占无排卵妇女不孕的 1/4,常同时伴有肥胖症、胰岛素抵抗、2 型糖尿病、心血管疾病和子宫内膜癌等严重并发症。青春期女孩常因月经紊乱、痤疮、多毛等症状来就诊,育龄期妇女常因不孕来诊。

一、临床表现

1935 年 Stein 和 Leventhal 首先描述了一组具有闭经、多毛和双侧卵巢增大的相关症候群的患者,此后,文献陆续报道类似患者。PCOS 病因目前尚不完全清楚,但临床多表现为月经紊乱、不排卵、雄性化、肥胖症、胰岛素抵抗、糖尿病等多方面。

(一)月经紊乱与排卵障碍

PCOS 患者多月经初潮年龄正常,但有持续性月经不规则,月经周期紊乱,经量少,持续时间长,或月经稀发,内膜增殖,逐渐出现闭经,而持续无排卵,子宫内膜增生过长则可能导致子宫内膜癌。所以,月经稀发,经期延长,不规则阴道出血和慢性闭经是 PCOS 最具特征性的临床表现。

(二)雄性化表现

在青春期,性毛增多和痤疮是预示 PCOS 高雄激素的表现。PCOS 患者可以表现为阴毛浓密,还多出现在阴唇上、脐下正中线、耻骨上和四肢等部位,甚至出现于乳周,肛周长毛,唇上、颏下毳毛增多,这种性毛增多预示高雄激素的表现。痤疮是由于雄激素刺激了皮脂腺单元,因此 PCOS 患者表现呈油脂性皮肤,多见于额部、背部、面颊和胸部,可以表现为粉刺、血疹或脓疱、结节、皮脂囊肿、瘢痕等,并往往出现毛孔增粗。

(三)肥胖症和胰岛素抵抗

约 50% 的 PCOS 妇女存在肥胖,而肥胖与胰岛素抵抗常同时出现,故 PCOS 患者也常见胰岛素抵抗者。而胰岛素抵抗是 2 型糖尿病、心血管疾病的独立危险因素或主要原因。严重胰岛素抵抗患者可出现黑棘皮病。其特点是在外阴、腹股沟、腋下、颈后等处有对称、发黑或灰棕色、软的斑片。

(四)多囊卵巢表现

多囊卵巢需经 B 超诊断。目前最常用的标准是:一侧或双侧卵巢有 12 个以上直径为 2 ~ 9mm 的卵泡或卵巢体积 > 10ml。

二、病因与发病机制

PCOS 病因和发病机制至今未明。PCOS 患者以卵巢功能异常为特点,且常有高雄激素和卵巢多囊样改变,所以 PCOS 发病机制研究始终围绕着雄激素增多、月经、肥胖几大方面进行。

（一）雄激素增多

PCOS 患者肾上腺雄激素和卵巢雄激素产生能力均高于常人，且常伴 LH、FSH 分泌失调，LH 增高能直接刺激卵巢生成过多雄性激素，也能导致卵巢异常，干扰卵巢－垂体的反馈作用。但高 LH 依然不能解释卵巢异常的全部，PCOS 的影像学研究发现患者无优势卵泡，即卵泡发育停滞。说明 PCOS 患者的卵泡在发育中过早发生了黄体化。

（二）与肥胖、糖脂代谢的关系

除高雄激素外，PCOS 患者常伴肥胖、高胰岛素血症、高脂血症等代谢异常，这些表现既可独立出现又可以联合出现。高胰岛素可以作用在肝脏，促使合成性激素结合蛋白减少，使游离的雄激素增多，出现高雄激素表现。高胰岛素血症也可在垂体引起 LH、FSH 增高，导致高雄激素血症。

（三）"二次打击学说"

该学说将高雄激素形成与胰岛素抵抗两大机制结合起来。第一次打击是指原发的肾上腺、卵巢和（或）神经内分泌因素异常、胰岛素抵抗等造成的体内高雄激素血症。第二次打击是指在第一次打击的基础之上，已经存在的高雄激素下调了 GnRH 的敏感性，使下丘脑－垂体－卵巢轴发生改变，导致排卵异常和持久的高雄激素状态，造成恶性循环。

三、临床思路

（一）诊断要点（图 6－5）

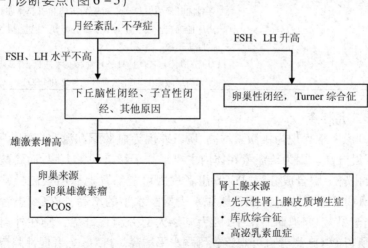

图 6－5 多囊卵巢综合征的诊断和鉴别诊断

对 PCOS 的诊断标准一直是该领域争论的热点。国际上包括 1990 年美国国立卫生研究院(NIH)标准、2003 年欧洲人类生殖与胚胎协会(ESHRE)/美国生殖医学会(ASRM)标准、2006 年雄激素过多协会(Androgen Excess Society,AES)标准,其最核心内容均有高雄激素表现、卵巢功能异常和卵巢多囊化表现等,但不同的标准间仍略有差异。2011 年,我国卫生部也在上述国际标准的基础上,主导制定了适用于中国的 PCOS 诊断标准。这些标准间的差异见表6-7。

表 6-7　PCOS 的不同诊断标准

学会	年代	诊断标准
美国国立卫生研究院(NIH)	1990	①高雄激素状态[临床和(或)生化];②卵巢功能异常
欧洲生殖/美国生殖医学会(ESHRE/ ASRM),鹿特丹	2003	至少出现 2 条:①高雄激素状态[临床和(或)生化];②卵巢功能异常;③多囊卵巢的形态学表现(polycystic ovary, PCO)
美国雄激素过多协会(AES)	2006	必备高雄激素状态[临床和(或)生化]并有以下之一:①卵巢功能异常;②多囊卵 巢的形态
美国雄激素过多/多囊卵巢综合征学会(AE/PCOS Society)	2009	表现为:①高雄激素状态(临床和(或)生化);②卵巢功能异常[排卵异常和(或)多囊卵巢的形态]
中华人民共和国卫生部	2011	疑似 PCOS 诊断:必须条件为月终稀发、闭经或不规则子宫出血,再符合下列 2 项之一:①高雄激素的临床表现或高雄激素血症;②超声表现为 PCO 确定 PCOS 诊断:具备上述疑似 PCOS 诊断条件后还必须逐一排除其他能引起高雄激素的疾病和引起排卵异常的疾病才能确定诊断。还要考虑其分型,以便进一步采取相应的临床干预 PCOS 分型:①经典型(月经异常和高雄激素,有或无 PCO);②无高雄激素 PCOS(只有月经异常和 PCO)

(二)常用检查

PCOS 患者常表现为雄激素增高,所以表现为血睾酮和游离睾酮水平升高,但多为轻度升高。因为雄激素在体内主要来源于卵巢和肾上腺,而硫酸脱氢表雄酮主要由肾上腺合成分泌,PCOS 患者病因可能与肾上腺激素的异常分泌有关,所以,PCOS 患者也可出现硫酸脱氢表雄酮水平的增高。PCOS 患者雌二醇水平相当于早、中卵泡期的水平,因为雌酮大部分源自雄烯二酮在外周组织中的转化,所以 PCOS 患者也可观察到雌酮水平增高。PCOS 患者促性腺激素也可出现相应变化。其黄体生成素水平常常升高,约相当于月经周期中卵泡期水平,而卵泡刺激素却相当于早卵泡期水平,所以,常有黄体生成素、卵泡刺激素比值的增高,这个比值常大于 2。在雌激素水平持续刺激下,PCOS 患者也可出现轻中度高泌乳素血症表现。

PCOS 患者常有高胰岛素血症和胰岛素抵抗表现。常需行葡萄糖耐量试验进行诊断。PCOS 患者的葡萄糖耐量试验,常表现为高胰岛素血症和葡萄糖水平增高,结合黑棘皮病等临床表现,常提示存在胰岛素抵抗。因为胰岛素抵抗的存在,患者常易发 2 型糖尿病、糖耐量减退、高血压、血脂紊乱、脂肪肝和代谢综合征。

PCOS 患者常有卵巢多囊化表现,需用 B 超诊断,可采用经腹 B 超,也可采用经阴道 B 超诊断。

(三) 鉴别诊断思路与要点

PCOS 的诊断有较明确标准,故套用标准即可,但需要注意的是,所有标准均要求首先除外其他疾病,如高泌乳素血症、甲状腺疾病、先天性肾上腺皮质增生症、肾上腺雄激素分泌瘤、卵巢雄激素分泌瘤以及库欣综合征等有类似症状的疾病。

先天性肾上腺皮质增生症需与 PCOS 相鉴别。先天性肾上腺皮质增生症为常染色体隐性遗传病。最多见的为先天性 21 - 羟化酶缺乏症。这些患者因为先天缺陷,糖皮质激素合成不足,酶代谢前体物质——17α - 羟孕酮等堆积,可以导致雄激素分泌增多。库欣综合征患者,特别是 ACTH 依赖性库欣综合征,可以促使肾上腺源性雄激素增多。卵巢雄激素分泌瘤包括睾丸母细胞瘤、门细胞瘤、类脂质细胞瘤、颗粒细胞瘤及卵泡膜细胞瘤,大多数肿瘤分泌雄激素不受调控,且雄激素水平较高。泌乳素可刺激肾上腺雄激素的分泌,另外约 20% 的垂体泌乳素腺瘤妇女有多毛症和痤疮,所以高泌乳素血症患者应注意与 PCOS 相鉴别。甲状腺功能减退或甲状腺功能亢进也均可以导致月经紊乱,闭经。

第五节 卵巢早衰

卵巢早衰(premature ovary failure, POF)的定义为女性在 40 岁以前过早绝经者,表现为闭经、不孕、雌激素的下降及促性腺激素水平的增加。卵巢早衰的后果一是丧失生殖功能,二是长期雌激素低下会导致女性绝经相关症状如潮热多汗、阴道干涩,还可对心、脑血管和骨骼等全身诸多器官产生影响。

一、临床表现

(一)近期临床表现

出现在 40 岁以前的闭经,可能发生在青春期刚建立规则月经周期后,也可能在月经初潮后逐渐出现月经稀发、月经过少和闭经,月经完全停止前可有月经的紊乱,并可伴有潮热、出汗、阴道干燥、失眠、性欲减退等雌激素低下的症状。

(二)远期表现

长期的低雌激素水平会影响身体的多个系统,出现如泌尿生殖器官萎缩症状、骨质疏松和心血管疾病,需引起重视。

(三)其他表现

部分患者表现出如桥本甲状腺炎等自身免疫性疾病的症状和体征。

(四)体格检查

体格检查可见外阴、阴道萎缩,阴道充血、点状出血,子宫偏小等。

二、病因与发病机制

卵巢早衰可由多种原因引起,例如遗传、酶缺乏、医源性、免疫性及感染性等。

(一)遗传

本病的发生具有较高的家族遗传倾向,目前发现与 X 染色体的异常以及某些基因缺陷有关。

(二)免疫因素

部分患者存在多种自身免疫性抗体,或伴有自身免疫性疾病如抗甲状腺微粒体抗体、抗核抗体等。

(三)酶缺陷

患者可伴有 17α-羟化酶等甾体激素合成中关键酶的缺乏。

(四)医源性

一些医源性的处理如放、化疗及手术等都可导致卵巢早衰。化疗药物特别是烷基类,可以通过损伤 DNA 来杀伤细胞,甚至损伤不处于增殖状态的原始卵泡而引起卵巢早衰。放射引起的卵巢早衰是根据放疗剂量以及放疗的部位所决定的。手术如卵巢肿瘤剥除术等也可引起卵巢功能的损害和永久性的卵巢衰竭。

（五）环境因素

环境中的一些有毒物质,如汞、镉等都可以引起卵巢早衰。

三、临床思路

（一）诊断思路与要点（图6-6）

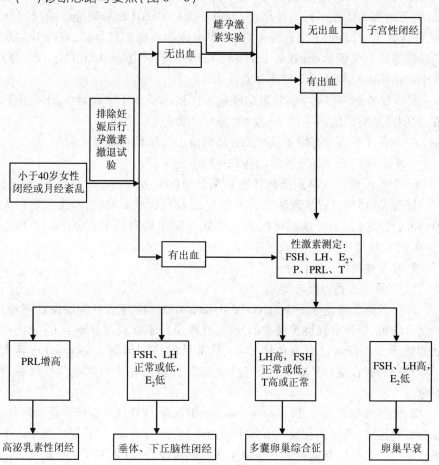

图6-6 卵巢早衰的诊断思路

1.孕激素试验 对于40岁以前出现闭经的患者,在行尿或血HCG检查排除妊娠后,可行孕激素试验,肌注孕激素停药后如有撤退性出血,则表明体内有一定的内源性雌激素水平,如无撤退性出血,则进一步行雌孕激素试验,每日口服雌激素如雌二醇1~2mg或结合雌激素0.625~1.25mg,共21天,后10日加用孕激素如地屈孕酮每日 10mg 或甲羟孕酮每日 10mg,如停药后无撤退性出血,则提示为子宫性闭经,如有出血,则考虑为其他因素导致的闭经,可进行性激素的测定以明确诊断。

2. 性激素测定　包括血 FSH、LH、E_2、P、PRL、T 等检查,如 PRL 增高,需考虑高泌乳素性闭经,需行头颅 CT 或 MRI 检查;如 FSH、LH 正常或下降,E_2 也下降,则考虑为垂体或下丘脑性闭经,可进一步行 GnRH 试验明确诊断;如 LH 增高,FSH 正常或降低,T 增高或正常,则应考虑多囊卵巢综合征,可行 B 超及血胰岛素等检查明确诊断;如血 FSH 和 LH 增高,持续在 40IU/L 以上,雌二醇常低于 100pmol/L,可确诊为卵巢早衰。

3. B 超检查　卵巢早衰患者盆腔超声多显示子宫正常或偏小,子宫内膜变薄,两侧卵巢测定值缩小,部分患者卵巢中无卵泡。

4. 染色体检查　有助于发现染色体异常引起的卵巢功能衰竭。

5. 免疫学检查　如甲状腺功能和免疫学测定等。

6. 卵巢活检　在鉴别抵抗性卵巢综合征(resistant overian failure, ROF)时有一定意义,活检可以发现患者的卵巢呈现条索状或萎缩状,卵巢皮质内无原始卵泡,髓质完全为纤维结缔组织所取代。如卵巢内显示有多个原始卵泡存在,则提示为 ROF。

7. 骨密度测定　有助于对骨质疏松症做出诊断。

(二)鉴别诊断思路与要点

1. 先天性性腺发育不全(gonadal dysgenesis)　临床表现为原发性闭经,性征发育幼稚,常伴有促性腺激素的升高,性腺呈条索状或发育不全,性腺内卵泡缺如或稀少。75% 伴有染色体异常,最常见的核型异常为(45,XO),其次为(45,XO)的嵌合型;另 25% 的染色体正常的性腺发育不全称单纯性性腺发育不全。

2. 抵抗性卵巢综合征(resistant overian failure, ROF)　临床表现为闭经,但性征发育正常,特征为卵巢具有多个原始卵泡,形态饱满,但对促性腺激素不敏感。其维持性征发育的雌激素来源于卵巢间质在高 LH 刺激下产生的雄烯二酮在外周组织的转化。

3. 多囊卵巢综合征(PCOS)　临床表现为闭经或月经紊乱、不孕、痤疮、多毛、肥胖等,多伴有血 LH、T 的增高,不同程度的胰岛素抵抗,FSH 正常或偏低,B 超可见卵巢饱满,多于 10 个小卵泡,行孕激素试验有撤退性出血。

4. 高泌乳素血症(hyperprolactinemia)　临床表现为闭经或月经紊乱、泌乳、不孕、头痛、眼花等,伴有 PRL 的增高,LH 可正常或增高,FSH 正常,行孕激素试验有撤退性出血。

第六节　女性更年期综合征

女性更年期(perimenopausal)是指女性从生育能力旺盛和性生活正常逐渐衰退到老年的一段过渡时期,在此期间女性卵巢内始基卵泡储备逐渐耗竭。绝经是每个妇女生命进程中必经的生理过程,绝经本身不是一种需要治疗的疾病,但卵巢功能衰退所致的内分泌失衡和雌激素缺乏,却可以产生一系列绝经相关的问题或疾病如月经紊乱、血管舒缩障碍、神经精神症状以及心血管疾病、骨质疏松等,称为女性更年期综合征。目前在临床上将判定女性卵巢功能开始减退的标志点称为绝经过渡期的起点,是指 40 岁以上的妇女,在 10 个月之内发生两次相邻月经周期长度的变化≥7 天。这一标志点对于识别更年期,在合适的时间选择合适的治疗方法非常重要,但也有部分患者以潮热出汗等症状为最初的临床表现,需要医生根据患者的临床表现和症状灵活对待。

一、临床表现

(一)月经紊乱
周期延长或缩短,经量过多或过少,或月经淋漓不尽,不规则出血,闭经。
(二)血管舒缩症状
常有阵发性潮热、出汗、心悸等。
(三)神经精神症状
常有忧虑、易激动、烦躁、焦虑、情绪低落、记忆力减退、注意力不集中等症状。
(四)骨与关节症状
有肌肉及关节疼痛。
(五)心血管病变
常伴有心悸、阵发性心动过速或过缓。
(六)泌尿生殖系统
排尿困难、性交痛、反复发作的阴道炎、反复泌尿系感染、性欲下降。
(七)体格检查
有症状重而阳性体征少的特点。

二、病因与发病机制

随着年龄的增长,女性卵巢功能开始衰退,卵泡不能成熟及排卵,出现无排卵性月经,表现为月经紊乱。而卵巢分泌的雌激素水平明显下降,会引起具有雌激素受体的靶组织器官功能障碍,这些靶组织包括卵巢、子宫内膜、血管内皮细胞、成骨细胞、皮肤等,导致血管舒缩障碍、神经精神症状及骨质疏松等相关症状。

三、临床思路

(一)诊断思路与要点(图6-7)

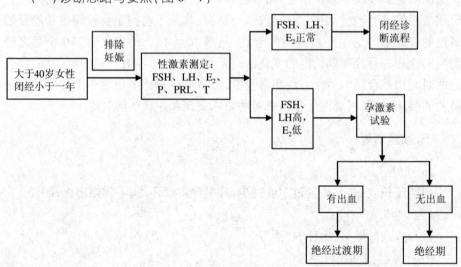

图6-7 女性绝经及绝经过渡期的诊断思路

根据年龄及症状、体征、辅助检查,一般不难诊断,更年期综合征的症状较多,其中各种症状表现如潮热多汗、失眠焦虑、关节疼痛、泌尿系感染等是重要诊断依据,但必须排除一些器质性疾病。需注意的是对于绝经期和绝经过渡期的判断。

对于绝经的判定除临床上对绝经过渡期起点的判定外,可根据年龄及闭经的时间来行相关的检查。

(1)对于40岁以上闭经小于1年的女性。在行尿或血 HCG 检查排除妊娠后,需进行激素 FSH、LH、E_2、P、PRL、T 的测定,如 FSH、LH 增高,E_2 下降者,可进行孕激素撤退试验,如有出血,说明体内有一定的内源性雌激素,现为绝经过渡期,如无出血,则已经进入绝经期;如激素测定 FSH、LH、E$_2$ 正常或有 PRL 增高等情况,需按照闭经的诊断流程进一步检查。

(2)对于 40 岁以上闭经大于 1 年的女性。可根据具体情况及临床症状来决定是否需进行孕激素撤退试验及激素测定。

(3)对于 50 岁以上闭经大于 1 年的女性。可直接判断为绝经期,不需要再进行孕激素撤退试验及激素测定。

另有一些辅助检查如盆腔 B 超、骨密度检查可以协助诊断。

(二)鉴别诊断思路与要点

女性更年期综合征可表现在泌尿生殖、骨关节、心血管等多个系统,因此需与一些相关的疾病相鉴别。

1.甲状腺功能亢进症　可发生于任何年龄,当年龄大发病时,可表现为抑郁、淡漠、多疑、焦虑等,症状常不典型,可通过检测甲状腺相关指标来鉴别。

2.冠状动脉粥样硬化性心脏病　患者常表现为心慌、心悸、胸闷、心律失常,可通过心内科会诊,详细查体及心电图来鉴别。

3.神经衰弱　主要表现为失眠,根据病史、失眠发生的时间与月经的关系来鉴别,必要时可请神经科会诊。

(张念荣　李乃适　陈　适　欧　华)

参考文献

1. Grumbach MM, Styne DM. Chapter 24:Puberty: ontogeny neuroendocrinology, physiology and disorders. In: Wilson JD, Foster DW (Eds). Williams Textbook of Endocrinology. 11th ed., WBSaunders,2008. 969 – 1031.

2. 史轶蘩. 协和内分泌和代谢学. 北京:科学出版社,1999:455 – 460, 896-904, 922 – 928,936 – 961.

3. Naishi Li. Essential Internal Medicine. People's Medical Publishing House,Beijing, 2009, 451 – 456.

4. 朱惠娟,邓洁英,史轶蘩,等. 大庆市健康青少年女性青春期性发育调查. 中华医学杂志,2005,85(15):1045 – 1048.

5. 伍学焱,史轶蘩,邓洁英,等. 大庆市健康男性青少年正常青春发育时间调查. 中华医学杂志,2007,87(16):1117 – 1119.

6. Harrington J, Palmert MR. Clinical review: distinguishing constitutional delay of growth and puberty from isolated hypogonadotropichypogonadism: critical appraisal of available diagnostic tests. J Clin Endocrinol Metab, 2012, 97(9):3056 − 3067.

7. Parent AS, Teilmann G, Juul A, et al. The timing of normal puberty and the age limits of sexual precocity: variations around the world, secular trends, and changes after migration. Endocr Rev, 2003, 24(5): 668 − 693.

8. 郁琦. 多囊卵巢综合征诊治标准专家共识. 中国实用妇科与产科杂志, 2007, 23:474.

9. Rotterdam ESHRE/ASRM − Sponsored PCOS consensus workshop group. Revised 2003 consensus on diagnostic criteria and long − term health risks related to polycystic ovary syndrome (PCOS). Hum Reprod, 2004, 19(1):41 − 47.

10. 曹泽毅. 中华妇产科学. 第2版. 北京:人民卫生出版社, 2008.

11. Conway GS. Premature ovarian failure. Br Med, 2000, 18(1):51.

12. Du J, Zhang W, Guo L, et al. Two FSHR variants, haplotypes and meta − analysis in Chinese women with premature ovarian failure and polycystic ovary syndrome. Mol Genet Metab, 2010, 100(3):292 − 295.

13. 中华医学会妇产科分会绝经学组. 绝经过渡期和绝经后期激素补充治疗临床应用指南(2009 年版). 中华妇产科杂志, 2010, 45(8): 635 − 638.

14. Harlow SD, Gass M, Hall JE, et al. Executive summary of the Stages of Reproductive Aging Workshop + 10: addressing the unfinished agenda of staging reproductive aging. J Clin Endocrinol Metab, 2012, 97(4):1159 − 1168.

15. Sturdee DW, Pines A, International Menopause Society Writing Group, et al. Updated IMS recommendations on postmenopausal hormone therapy and preventive strategies for midlife health. Climacteric, 2011.

第七章

糖　尿　病

第一节　概　　述

糖尿病(diabetes mellitus,DM)是由于各种病因导致体内胰岛素分泌绝对或相对不足,或靶细胞对胰岛素敏感性降低,或胰岛素结构缺陷而引起的一种以高血糖为特征的代谢紊乱及临床综合征。糖尿病是目前最常见的代谢性疾病之一,也是当今社会第三大非传染性疾病。

一、糖尿病的分类

根据 WHO 在 1999 年颁布的糖尿病最新诊断标准,糖尿病可分为 1 型糖尿病(T1DM)、2 型糖尿病(T2DM)、特殊类型糖尿病和妊娠糖尿病(GDM)。1 型糖尿病(T1DM)分为自身免疫性 1 型 DM(急发型、缓发型)和特发性 1 型 DM;特殊类型糖尿病可分为胰岛素作用遗传性缺陷、胰岛 β 细胞功能遗传性缺陷、内分泌病、药物和化学品所致糖尿病、感染所致、不常见的免疫介导糖尿病、胰腺外分泌疾病、其他与糖尿病相关的遗传综合征;妊娠糖尿病(GDM)包括糖尿病妊娠和妊娠期 IGT。

二、糖尿病的实验室检查项目

(一) 葡萄糖

1. 葡萄糖的合成与代谢　正常情况下,葡萄糖浓度的相对恒定是由其来源与去路两方面的动态平衡所决定的。葡萄糖的主要来源:①消化吸收的葡萄糖;②肝脏的糖异生作用;③肝糖原的分解。葡萄糖的代谢:①在全身各组织细胞中氧化分解成二氧化碳和水,同时释放出大量能量,供人体消耗利用;②进入肝脏变成肝糖原储存起来;③进入肌肉细胞变成肌糖原储存起来;④转变为脂肪储存起来;⑤转化为细胞的组成部分。

2. 葡萄糖的生理作用　　正常人血液中的糖主要是葡萄糖,它是糖在体内的运输形式。全身各组织都从血液中摄取葡萄糖,尤其是脑、肾、红细胞、视网膜组织几乎不合成糖原,也几乎没有糖原储存,因此必须由血液不断提供葡萄糖。血糖浓度下降到一定水平时,将可能导致脑组织的能量代谢受到严重妨碍,从而严重影响它们的功能。正常人血糖的来源与去路处于动态平衡,因此血糖水平尽管时有波动,但仍可以保持相对恒定,这是神经、肝脏等组织和激素对血糖调节作用的结果。

3. 血糖水平的调节　　由于正常人血液中的糖主要是葡萄糖,人们将血中葡萄糖简称为血糖。机体血糖水平主要通过组织器官、激素和神经系统调节。

(1)组织器官。以肝脏调节为主,正常生理状态下血糖升高时,葡萄糖进入肝细胞,肝细胞将大量葡萄糖合成糖原,储存起来;一部分葡萄糖合成脂肪。血糖偏低时,肝细胞可通过糖原分解和糖异生这两条途径,生成葡萄糖进入血液循环以提高血糖水平。肌肉、脂肪等外周组织通过促进其对葡萄糖的氧化利用降低血糖浓度,起到辅助调节血糖的作用。

(2)调节激素。多种激素均有调节血糖的作用:①胰岛素是体内唯一降低血糖的激素,它促进组织细胞摄取和利用葡萄糖,促进肝细胞和肌肉细胞将葡萄糖合成糖原,促进糖类转变为脂肪,抑制糖异生;②胰高血糖素可促进肝糖原分解及减少葡萄糖的利用而使血糖升高;③肾上腺素可促使肝糖原分解和肌糖原酵解,从而升高血糖;④糖皮质激素可促进肝脏中的糖异生,抑制肌肉及脂肪组织摄取葡萄糖,从而提高血糖水平;⑤生长激素抑制肌肉和脂肪组织利用葡萄糖,促进肝脏糖异生使血糖升高。体内多种激素相辅相成,共同形成一个糖代谢调节系统,维持着血糖的动态平衡。

(3)神经系统。中枢神经系统通过交感神经系统或肾上腺髓质分泌肾上腺素及去甲肾上腺素,抑制胰岛素分泌,使血糖升高。中枢神经系统通过副交感神经,使胰岛素分泌增加。各种应激状态如急性心肌梗死、脑血管意外、外伤、手术、麻醉、严重感染、疼痛、休克及紧张焦虑等,均可使肾上腺皮质激素、胰高血糖素、肾上腺素及去甲肾上腺素分泌增多,暂时性地升高血糖。

4. 实验室检查　　血清葡萄糖的化学测量包括无机化学法、有机化学法和生物化学法。早期无机法为还原法,血中还原性物质均能发生反应,对血糖无特异性,已被淘汰;随后出现的有机法——邻甲苯胺法,对醛糖如葡萄糖、半乳糖、木糖甚至抗坏血酸均有反应,对葡萄糖特异性较差,近年也已逐步被淘汰。

目前常用的血清葡萄糖测定方法为酶法[己糖激酶(HK)法、葡萄糖氧化酶(GOD)法和葡萄糖脱氢酶法],其较高的灵敏度、精密度及操作简单等特点,适合用于生化分析仪,大部分医学实验室均采用酶法进行常规测量。我国推荐的常规方法为葡萄糖氧化酶法。

血清葡萄糖测量有完整的参考体系,目前检测的参考方法包括两大类,一类是分光光度计方法,一类是同位素稀释质谱法(基准方法)。分光光度计法由美国疾病控制与预防中心(Centers for Disease Control and Prevention,CDC)和日本临床化学会(Japanese Society of Clinical Chemistry,JSCC)建立,采用的检测原理为己糖激酶(HK)法,特异性高,国内经过认可的参考实验室可运行该参考方法;同位素稀释质谱法是一种微量、痕量和超痕量物质含量的权威检测方法,JCTLM 列表中的方法为 ID – GC/MS(isotope dilution gas chromatographymass spectrometry)法,分别由德国临床化学会(German Federation of Clinical Chemistry and Laboratory Medicine,DGKL)、美国国家标准和技术研究院(National Institute of Standards and Technology,NIST)和比利时根特大学建立。我国卫生部临床检验中心和中国计量科学研究院均进行了 ID/MS 方法的研究,性能可达到基准方法的要求。

(1)检测原理。目前临床实验室常用的血糖检测方法有二类:一类是湿化学方法,包括己糖激酶法、葡萄糖氧化酶法、葡萄糖脱氢酶法等;另一类是干化学方法,又称 POCT 方法。各方法检测原理如下。

◈ 己糖激酶法:葡萄糖在己糖激酶催化下生成葡萄糖–6–磷酸(G6P),前者在葡萄糖-6-磷酸脱氢酶(G6PD)的催化下脱氢,生成 6–磷酸葡萄糖(6PG),同时使 NADP 还原成 NADPH。NADPH 的生成速率与葡萄糖浓度成正比,测定 NADPH 在 340nm 处的吸收峰,计算出血清中葡萄糖浓度。

◈ 葡萄糖氧化酶法:葡萄糖氧化酶(GOD)催化葡萄糖氧化生成葡萄糖酸(D-葡萄糖酸δ内酯),并产生 H_2O_2,H_2O_2 在过氧化氢酶催化下氧化色原物质,生成有色化合物,此化合物的生成量与葡萄糖含量成正比。

◈ 葡萄糖脱氢酶法:葡萄糖脱氢酶(GDH)催化葡萄糖和 $NADP^+$,生成葡萄糖酸(D–葡萄糖酸δ内酯)和 NADPH,向反应液中加入变旋酶可缩短反应到达平衡的时间。在反应过程中,NADPH 的生成量与葡萄糖浓度成正比关系。

◈ POCT 法:20 世纪 60 年代患者通过检测尿糖来监测血糖水平。1968 年第一台快速血糖仪问世,1978 年首次用于临床,20 世纪 80 年代得到广泛推广。采指尖一滴血患者就可以自行检测血糖,属于微创检测。其检测原理经过二十多年的发展,已经由早期的葡萄糖氧化酶比色反应发展到目前使用的电化学传感技术和电化学酶传感技术。

无创血糖检测是一种不需要收集血液样本进行血糖浓度测量的新技术,它不会造成人体任何创伤,不会造成体液传染病传播,使用方便。近年来这方面的研究已成为国际学术界的热点,出现了近红外光谱、远红外光谱、偏振光旋光技术、经皮反向离子抽吸技术、电阻抗测量等各种原理的测量方案。由于生化分析法和快速血糖仪不能连续动态监测患者的血糖而得不到更接近真实情况,动态血糖监测系统(CGMS)应运而生。第一台动态血糖监测系统已于1999年6月在美国批准上市。虽然无创检测和连续动态式血糖检测是未来血糖监测的趋势,但其检测技术仍有待于继续研究提高。

血糖测量方法学不同,测量性能亦不尽相同。在选择测量方法时应根据测量原理、仪器、试剂等多方面综合考虑。表7-1说明采用不同湿化学测量原理测量血糖时各方法检测性能的差异。

表7-1　不同检测方法性能

方法	线性范围/(mmol/L)	分析灵敏度/(mmol/L)	精密度/%
己糖激酶法	25	0.06	1.0
葡萄糖氧化酶法	22	0.8	<10
葡萄糖脱氢酶法	55	0.02	<5.0

(2)参考区间。临床血糖测量有完整的参考系统。我国卫生部以行业标准形式发布了中国人空腹血清葡萄糖测量参考区间:3.9～6.1mmol/L(70～110mg/dl)。各实验室应遵照执行。

(3)测量影响因素。实验室常见的影响因素有:①样本类型。可采集毛细管全血、静脉全血、静脉血浆和毛细血管血浆样本。采集毛细血管血液,应注意血液循环是否良好,指尖是否温暖;抽取静脉血,不能压迫静脉太紧;如采集血浆标本需用肝素或EDTA-K$_3$抗凝管;避免输注葡萄糖时同侧抽血或输注葡萄糖后抽血,否则造成血糖结果异常增高。②轻度溶血、脂血、黄疸、维生素C、氟化钠、肝素、EDTA和草酸盐等不干扰血糖测定,重度溶血(>1g/L)和高胆红素血症(>342umol/L)可使血糖测定结果偏高。③一些还原性物质如尿酸、抗坏血酸、胆红素和谷胱甘肽等可与色原性物质竞争过氧化氢,从而消耗反应过程中所产生的过氧化氢,产生竞争性抑制,造成测定结果偏低。④室温下,静脉血血糖浓度每小时可减少0.33mmol/L(6mg/dl),4℃条件下放置2h有轻度下降,24h后降低大约20%。⑤葡萄糖氧化酶法可直接测定脑脊液中葡萄糖的含量,但不能直接测定尿液中葡萄糖含量。因尿液中尿酸等还原性干扰物质浓度过高,干扰过氧化物酶反应,会造成结果假性偏低。⑥体力活动。长期卧床患者因不活动可使糖耐量受损;试验前剧烈活动可加速葡萄糖的利用,但由于交感神经兴奋,肾上腺素等升血糖物质的释放,致使血糖升高,故试验期间患者应静坐或静卧休息至少 30 分钟。⑦精神因素。情绪激动可使交感神经过度兴奋,血中儿茶酚胺分泌量增多,导致血糖升高,因此试验期间应避免精神刺激。⑧疾病和创伤。如急性心肌梗死、脑血管意外、外科手术及烧伤等均属应激状态,可使血糖暂时升高,糖耐量减低,称应激性高血糖,故需病愈后恢复正常活动时再做此试验。⑨内分泌疾病。如肢端肥大症、肾上腺皮质功能亢进症、甲状腺功能亢进症及嗜铬细胞瘤等病可产生某些胰岛素拮抗激素,致使糖耐量异常,产生糖尿病症候群。过度肥胖也可使糖耐量减低。⑩药物。许多药物可使葡萄糖耐量减低,故在试验前需停药,如烟酸、噻嗪类利尿剂、水杨酸钠等,应至少停用 3~4 日;口服避孕药应停用一周。

(二)胰岛素、C 肽和胰岛素原

1. 合成与代谢 胰岛素是一种多肽蛋白质激素,胰岛素的生物合成是胰岛素基因在胰腺 β 细胞的特异表达的过程,其前激素是胰岛素原。胰岛素的分泌受多因素调控,其中以葡萄糖最为重要,是已知的刺激胰岛素分泌最强的生理调节因子。胰岛素的代谢器官首要为肝脏,其次为肾脏。在基础状态下它们清除 60% 及 30% 的胰岛素,其余则为肌肉和肠道清除。

C 肽(C - Peptide)是胰岛 β 细胞的分泌产物,它与胰岛素有一个共同的前体——胰岛素原。胰岛素原在酶的作用下被分解为三段,前后两段又重新联接,成为有 A 链和 B 链组成的胰岛素,中间一段独立出来,称为连接肽,此肽两端在代谢过程中各脱去两个氨基酸后,称为 C 肽。胰岛素原经胰岛素原转化酶水解产生等量的胰岛素及 C 肽。

胰岛素原(proinsulin)包含一个完整的胰岛素分子和一个连接肽,是胰岛素的前体物质,具有双重免疫活性,既可与胰岛素抗体结合,又可与 C 肽抗体结合。胰岛素原由胰岛 β 细胞合成和分泌,主要在肾脏分解代谢。生理情况下,只有极少量的胰岛素原释放入血,在病理情况下,胰岛 β 细胞释放胰岛素原增多,血中胰岛素原水平升高。与胰岛素相比,胰岛素原的代谢率更慢,肝摄取低于胰岛素,在肾脏的降解则较胰岛素为高。大部分胰岛素瘤患者血循环中胰岛素原水平增高。正常情况下,胰岛素原一般不超过免疫反应性胰岛素总量的 22% ,而 85% 以上的胰岛素瘤患者的胰岛素原所占百分比超过 25% 。

2. 主要生理功能 胰岛素具有极广泛的生物学效应。在物质代谢中起重要作用,并调节机体的生长发育。胰岛素的中枢作用日益受到重视,除参与调解进食与体重外,还与生殖、认知功能和大脑发育有关。在外周组织,胰岛素作为合成代谢激素,促进葡萄糖、脂肪、氨基酸摄取、利用及储存;在中枢,胰岛素作为分解代谢激素,反馈抑制进食,降低体重,维持机体的能量平衡。近年研究发现 C 肽也具有生理功能,它可增加外周组织对葡萄糖的利用,还可用于内源性和外源性高胰岛素血症的鉴别。

3. **胰岛素分泌的调节** 胰岛素的调节途径主要有三条:①代谢类。包括葡萄糖、氨基酸、脂肪及磺脲类降糖药。②激素类。包括胰高糖素、生长抑素、甲状旁腺激素、甲状腺激素,GLP-1 等。③神经调节。包括肾上腺素刺激交感神经通过胰岛 β 细胞上的 α 受体抑制胰岛素分泌,通过胰岛 β 细胞上的 β 受体增加胰岛素分泌,胰岛细胞上以 α 受体占优势。交感肾上腺系统对胰岛素的分泌主要起抑制作用,副交感神经兴奋则直接刺激胰岛素分泌。

4. **实验室检查** 早在 1959 年 Yalow 和 Berson 创建了放射免疫分析(RIA)测定胰岛素,开启了超微量生物活性物质免疫检测方法的开端。20 世纪 90 年代以来,随着单克隆抗体技术的普及和标记免疫分析技术的发展,非同位素标记的酶联免疫分析法、化学发光免疫测定以及时间分辨免疫荧光测定等新方法逐渐取而代之。这些方法均采用夹心结合模式,选用位点特异的单抗,基本除外胰岛素原等交叉影响。不同类型的测定方法均受到不同程度的胰岛素自身抗体的干扰,影响测量准确性。胰岛素测定方法总的趋势是向自动化、更灵敏、特异、准确和环保的方向发展。C 肽测定也有类似的发展历程。近年也有采用液相色谱串联质谱方法测量胰岛素的报道,可解决胰岛素自身抗体对测量的干扰问题,但由于受技术条件限制,我国尚未见临床大规模应用的相关报道。

(1)检测原理参见第三章第一节。

(2)参考区间。胰岛素和 C 肽均无参考系统。依赖于商品试剂盒原理与性能的各类方法参考区间不尽相同,在实际应用中应注意不能使用同一参考区间,尤其在采用 CLIA、ECLIA 方法时,各实验室应建立自己的参考区间。

(3)测量影响因素。胰岛素属于超微量(ng/ml 水平)生物活性物质,其测量影响因素包括:①采集清晨空腹静脉血分离血清,抽取静脉血时,不能压迫静脉太紧,避免溶血;最好于 6~7 时开始取血,最迟不得超过上午 9 时,否则起床活动后,体内的抗胰岛素物质如肾上腺素等激素分泌增加,肝糖原释放影响检测结果。②采血前不要做剧烈的体力活动,也不要情绪过于激动,否则也可以造成体内抗胰岛素物质分泌增加,从而影响结果的准确性。③标本于室温保存不超过 8 小时,4~8℃保存 1 周,-20℃至少保存 3 个月;如果当天无法检测,应将样本离心在 -20℃条件下储存;标本只可复溶一次。④临床上使用胰岛素治疗的患者,血清中存在胰岛素抗体,影响免疫方法测定。⑤注射猪、牛胰岛素不会影响受药者的 C 肽测定,而应用免疫方法检测胰岛素时,通常难以识别内源性与外源性胰岛素。因此对于接受胰岛素治疗的患者,宜用 C 肽测定来了解患者的 β 细胞功能。⑥C 肽的代谢器官主要是肾脏,与其他许多内分泌激素相似,当有肾功能损害时,可使血中 C 肽释放试验值偏高,不能准确反映 β 细胞的功能状态。⑦肝硬化时,血浆胰岛素有升高趋势,其原因在于肝脏摄取和降解胰岛素减少,但空腹血糖正常。因肝脏不降解 C 肽,故 C 肽正常且血中 C 肽/胰岛素比值降低。因此,血中 C 肽/胰岛素比值也有助于评价胰岛素在肝脏的清除率。

(三)糖化血清白蛋白(glycosylated serum protein, GSP)

1. 糖化血清白蛋白的合成与代谢　糖化血清白蛋白是血清白蛋白与葡萄糖发生非酶促糖基化反应而形成果糖胺,其形成的量与血糖浓度有关。其反应过程缓慢,是相对不可逆的,由于白蛋白在血中浓度稳定,其半衰期为 19 天。其合成速率与蛋白所处的环境中糖的浓度成正比,因此果糖胺的形成比例能够反映糖尿病患者 2~3 周内血糖的控制水平。

2. 糖化血清白蛋白的主要生理功能　当血糖浓度升高时,果糖胺与糖化血红蛋白都会升高,但果糖胺的升高更明显,所以果糖胺比糖化血红蛋白更能灵敏地反映近期血糖的波动情况。由于果糖胺对短期内血糖变化比较敏感,所以对妊娠糖尿病、1 型糖尿病等需要胰岛素强化治疗者尤为适用。也可以作为糖尿病患者近期病情监测的指标。

3. 实验室检查　早在 20 世纪 80 年代,日本学者就研发了高压液相离子交换法(HPLC 法)进行 GSP 测定,但由于其代价高昂,处理样本量小,不适宜临床常规开展而未得到广泛应用。近年由日本开发研制的应用液态试剂的酶法检测 GSP 是一种简单、快速、灵敏、准确定量的检测方法,是在固体酶法(2002 年由美国研制的一种特异性较高的糖化血清白蛋白测定方法)测定糖化血清蛋白的基础上开发出液态试剂,减少了溶解处理,提高了操作性,通过技术改良使结果更为准确。检测方法的改进逐步趋于简便、迅捷、精确和实用。虽然 GSP 的检测方法有多种,但均不适于常规检测而难以推广,目前临床实验室普遍采用的是果糖胺法和酶法。

(1)检测原理。GSP 检测常用的方法有果糖胺法和酶法,现将检测原理介绍如下。

◈ 果糖胺法:利用糖化血清蛋白能在碱性环境中与硝基四氮唑蓝发生还原反应,生成蓝紫色甲臜,其生成量与血清果糖胺浓度成正比。以糖化血清蛋白做校准物测定反应中甲臜的生成量,从而计算出血清中果糖胺的浓度。

◈酶法。先用蛋白酶将 GSP 水解为 GSP 片断,再利用特异性的酮胺氧化酶(KAO)作用于葡萄糖与氨基酸残基间的酮胺键,使两者裂解,并生成 H_2O_2,最后通过过氧化氢酶指示系统生成有色物质,色原的生成量与 GSP 含量成正比,通过测量色原物质的吸光度值,从而求出 GSP 的浓度。

方法学不同检测性亦不能相同,实验室在选择方法时应根据测量原理、仪器、试剂等多方面综合考虑。

(2)参考区间。各类方法参考区间不尽相同,在实际应用中注意不能使用同一参考区间。由于各厂商的产品不同以及各地区的实验室差异,各实验室应建立自己的参考值。根据相关报道,不同测量方法测量 GSP 的参考区间如下:果糖胺法 191～265 μmol/L,酶法 122～236 μmol/L。

(3)测量影响因素。GSP 的测量影响因素主要有:①pH 值、反应温度、反应时间对果糖胺法影响较大,须严格控制;②红细胞寿命和血红蛋白变异体不影响果糖胺法结果,但受血浆总蛋白浓度影响,血清白蛋白 <30g/L 或尿中蛋白质 >1g/L 时,果糖胺法结果不可靠;③中度溶血、胆红素和维生素 C 会干扰测定,抗坏血酸会产生阴性干扰;④血液采集必须用标准的样品管或带有分离胶的管;⑤试剂盒与待测血清自冷藏处取出后应恢复至室温(18～25℃),避免过度振摇产生泡沫;⑥批号不同的试剂不能混用,每批试剂应分别制作标准曲线;⑦实验过程应避免加样交叉污染。

(四)糖化血红蛋白(glycated hemoglobins,GHB)

1. 糖化血红蛋白的合成与代谢 GHB 包括有 HbA_{1a}、HbA_{1b} 和 HbA_{1C}。HbA_{1C} 是血红蛋白 A 组分的某些结构与葡萄糖的非酶促反应结合而形成的产物。蛋白质的非酶促糖化反应参与机体的许多生理及病理过程,它是葡萄糖与体内蛋白质的氨基发生共价结合的过程,该反应过程不需酶的催化,属于不可逆的共价结合反应;反应速度主要由葡萄糖浓度和葡萄糖与蛋白质接触的时间决定,糖尿病或高血糖状态可加速该反应过程,其他的因素也可影响非酶促糖化反应,且为不可逆反应。由于红细胞在血循环中的寿命约为 120 天,因此测定 HbA_{1c} 能稳定反映取血前 8～12 周的血糖状况。

2. 糖化血红蛋白的主要生理功能 HbA_{1c} 与血糖浓度呈正相关,测定 HbA_{1c} 能稳定反映取血前 8～12 周的血糖状况,为糖尿病患者病情监测的指标。2010 年 ADA 指南已将 $HbA_{1c} \geq 6.5\%$ 作为糖尿病的诊断标准之一。但由于检测方法的标准化不够,目前不推荐在我国采用 HbA_{1c} 诊断糖尿病。多个大型研究提示:①在糖尿病患者中,HbA_{1C} 水平能预测心血管疾病的危险;②在无糖尿病和 HbA_{1C} 水平正常的人群中,HbA_{1C} 水平能预测死亡率;③具有较高浓度

HbA_{1C}的患者能从控制血压和降低胆固醇中获得裨益；④HbA_{1C}可作为糖尿病或糖耐量受损(IGT)患者的筛查方法。此外,有研究证实,HbA_{1C}与糖尿病内皮细胞功能的炎症标志之间存在相关关系：①HbA_{1C}与炎症标志物,包括 C - 反应蛋白(CRP)、白介素 -6(IL -6)以及肿瘤坏死因子(TNF)之间存在强烈的一致关系；②炎症标志物与糖尿病、血糖控制持续时间、晚期糖基化终末产物(AGEs)、体质指数(BMI)、甘油三酯(TG)、高密度脂蛋白(HDL,负相关)以及收缩压/舒张压之间正相关；③在 2 型糖尿病患者中,血糖控制不佳、炎症以及血管内皮细胞功能紊乱之间存在密切关系；④HbA_{1C}可反映高血糖、Amadori 产物以及 AGEs 的生物学活性,所有这些因子均可诱导炎症反应。

3. 实验室检查 测定 GHB 的方法有几十种之多,目前基本上分为两大类：一类是基于 GHB 和 Hb 的电荷不同,方法有离子交换层析法、毛细管电泳法、琼脂胶电泳法和等电点聚焦法；另一类是基于 GHB 结构特点不同,方法有亲和层析法、免疫法、离子捕获法、放射免疫法、酶法、胶乳凝集法以及用于快速检测的金标定量法。上述各类方法由于价格、操作、检测速度等各种原因,能应用于临床的不多,下面就目前临床常用的检测方法加以介绍。

(1)检测原理。目前临床实验室常用的 GHB 检测方法有高效液相离子交换层析法、亲和层析法、免疫法和酶法。

◎ 高效液相离子交换层析法：采用弱酸性阳离子交换树脂,在一定离子强度及 pH 条件的洗脱液下,由于 Hb 各组分蛋白所带电荷不同而分离,按流出时间快慢分别为 HbA_{1a1}、HbA_{1a2}、HbA_{1b}、HbA_{1c}和 HbA。HbA_{1C}几乎不带正电荷,依次先被洗脱；HbA 带正电荷最后被洗脱,得到相应的 Hb 层析谱,其横坐标是时间,纵坐标是百分比,HbA_{1C}值以百分比表示。

◎ 亲和层析法：用于分离糖化和非糖化 Hb 的亲和层析凝胶柱,是交联间 -氨基苯硼酸的琼脂糖珠。硼酸处理后使样本中的糖化 Hb 选择性地结合于柱上,而非糖化 Hb 则被洗脱,再用山梨醇解离洗脱糖化血红蛋白,在 415nm 分别测定解析液的吸光度,计算糖化 HbA_{1C}的百分率。

◎ 免疫法：通常采用免疫比浊法测定 HbA_{1c},此方法需先用溶血剂来消除白细胞的干扰。样本中的糖化血红蛋白 HbA_{1c}和加入的抗 HbA_{1c}抗体形成可溶性的抗原抗体复合物,因为在 HbA_{1c}分子上只有一个特异性 HbA_{1c}抗体结合位点不能够形成凝集反应。然后加入多聚半抗原缓冲液,多聚半抗原缓冲液和反应液中过剩的抗 HbA_{1c}抗体结合,生成不溶性的抗体 - 多聚半抗原复合物,可用比浊法进行测定。同时测定 Hb 浓度,根据 Hb 含量及 HbA_{1c}含量,计算出 HbA_{1c}%。此方法可分别用 IFCC 计算和 DCCF/NGSP 计算。

◎ 酶法：全血标本经溶血处理后,血红蛋白被特定的蛋白酶裂解,其中糖化血红蛋白裂解产生果糖氨基酸,果糖氨基酸在果糖氨基酸氧化酶(FAOD)作用下产生 H_2O_2,H_2O_2 经 POD 与发色剂反应,在 700nm 测定其吸光度,吸光度变化与糖化血红蛋白百分含量成正比。

表 7-2 说明不同方法学的产品检测性能的差异。

表 7-2 不同检测方法性能

方法	线性范围/%	分析灵敏度/%	精密度/%
高效液相离子交换层析法	3.0~20.0	3.0	<1
免疫法	3.0~15.0	1.0	<2
酶法	4.0~15.0	4.0	15

（2）参考区间 由于各厂商的产品不同以及各地区实验室的差异,各实验室应建立自己的参考区间。表 7-3 说明不同测量方法之间参考区间的差别。

表 7-3 不同检测方法参考区间

方法	参考区间/%
离子交换层析法	5.0~8.0
亲和层析法	5.0~8.0
免疫化学法	IFCC 计算方案:2.8~3.8 DCCF/NGSP 计算方案:4.8~6.0
酶法	≤7.0
免疫化学法	4.0~6.0

（3）测量影响因素。GHB 测量的影响因素主要有:①患者无需空腹,抗凝剂 EDTA、草酸盐和氟化物不影响测定结果,肝素能使结果升高。②全血标本于 4℃ 可储存 1 周以上,高于 4℃ HbA_{1a} 和 HbA_{1b} 随时间和温度的延长浓度升高,而 HbA_{1c} 仅轻微变化。③溶血性贫血患者由于红细胞生命周期短 HbA_1 可较低,伴有此病的糖尿病患者不能以正常人的 HbA_1 范围来衡量。④环境温度对层析法结果有较大的影响,规定的标准温度为 22℃,需要严格控制。⑤胆红素浓度达 855 umol/L,三酰甘油达 9.12 mmol/L、类风湿因子 <750 U/ml、抗坏血酸 <2.84 mmol/L 时对此实验无干扰。⑥血液病患者尤其是溶血性贫血的患者,其红细胞寿命缩短,导致 GHB 形成的时间也相对缩短,由此测定的结果就会受到影响,所以当某些基础疾病存在继发性溶血现象时,往往使 GHB 测得值偏低,如肝硬化、脾肿大、糖尿病性肾病患者的 EPO 治疗以及极度贫血患者的输血治疗后等。同时因测定方法的不同,受到的干扰也不相同。肾病患者体内过多的尿素生成,其代谢产物结合于 Hb 的 α 链及 β 链 N 端的氨基,形成氨基甲酰 Hb（carbamy1 Hb）,主要分离出 HbA_{1a+b}、HbA_{1c} 及 HbA,此时测得的 GHB 偏高（HPLC 法）,而

慢性酒精中毒患者因生成乙酰醛的结合物,也会引起结果偏高,然而免疫测定法却不受干扰。⑦血红蛋白珠蛋白链结构异常和合成不均匀会导致异常血红蛋白的产生。虽然异常血红蛋白的存在未必有一定的临床表现,但 HbS、HbC、HbE 的突变点若分别发生在 β 链的 6 号、26 号位,在用 HPLC 法和免疫法测定 HbA_{1c} 时会有一定的干扰。

（五）胰岛素抗体、胰岛素受体抗体

血浆中存在胰岛素抗体提示既往使用过胰岛素或自身免疫性胰岛素综合征。胰岛素的自身抗体依抗原的来源可分为内源性和外源性两种,依抗体的生物活性和作用效果有兴奋性与抑制性自身抗体之分。长期接受胰岛素治疗的患者可产生胰岛素抗体,这是制剂中的胰岛素与人胰岛素结构不同和制剂不纯造成,但使用单峰的人胰岛素或重组的人胰岛素仍可产生胰岛素抗体。此类抗体是产生胰岛素不敏感的重要原因之一。某些从未使用过胰岛素的糖尿病患者可产生抗胰岛素的自身抗体,其特点是游离胰岛素浓度很低而胰岛素总量明显升高。这种胰岛素抵抗综合征患者往往需用大剂量的胰岛素才能控制高血糖状态。

20 世纪 90 年代,从英国 Bottazzo 等在多内分泌腺自身免疫综合征的糖尿病患者中首先发现胰岛细胞胞质抗体（ICA）后,抗谷氨酸脱羧酶抗体（GADA）、胰岛素自身抗体（IAA）、酪氨酸磷酸酶抗体（胰岛抗原 2 抗体）（IA-2A）等自身抗体相继被发现。随着人们对抗体的深入研究,越来越明确自身抗体在 1 型糖尿病诊断中的重要作用,特别是对成人隐匿性自身免疫性糖尿病（LADA）的诊断。美国糖尿病协会免疫学工作组在"新诊断的 1 型糖尿病患者干预研究指南"中,明确规定了临床上确诊并进行干预治疗的 1 型糖尿病的标准。在 GADA、IAA、IA-2A 及 ICA 这四种糖尿病相关自身抗体中,患者必须存在至少一种以上阳性。为了排除可能的干扰,对于 IAA 阳性者,还需要注意是否接受过胰岛素治疗,如接受过胰岛素治疗,其疗程必须小于 2 周。

1. 胰岛细胞胞质抗体（ICA）　临床常用以人胰腺组织切片作为抗原的间接免疫荧光法,该法可识别大量抗原,细胞表面和细胞内抗原、蛋白质和糖基化抗原均能检测。

2. 抗谷氨酸脱羧酶抗体（GADA）　在 GADA 检测中酶联免疫法、放射免疫法和酶促免疫沉淀法使用广泛,随着间接免疫荧光技术的发展,使其成为较常用的初步筛选方法。

3. 胰岛素自身抗体（IAA）　可用放射免疫及酶联免疫（ELISA）法检测。需要注意患者是否接受过胰岛素治疗,如接受过胰岛素治疗,其疗程必须小于

2 周。

4. 酪氨酸磷酸酶抗体(胰岛抗原 2 抗体) 多采用酶联免疫法。

由于每种抗体的检出率均有一定的局限性,建议采用多种抗体联合检测,可更有效地从高危人群中筛查出那些极有可能迅速进展为糖尿病的个体。

表 7 - 4 说明了各种抗体的检出率。

表 7 - 4　各种抗体检出率

抗体名称	检出率/%
GADA	50
IAA	70 ~ 90
IA - 2A	50
ICA	30 ~ 60

(六)胰高糖素

1. 胰高糖素的合成与代谢　胰高糖素的合成及分泌过程与胰岛素相似。胰高糖素由胰岛 α 细胞分泌,人胰高糖素为 29 个氨基酸组成的直链多肽。它进入血液后的半衰期约 5 ~ 10 分钟,在肝和肾内失活。

2. 胰高糖素的主要生理功能　胰高糖素对糖、蛋白质和脂代谢均有不同程度的影响,如下详述。

(1)对糖代谢的影响。胰高糖素对糖代谢的影响分三个方面:①促进糖原分解。使肝脏、心脏、肌肉组织的糖原分解,促进葡萄糖的产生及输出,提高血糖水平,其中促使肝糖原分解的作用很强,动物每公斤体重注射 0.7μg 胰高糖素,在数分钟内可使血糖升高 50%。②抑制肝糖原合成。在蛋白质激酶的作用下,除使磷酸化酶通过磷酸化而刺激糖原分解外,胰高糖素还能使糖原合成酶蛋白磷酸化后,转变为不具活性的形式。故胰高糖素在促进肝糖原分解的同时尚抑制肝糖原的合成。③促进糖异生。胰高糖素能诱导糖异生关键酶丙酮酸羧化酶、磷酸烯醇式丙酮酸激酶的合成,由于酶活性增加,使糖异生作用增强;同时胰高糖素还能抑制丙酮酸激酶及丙酮酸脱氢酶活性,使葡萄糖氧化受抑制,更有利于糖异生的进行。

(2)对蛋白质代谢的影响。胰高糖素可活化肝溶酶体,使组织蛋白分解加强,引起组织蛋白含量下降。由于组织蛋白分解,产生氨基酸转化为糖的量增加,导致糖异生作用增强。

(3)对脂代谢的影响。胰高糖素作用于脂肪细胞膜受体,通过激活腺苷酸

环化酶 – cAMP – 蛋白质激酶系统,使脂肪酶活化,使脂肪动员加强,脂肪水解为甘油及游离脂肪酸加速,血中游离脂肪酸增加,因而能促使脂肪酸进入线粒体氧化生成酮体。

3. 胰高糖素分泌的调节 胰高糖素的分泌受以下因素影响。

(1)血糖浓度。血糖是调节胰高糖素分泌的最重要因素,血糖浓度降低促进胰高糖素的分泌,反之,血糖浓度升高则分泌减少。

(2)血氨基酸浓度。血中氨基酸含量增加,可使胰高糖素分泌增多,这对防止血糖降低有利。因为氨基酸浓度升高会促进胰岛素分泌而出现血糖下降。

(3)胰岛素。胰岛素一方面直接抑制胰高糖素的分泌,另一方面因降低血糖又间接促进其分泌,二者相互配合,使血糖不会降得太低。

(4)胃肠激素。胃肠刺激有促进胰高糖素分泌的作用。

4. 实验室检查 常采用竞争 RIA 法测定胰高血糖素,校正值由厂商提供,其根据 WHO 胰高血糖素国际标准(69/194)。空腹时血浆胰高血糖素浓度范围 20 ~ 52 pmol/L(70 ~ 80 ng/L)。胰腺 α 细胞瘤患者外周血胰高血糖素极度升高,并伴有体重减轻、(表皮)松懈坏死型游走性红斑、糖尿病、口腔炎、腹泻等症状。低胰高血糖素血症见于慢性胰腺炎、长期使用磺酰脲类治疗。

(七)口服葡萄糖耐量试验(OGTT) + 胰岛素释放试验方法

(1)晨 7 ~ 9 时开始,受试者空腹(8 ~ 10 小时)采血后口服溶于 300ml 水内的无水葡萄糖粉 75g,如用 1 分子水葡萄糖则为 82.5g。儿童则予每公斤体重 1.75g,总量不超过 75g。糖水在 5 分钟之内服完。

(2)从服糖第一口开始计时,于服糖前和服糖后 2 小时分别在前臂采血测血糖。

(3)试验过程中,受试者不喝茶及咖啡、不吸烟、不做剧烈运动,但也无需绝对卧床。

(4)血标本应尽早送检。

(5)试验前 3 天内,每日碳水化合物摄入量不少于 150g。

(6)试验前停用可能影响 OGTT 的药物 3 ~ 7 日,如避孕药、利尿剂或苯妥英钠等。

三、临床思路

(一)诊断思路与要点(图7-1)

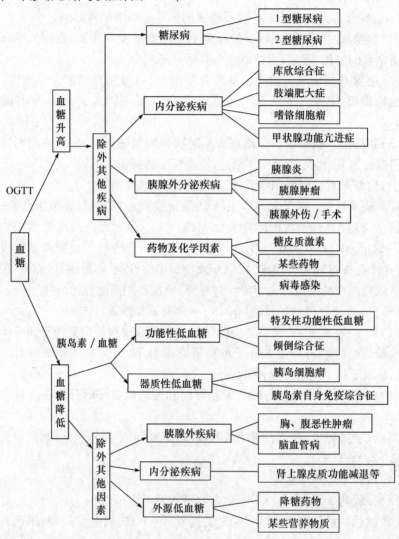

图7-1 血糖异常的临床诊断思路

(二)血糖升高的疾病

1. 糖尿病的诊断标准 糖尿病诊断应尽可能依据静脉血糖结果,而不是毛细血管血的血糖结果。若没有特殊提示,文中所提到的血糖均为静脉血中葡萄糖值。血糖的正常值和糖代谢异常的诊断切点主要依据血糖值与糖尿病并发症的关系来确定。

我国目前采用 WHO(1999 年)糖尿病诊断标准,详见表 7－5 和表 7－6。就临床诊断而言,急性感染、创伤或其他应激情况下可出现暂时血糖增高,若没有明确的高血糖病史,就不能以此诊断为糖尿病,须在应激消除后复查。随机血糖不能用来诊断 IFG 或 IGT。建议只要是已达到糖调节受损的人群,均应行 OGTT 检查,以降低糖尿病的漏诊率。

近年来人们越来越倾向将糖化血红蛋白作为筛查糖尿病高危人群和诊断糖尿病的一种方法。2010 年 ADA 指南已将 HbA$_{1C}$≥6.5% 作为糖尿病诊断标准之一。但 HbA$_{1C}$＜6.5% 也不能除外糖尿病,需进一步行糖耐量检查。我国 HbA$_{1c}$ 检测方法的标准化程度不够,HbA$_{1c}$ 测定的仪器和质量控制尚不能符合目前糖尿病诊断标准的要求,期待在我国逐步完善糖化血红蛋白测定的规范化工作。目前 HbA$_{1c}$ 不能用来诊断糖尿病和糖尿病前期。

表 7－5　糖代谢分类

糖代谢分类	FBG/(mmol/L)	2 小时 PBG/(mmol/L)
正常血糖(NGR)	＜6.1	＜7.8
空腹血糖受损(IFG)	6.1～＜7.0	＜7.8
糖耐量减低(IGT)	＜6.1	≥7.8～＜11.1
糖尿病(DM)	≥7.0	≥11.1

IFG 或 IGT 统称为糖调节受损(IGR,即糖尿病前期)。

表 7－6　糖尿病的诊断标准

糖尿病	静脉血浆葡萄糖水平/(mmol/L)
糖尿病症状(典型症状包括多饮、多尿和不明原因的体重下降)加	
随机血糖(指不考虑上次用餐时间,一天中任意时间的血糖)	≥11.1
或空腹血糖(空腹状态指至少 8 小时没有进食热量)	≥7.0
或葡萄糖负荷后 2 小时血糖	≥11.1
无糖尿病症状者,需另日重复检查明确诊断	≥11.1

2. 其他血糖升高的疾病　当人体出现血糖升高时,会引起一系列临床症状,多表现为口干、多尿、多饮,若同时存在胰岛素作用不足,则葡萄糖利用障

碍,人体会出现不同程度的多食、体重下降。由于引起血糖升高的病因很多,所以,当患者出现血糖升高时,首先要进行的检查是葡萄糖耐量试验。除胃切除后、胃空肠吻合术后、吸收不良综合征者(需进行静脉葡萄糖耐量试验)之外,均可查 75g 口服葡萄糖耐量试验(简称 OGTT)。

(1)1 型糖尿病:多为青少年发病,体型消瘦,起病迅速,"三多一少"症状明显,短期出现明显体重减轻;易出现酮症或酮症酸中毒,OGTT 中 C 肽释放曲线低平,C 肽水平明显低于正常,谷氨酸脱羧酶抗体(GADA)、胰岛细胞抗体(ICA)、胰岛抗原 2 抗体(IA-2A)可呈阳性。可伴有其他相关的自身免疫性疾病。

(2)2 型糖尿病:多为中老年发病,体型肥胖,缓慢起病,常无"三多一少"症状,多有 2 型糖尿病家族史,不易出现酮症或酮症酸中毒,OGTT 中 C 肽释放曲线高峰后移,C 肽水平正常或高于正常。谷氨酸脱羧酶抗体(GADA)、胰岛细胞抗体(ICA)、胰岛抗原 2 抗体(IA-2A)均阴性,无其他相关的自身免疫性疾病。

(3)特殊类型糖尿病:特殊类型糖尿病包括胰岛 β 细胞功能遗传缺陷、胰岛素作用遗传缺陷、内分泌疾病、胰腺疾病、药物或化学制剂诱导、感染、罕见型免疫介导型糖尿病、其他遗传病伴糖尿病等八种类型。

◈ 胰岛 β 细胞功能遗传缺陷:主要包括年轻起病的成人型糖尿病(MODY)和线粒体糖尿病等。

◈ 胰岛素作用遗传缺陷:胰岛素受体缺失或突变,包括 A 型胰岛素抵抗、矮妖精貌综合征、Rabson-Mendenhall 综合征、脂肪萎缩性糖尿病等。

◈ 内分泌疾病:由其他内分泌疾病引起的高血糖症,包括皮质醇增多症、肢端肥大症、嗜铬细胞瘤、胰高糖素瘤、生长抑素瘤、醛固酮瘤、甲状腺功能亢进症等。

◈ 胰腺疾病:由弥漫性胰岛损伤、病变引起的高血糖症,包括纤维钙化胰腺病、胰腺炎、外伤或胰腺切除、肿瘤或肿瘤浸润、囊性纤维化、血色病等。

◈ 药物或化学制剂诱导:烟酸、肾上腺糖皮质激素、甲状腺素、α 肾上腺素受体拮抗剂、β 肾上腺素受体拮抗剂、噻嗪类利尿剂、苯妥英钠、戊双脒、吡甲硝苯脲、非典型抗精神病药及 α-干扰素等。

◈ 感染:先天性风疹及巨细胞病毒感染。

◈ 罕见型免疫介导型糖尿病:胰岛素自身免疫综合征、黑棘皮病、Stiffman 综合征。

◈ 其他遗传病伴糖尿病:Downs 综合征、Friedreich 共济失调、Huntington 舞蹈症、Klinefelter 综合征、Lawrence-Moon-Biedel 综合征、强直性肌萎缩、卟啉病、Prader-Willi 综合征、Turner 综合征、Wolfram 综合征等。

(4)妊娠糖尿病:指妊娠前无糖尿病史,妊娠期间发生或首次发现的糖尿病。妊娠期间高血糖的主要危害有增加新生儿畸形、巨大儿、新生儿低血糖的发生风险,所以对于有糖尿病家族史、肥胖等高度糖尿病风险的妊娠妇女,应尽早监测血糖,在妊娠 24~28 周进行 OGTT 检测。

(5)应激反应:外伤、严重精神创伤等急性应激状态时,胰岛素对抗激素(如肾上腺素、促肾上腺皮质激素、肾上腺皮质激素和生长激素等)分泌增加,可使糖耐量降低,出现一过性血糖升高,应激过后可恢复正常。可于应激消失后进行 OGTT 检测鉴别。

(三)血糖降低的疾病

1. 先天性疾病　表现为血糖降低的先天性疾病有糖原累积病、果糖不耐受、半乳糖血症、枫糖尿病、糖和氨基酸及脂肪先天性代谢缺陷、碳水化合物缺乏性糖蛋白综合征等六种疾病。

(1)糖原累积病。糖原累积病是由于先天性酶缺乏使肝糖原不能转化为葡萄糖,肝糖输出减少而引起低血糖症。

(2)果糖不耐受。病因是先天性的缩醛酶基因突变,使肝脏中表达的缩醛酶活性降低,果糖不能进入无氧糖酵解,使肝糖原分解和糖异生都发生障碍而引起低血糖症。此病只在进食含果糖食品后发病,去除饮食中的果糖则可避免。

(3)半乳糖血症。由于缺乏半乳糖 1-1 磷酸尿苷酰转移酶,使半乳糖不能转化为葡萄糖被利用,使乳糖-1-磷酸在肝脏中堆积,抑制肝糖原分解。

(4)枫糖尿病。一种遗传性支链氨基酸代谢障碍的疾病,是由于线粒体基质内支链 α 酮酸脱氢酶多酶复合体的亚基因突变而导致酶活性缺乏或减低,使人体不能合成而必须依赖于饮食供给支链氨基酸:亮氨酸、异亮氨酸和缬氨酸,导致支链氨基酸的降解产物各种酮酸不能被代谢而在体内堆积,导致喂食困难、呕吐和神经系统损害。低血糖的发生可能与此有关。

(5)糖、氨基酸和脂肪先天性代谢缺陷。引起低血糖症的机制均为糖异生基质供给减少所致。

(6)碳水化合物缺乏性糖蛋白综合征。临床表现为严重低血糖症,其低血糖症发生原因与肝和胃肠道症状有关,但有些病例低血糖是由高胰岛素血症引起。

2. 对抗调节激素缺乏　胰高糖素、儿茶酚胺、生长激素、皮质醇和甲状腺素缺乏都可引发低血糖症。除儿童外,成人单独由于其中某一种激素缺乏而引起低血糖症者极为罕见,这些激素均为升糖激素,对抗胰岛素作用,其缺乏则对低血糖症无血糖升高反应而使低血糖症继续保持和加重。

单独促肾上腺皮质激素缺乏,垂体前叶功能减退如席汉病,自身免疫性艾迪生病和生长激素缺乏患者长期禁食、应用使血糖降低的药物,或并存有糖尿病而需用胰岛素治疗者均可引发低血糖症。

3. 器官疾病 表现为血糖降低的器官性疾病有肝脏疾病、肾脏疾病、心脏疾病、胰腺疾病以及全身性疾病,分别叙述如下。

(1)肝脏疾病。有肝实质广泛性破坏,如晚期肝硬化、肝癌、重症肝炎均可发生低血糖症,如合并有肾衰竭则更易发生。肝脏是调节血糖的主要器官,肝脏疾病引起低血糖的机制有:①肝实质破坏、肝糖原储存减少;②肝糖异生功能受损(包括对基质摄取减少);③肝脏清除胰岛素能力减低,肝硬化时通过侧支循环胰岛素进入体循环增多,使血浆胰岛素水平偏高(C 肽水平偏低);④如同时有肾衰竭,则肾脏不能代偿肝糖异生。

(2)肾脏疾病。肾脏是糖异生的重要器官,在急性和慢性肾衰竭时可发生低血糖症。其机制是多因素的,包括:①糖异生受抑(酸中毒和毒物作用);②患者常有营养不良,使糖异生基质供应减少;③胰岛素降解减少和对胰岛素作用的敏感性增加,感染和某些药物可作为诱发因素。做透析的慢性尿毒症患者也可发生低血糖症,特别是透析液中含葡萄糖量较多者,因为葡萄糖可刺激胰岛素分泌,而肾功能不全者对胰岛素降解减少,对胰岛素作用敏感性增加。

(3)心脏疾病。慢性充血性心力衰竭在婴儿和儿童中引起低血糖症比成人多见。低血糖症发生的原因与后述因素有关:①慢性缺氧,使烟酰胺二核苷酸(NAD)减少。NAD 是糖异生过程中所需酶的辅因子,故患者有糖异生障碍。②心输出量低,分流到肾脏的糖异生基质受限。③患者常有呼吸困难,用力呼吸使糖消耗增加。

(4)胰腺疾病。胰岛素瘤多发生于成年人,少数为胰岛细胞增生。Mayo 临床报道 300 例临床诊断为胰岛素瘤的病例中只有 9 例成人为增生,以后有相似病例报道,命名为非胰岛素瘤胰源性低血糖综合征。此综合征的特点为:①低血糖症发生于餐后;②禁食 72 小时试验为阴性;③插管并注射钙剂试验为阳性;④分段切除胰腺(从胰尾开始),80% 病例低血糖症得到缓解;⑤切除下来的胰腺组织病理检查为弥漫性胰岛 β 细胞增生,其病因不明。

(5)全身性疾病。败血症、饥饿等发生低血糖症的机制:前者是多因素的,细胞激肽包括肿瘤坏死因子和白细胞介素等分泌增加,增加糖的利用,肝脏对抗调节激素的反应减低,使肝糖输出减少;后者则由于外源性糖供给断绝,继而内源性糖供给也减少所致。

4. 胰腺外肿瘤 以间叶细胞肿瘤较多见,这类肿瘤瘤体都比较巨大。胰外肿瘤引起低血糖症的机制有两种解释:①肿瘤巨大,消耗糖增多,但与胰岛素分泌过多无关,因为这类肿瘤发生低血糖症时血浆胰岛素和 C 肽水平均低。②肿瘤细胞有类胰岛素生长因子 2(IGF - 2)过度表达,有些瘤细胞还可产生大量 IFG - 2。大量 IFG - 2 与 IGF 结合蛋白 2 结合成复合物,可抑制生长激素、胰岛素和正常的 IGF - 2 和 IGF - 1 的分泌,增加肌肉对糖的摄取和利用,并阻碍对抗调节激素的分泌,从而使肝糖输出减少而引起低血糖症。

多发性骨髓瘤细胞能产生与胰岛素结合的免疫球蛋白 G,使餐后分泌的胰岛素与其结合,以后再解离出来,使胰岛素在血中存在时间延长。低血糖的发生多在下一餐之前。

5. 自身免疫抗体所致低血糖症 无论是用动物或人胰岛素治疗的患者都可产生抗胰岛素抗体(IA),甚至从未接触过胰岛素的人也可在血清中检出(如多内分泌腺自身免疫综合征、某些药物和浆细胞恶病质)。此病极为少见,大多数病例为日本人,且与用丙硫氧嘧啶治疗自身免疫性甲状腺疾病有关。在低血糖症患者血清中检出胰岛刺激性抗体提示可能为自身免疫性低血糖症中新的类型。

6. 药物和酒引起低血糖 药物引起的低血糖症是临床上最为常见的病因,其中以胰岛素和磺脲类药物治疗糖尿病患者时最为常见,特别是在强化治疗过程中发生率最高。在口服降糖药中,最常引起低血糖症的药物为格列本脲,因其降糖作用最强所致。

水杨酸盐剂量大时可引起低血糖症(4~6 g/d),多见于儿童,其降糖作用尚不确定,可能与其能增加胰岛素分泌,增强其他降糖药物的作用,抑制肝糖异生和脂肪分解有关。大剂量对乙酰氨基酚可引起肝坏死而致低血糖症。

肾上腺素 β 受体阻滞剂中非选择性者比选择性者易引起低血糖症,糖尿病患者和先天性心脏病病儿用此类药物时易于发生。此药可阻止胰高糖素所引起肝糖原分解,营养不良和肝肾疾病是此类药物引发低血糖症的危险因素。

酒是引起低血糖症的有害物质。酒引起低血糖症的机制是:①抑制糖异生;②使对抗调节激素的反应降低;③对糖异生前身物的摄取减少;④酒还可引起酒精性肝病和肝硬化;⑤嗜酒者往往有营养不良。在前述诸多因素中,抑制糖异生是酒引起低血糖症的主要因素。

7. 反应性低血糖 反应性低血糖症是指一组发生于进餐后 4 小时内的低血糖,可分为:消化道反应性、2 型糖尿病早期、特发性、人为和功能性 5 类。

(1)消化道反应性低血糖症。胃大部切除和胃空肠吻合术、幽门形成术、胃迷走神经切除术等,这些患者进食后,食物迅速进入肠道,一方面使餐后血糖升高;另一方面引起 GLP - 1 分泌增多,两者刺激胰岛素分泌增加。胰岛素抑制内源性肝糖输出,同时刺激糖的利用,导致餐后胰岛素相对过多而引起低血糖症。

(2)2型糖尿病早期反应性低血糖症。2型糖尿病早期有胰岛素释放延迟,导致餐后胰岛素水平与血糖水平不平行而致低血糖。

(3)人为反应性低血糖。见于全胃肠外营养和用含葡萄糖透析液做透析的患者。如果全胃肠外营养终止过快并从胃肠道进食则可引起低血糖;透析患者低血糖症的发生与透析液中的葡萄糖刺激胰岛素释放有关。

(4)特发性反应性低血糖。特发性反应性低血糖症极为罕见,患者在每餐后动脉(或毛细血管)血糖均小于2.8mmol/L,其病因不明。胰岛素神经内分泌调节异常、肠道分泌GLP-1过多、胰岛素敏感性增高和胰升糖素反应削弱等解释都待进一步研究证实。

(5)功能性低血糖。是指在进餐后出现的低血糖症状,其时血糖水平并未低于2.8mmol/L。其低血糖症状实际上是精神性的,而非低血糖所致,这些人往往有神经官能症的个性。

以上诸多低血糖症的病因引起低血糖的机制不尽相同,但最终病理生理改变可归结为两点:①糖供给不足;②糖消耗(或利用)过多。有些情况则两者兼而有之。只要糖供给和利用之间失去平衡,如糖供给不足或糖消耗过多即可引起低血糖症的发生。

第二节 1型糖尿病

1型糖尿病是由β细胞受到破坏引起的胰岛素绝对缺乏而引起的一组以糖代谢紊乱为主要表现的临床综合征。由于胰岛素分泌绝对缺乏引起碳水化合物、脂肪、蛋白质、水和电解质等代谢紊乱。1型糖尿病又分为免疫介导性、特发性、成人迟发性自身免疫性糖尿病(又称LADA)、暴发性1型糖尿病。

一、临床表现

1型糖尿病多为25岁以下青少年发病,体型消瘦;急性起病,病情较重,常有明显"三多一少"症状,无代谢综合征的表现;易发酮症,多以酮症或酮症酸中毒为首发症状起病;大多无糖尿病家族史。

1型糖尿病实验室检查表现为血清C肽水平明显低于正常,胰岛素释放曲线低平;免疫标志物谷氨酸脱羧酶抗体(GADA)、胰岛细胞抗体(ICA)、胰岛素抗体(IAA)、胰岛抗原2抗体(IA-2A)等可出现阳性;可伴有其他相关的自身免疫性疾病。

下面就 1 型糖尿病的不同类型分别加以叙述。

1. 免疫介导性　又称为 1A 型，在临床前期，可以在近 100% 的患者血液中发现至少一种与胰岛 β 细胞有关的自身抗体：ICA、IAA、GADA 及 IA2、IA2b 抗体等，其中 ICA、GADA 有多种类型。发病初期仍有一半左右的人能检测到这些抗体。β 细胞的破坏速度在不同的患者相差很大，能够发生在任何年龄，一般在成年前起病者发病速度快，症状典型，易获诊断，所以认为此型多发于青年人。而成年人发病者 β 细胞损伤速度慢、发病过程长、症状不明显，常误诊为"2型"。有些患者合并有其他自身免疫性疾病，如 Graves 病、桥本甲状腺炎、艾迪生病、亚急性甲状腺炎、恶性贫血等，这些患者也往往有类似的 HLA 基因型。

2. 特发性　又称为 1B 型，少见，主要出现在亚洲和非洲地区。病因不明，与永久的胰岛自身免疫反应无关，与 HLA 无关，没有相应的基因类型，但有强烈的遗传特性。患者呈发作性酮症酸中毒，发作期间对胰岛素的依赖程度不一。

3. 成人迟发性自身免疫性糖尿病（LADA）　成人迟发性自身免疫性糖尿病又称 LADA，是一类具有遗传易感基因、胰岛自身抗体阳性、早期临床表现类似 2 型糖尿病（T2DM）、初诊后 6 个月内无需依赖胰岛素治疗的 1 型糖尿病（T1DM）。1997 年 WHO 对糖尿病进行分型时，将 LADA 归属于自身免疫性缓慢进展型 T1DM。目前认为，LADA 是在遗传易感的基础上由环境因素触发引起的胰岛 β 细胞功能进行性受损所致。目前没有权威的 LADA 诊断标准，但一般要求符合以下几点：①20～25 岁以后起病；②起病方式类似 2 型；③没有酮症；④体重指数较低；⑤4 年左右内可不用胰岛素；⑥自身免疫抗体阳性等。

4. 暴发性 1 型糖尿病　是 1 型糖尿病的新亚型，以胰岛 β 细胞呈超急性、完全不可逆性破坏，血糖急骤升高，糖尿病酮症酸中毒进展迅速，可缺乏糖尿病自身抗体为特征。由于起病急骤，代谢紊乱极其严重，并可合并肝、肾、心脏、肌肉等多脏器的功能损害，常导致患者短期内死亡。

二、病因与发病机制

1 型糖尿病的病因是由胰岛 β 细胞受到破坏引起的胰岛素绝对缺乏所致。β 细胞损害主要由自身免疫反应引起，但也包括部分原因不明者。绝大多数为自身免疫性 1 型糖尿病，其病因和发展机制尚未完全阐明，目前认为与遗传因素、环境因素及自身免疫因素有关。

（一）遗传因素

遗传在 1 型糖尿病的发病中有一定作用,对 1 型糖尿病同卵双胎长期追踪,发生糖尿病的双生一致率可达 50%。

（二）环境因素

与 1 型糖尿病发病有关的环境因素主要有病毒感染、化学物质及饮食因素等,以病毒感染最重要。

1. 病毒感染　已发现腮腺炎病毒、柯萨奇 B 病毒、风疹病毒、巨细胞病毒、脑心肌炎病毒及肝炎病毒等均与 1 型糖尿病发病有关。病毒感染诱发自身免疫反应的机制尚不十分清楚,可能与病毒抗原和宿主抗原决定簇结构之间存在相同序列有关。

2. 化学因素　对胰岛 β 细胞有毒性作用的化学物质或药物侵入胰岛 β 细胞,导致 β 细胞破坏,β 细胞就可成为抗原呈递细胞,诱发自身免疫反应,导致选择性的胰岛 β 细胞损伤和糖尿病。

3. 饮食因素　据报道牛奶喂养的婴儿以后发生 1 型糖尿病的风险性高。有人认为与牛奶中存在的某些物质和胰岛 β 细胞表面某些抗原相似有关。

（三）自身免疫因素

约90%的新发患者循环血中存在多种胰岛 β 细胞自身抗体,目前发现至少有 10 种,其中重要的有胰岛细胞自身抗体(ICA)、胰岛素自身抗体(IAA)、谷氨酸脱羧酶自身抗体(GADA)及酪氨酸磷酸酶自身抗体(IA－2、IA－2β)等。这些抗体均为胰岛 β 细胞自身免疫和损伤的标志,对 1 型糖尿病的预测有一定意义。ICA 是胰岛内四种细胞所共有的一种胞浆成分抗体,GADA 和 IAA 相对比较独立,但后者与外源性胰岛素引起的抗体不能区别。现在趋势可用 GADA 和 IA－2 来筛查。

目前认为 1 型糖尿病是一种由淋巴细胞介导的、以免疫性胰岛炎和选择性胰岛 β 细胞损伤为特征的自身免疫性疾病,研究提示氧化应激(osydative stress)在 1 型糖尿病的发病中起重要的作用。

三、临床思路

（一）诊断思路

在各项检测指标符合糖尿病诊断的基础上,结合患者临床表现和相关抗体检测结果诊断 1 型糖尿病。1 型糖尿病诊断思路见图 7－2。

LADA 是 1 型糖尿病的一类,目前尚无统一的诊断标准。2005 年,国际糖尿病免疫学会(IDS)建议 LADA 的诊断标准定为:①＞30 岁起病;②至少一种

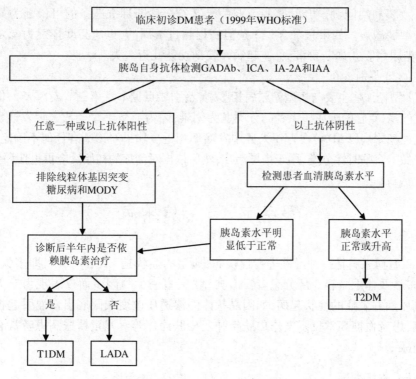

图 7 – 2　1 型糖尿病诊断思路

胰岛自身抗体阳性(GADAb、ICA、IA – 2A 和 IAA);③诊断糖尿病后至少 6 个月不需要胰岛素治疗。国内潘孝仁等于 1997 年首先提出的 LADA 诊断要点:①20 ~ 45 岁发病,BMI ≤ 25kg/m², 空腹血糖 ≥ 16.5mmol/L;②空腹血 C 肽 ≤ 0.4nmol/L,早晨空腹 100g 馒头餐后 1 小时或 2 小时 C 肽 ≤ 0.8nmol/L;③GADAb 阳性;④HLA – DQPl 第 57 位点为非天门冬氨酸纯合子(易感基因)。其中,①是诊断基本点,加上②、③、④任何一点就可考虑诊断 LADA。

　　暴发性 1 型糖尿病是 1 型糖尿病的新亚型,筛查标准有:①出现糖代谢紊乱症状(口干、多饮、多尿、体重下降)1 周内发生酮症或酮症酸中毒;②初诊时血浆葡萄糖水平 ≥ 16mmol/L。诊断标准是:①出现糖代谢紊乱症状后迅速(一般 1 周内)发生酮症或酮症酸中毒;②初诊时血浆葡萄糖水平 ≥ 16mmol/L 且 HbA₁c < 8.5%;③空腹血清 C 肽 < 0.1nmol/L(0.3ng/ml),进食后 C 肽峰值 < 0.17nmol/L。

　　需要补充说明:①对于有糖尿病酮症或酮症酸中毒表现者,应常规行暴发性 1 型糖尿病的筛查,达到筛查标准者则进行下一步筛查,如胰岛细胞抗体、

HbA$_{1c}$、胰岛功能、肝功能、胰酶及肌酶。②符合诊断标准三条的可诊断为暴发性 1 型糖尿病。如果只符合 2、3 条但病程超过 1 周的,也应高度怀疑为暴发性 1 型糖尿病。③诊断要素:急速起病及胰岛功能几近丧失。

(二)鉴别诊断

1 型糖尿病主要与 2 型糖尿病相鉴别,鉴别要点见本章第三节表 7 - 7。值得注意的是,年轻的糖尿病患者的分类尤为困难,因为 1 型、2 型和成人迟发性自身免疫性糖尿病(LADA)在青年人群中发病率相近。如果对诊断有任何不确定时,可先做一个临时性分类,用于指导治疗,然后依据对治疗的初始反应再重新评估。

第三节　2 型糖尿病

2 型糖尿病是一种慢性进行性疾病,典型的症状是"三多一少",即多饮、多尿、多食及体重减轻。部分患者没有典型"三多一少"症状,而仅表现为乏力或以糖尿病并发症的症状起病,如因晶状体的渗透压改变或眼底出血而引起视力模糊,患者血糖高常反复发作皮肤疖肿及皮肤瘙痒等。儿童糖尿病患者常有夜间遗尿。

一、临床表现

2 型糖尿病多为 40 岁以上中老年发病,体型肥胖;缓慢隐匿起病,病情较轻,常无明显"三多一少"症状,多伴有代谢综合征的其他表现(如黑棘皮病、多囊卵巢综合征合并高血压、血脂异常等)。其他首发症状有:①视力模糊;②皮肤瘙痒;③顽固性感染;④外阴瘙痒;⑤心脑血管事件;⑥非酮症高渗性昏迷或酮症酸中毒。

2 型糖尿病血清 C 肽水平正常或高于正常,免疫标志物谷氨酸脱羧酶抗体(GADA)、胰岛细胞抗体(ICA)、胰岛抗原 2 抗体(IA - 2A)均阴性。无其他相关的自身免疫性疾病。大多有 2 型糖尿病家族史。

二、病因与发病机制

2 型糖尿病的病因主要是由于存在胰岛素释放和作用的缺陷,胰岛素抵抗伴有相对胰岛素缺乏是临床上最常见的类型。2 型糖尿病释放缺陷并不等于 β 细胞出现坏死性病变,2 型糖尿病患者的 β 细胞形态上与正常人无明显差别。目前对于胰岛素抵抗和胰岛素释放缺陷何者为 2 型糖尿病的原发性病变,尚没有定论。胰岛素抵抗和胰岛素释放缺陷的确切病因也不十分清楚。一些新的证据指出脂代谢异常可以引起胰岛素抵抗和胰岛素释放障碍,导致 2 型糖尿病,同时细胞内皮功能紊乱和持续存在的亚临床炎症、氧化应激也被认为与胰岛素抵抗的发生有关。在多数情况下,发病是由于 β 细胞对胰岛素抵抗的失代偿所致。没有绝对的胰岛素缺乏,患者可以不需要补充外源性胰岛素而生存,没有自发性酮症,但应激时可以出现。2 型糖尿病的遗传倾向比 1 型明显,同卵双生发病的一致率可达 100%,后者只有 50% ~ 60%。目前认为 2 型糖尿病属于复杂的多基因遗传病,疾病的外显取决于多个主效基因和微效基因的综合外显作用。患者往往伴有中心性肥胖,发病随年龄、种族、生活方式而有变化。通过改善生活方式和减肥可以使病情减轻或预防发病。起病比较隐匿,可以没有明显症状而多年未获诊断,发现时大多就已经存在并发症。常常合并存在胰岛素抵抗相关的因素,如心血管危险因子和疾病。糖尿病是胰岛素抵抗综合征或代谢综合征的重要组成。

1. 遗传因素与环境因素 2 型糖尿病的遗传特点为:①参与发病的基因很多,分别影响糖代谢有关过程中的某个中间环节,而对血糖无直接影响;②每个基因参与发病的程度不等,大多数为次效基因,可能有个别主效基因;③每个基因只是赋予个体某种程度的易感性,并不足以致病,也不一定是致病所必需;④多基因异常的总效应形成遗传易感性。环境因素包括人口老龄化、现代生活方式、营养过剩、体力劳动不足、子宫内环境以及应激、化学毒物等。在遗传基础上和上述环境因素共同作用下所引起的肥胖,特别是中心性肥胖,与胰岛素抵抗和 T2DM 的发生密切相关。

2. 胰岛素抵抗 指胰岛素作用的靶器官(主要是肝脏、肌肉、脂肪组织)对胰岛素的作用敏感性降低。胰岛素降糖的主要机制包括抑制肝脏葡萄糖产生、刺激内脏组织对葡萄糖的摄取以及促进外周组织对葡萄糖的利用。

3. β 细胞功能缺陷 T2DM 的 β 细胞功能缺陷主要表现有:①胰岛素分泌量的缺陷。随着空腹血糖浓度增高,最初空腹及葡萄糖刺激后胰岛素分泌代偿性增多,但当空腹血糖浓度进一步升高时胰岛素分泌反应逐渐降低。②胰岛素分泌模式异常。静脉葡萄糖耐量试验中第一时相胰岛素减弱或消失;口服葡萄糖耐量试验中早期胰岛素分泌延迟、减弱或消失,胰岛素脉冲式分泌减弱,胰岛素原和胰岛素的比例增加。

4. 葡萄糖毒性和脂毒性 在糖尿病发生发展过程中所出现的高血糖和脂代谢紊乱可进一步降低胰岛素敏感性和损伤 β 细胞功能,分别称为"葡萄糖毒性"和"脂毒性",是糖尿病发病机制中最重要的获得性因素。脂毒性还是

T2DM 发病机制中的原发性因素。

三、临床思路

（一）诊断思路

以空腹血糖升高为基础，依靠 OGTT、胰岛素及 C 肽和糖尿病相关抗体等检测结果，结合临床表现等，对患者糖尿病类型做出诊断。诊断要点见如图 7 - 3。

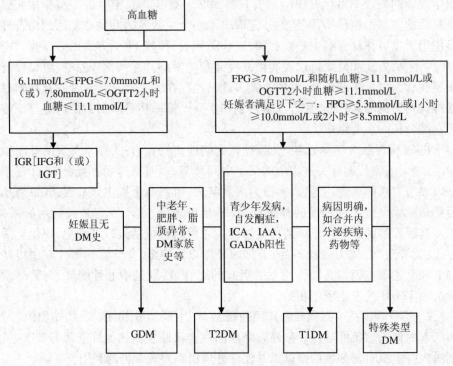

图 7 - 3 2 型糖尿病诊断思路

（二）鉴别诊断要点

T2DM 主要与 T1DM 相鉴别，鉴别诊断要点见表 7 - 7。

表 7 - 7 T1DM 和 T2DM 的鉴别诊断要点

鉴别要点	1 型糖尿病	2 型糖尿病
起病年龄	多为青少年起病	多为成年起病
起病	急性起病，症状明显	缓慢起病，症状不明显

续表

鉴别要点	1 型糖尿病	2 型糖尿病
临床特点	体重下降	肥胖
	多尿	较强的 2 型糖尿病家族史
	烦渴,多饮	种族性、高发病率族群
		黑棘皮病
		多囊卵巢综合征
		合并高血压、血脂异常等
酮症	常见	通常没有
C 肽	低/缺乏	正常/升高
抗体	ICA 阳性	ICA 阴性
	GADA 阳性	GADA 阴性
	IA－2A 阳性	IA－2A 阴性
治疗	胰岛素	生活方式、口服降糖药或胰岛素
相关的自身免疫性疾病	有	无

注:GADA—谷氨酸脱羧酶抗体;ICA—胰岛细胞抗体;IA－2A—胰岛抗原抗体。

第四节　特殊类型糖尿病

特殊类型糖尿病是由于某些疾病过程抑制胰岛素的分泌或削弱胰岛素的生理作用所引起的高血糖状态,其病因明确,患病率低。患者首先具备原发疾病的特点,在此基础上伴有高血糖。此型糖尿病(DM)多数宜选用胰岛素治疗,在原发病治疗好转后,高血糖状态可得到不同程度的恢复。

一、胰腺源性糖尿病

胰腺源性糖尿病是因胰腺病变导致的胰岛素分泌不足或缺如而使血糖升高的一类疾病,包括急慢性胰腺炎、胰腺癌、胰腺纤维钙化、胰腺囊性纤维化等。

1. 胰腺炎　在美国及其他西方国家,因胰腺炎所致的继发性糖尿病不足1%;而在热带地区,该患病率明显升高。约50%的急性胰腺炎患者可出现一过性高血糖,对于慢性无痛性胰腺炎而言,近50%的患者在病程 20 年内发展为继发性糖尿病,25% ~ 30%的患者可合并糖耐量受损。如发生纤维钙化性胰腺炎,继发性 DM 的比率高达80% ~ 90%。

慢性胰腺炎因胰腺实质反复或持续性炎症病变,胰腺呈广泛纤维化,引起胰腺外分泌部分及胰岛缺血、胰岛细胞萎缩,这可能是导致继发性糖尿病的关键原因。实验室检查发现血胰岛素和 C 肽水平依胰腺外分泌疾病严重程度而出现平行受损。急性胰腺炎患者基础或激发试验后血胰高糖素可升高,慢性胰腺炎者基础血胰高糖素可正常或升高,胰岛素低血糖试验则不被激发。对于某些伴有胰多肽缺乏的慢性胰腺炎,可表现出肝胰岛素抵抗。

所有慢性胰腺炎患者都应进行血糖监测,必要时做糖耐量试验,做到早期诊断与控制糖尿病。早期患者予以磺脲类药物虽然有效,但多主张使用胰岛素治疗,以达到控制血糖和保护残存胰岛功能的目的。通常胰腺炎引起的继发性糖尿病对胰岛素敏感而有效。

2. 胰腺癌 糖尿病是胰腺癌的继发症状或为胰腺癌的促发因素尚不明确。有研究发现,糖尿病患者发生胰腺癌的危险性是对照组的 2 倍,而且血糖水平与胰腺癌患病率呈正相关。糖尿病高血糖本身或代谢异常的众多因素,如高胰岛素血症、高血脂等是否成为胰腺癌的促发因素还有待证实。通过临床观察发现,部分胰腺癌患者以糖尿病症状起病,血糖升高早于胰腺癌的主要症状如消瘦、腹痛、黄疸等的出现。胰腺癌者血糖波动大,应选用胰岛素治疗,胰腺切除后患者需终身使用胰岛素替代。

3. 胰腺纤维钙化性糖尿病 该病为非酒精性慢性胰腺钙化所致的糖尿病,具有家族聚集倾向。病理可表现为胰腺体积缩小、腺体萎缩和纤维化,伴有胰腺导管扩张、变薄,胰总管可见多发性结石。患者出现腹痛、胰腺结石伴有血糖升高,应考虑本病的可能。胰腺纤维钙化性糖尿病的高血糖状态严重,血糖一般为 15～20mmol/L,较少发生糖尿病酮症酸中毒等急性并发症。约80%的患者需要使用胰岛素治疗,少数口服磺脲类药物有效,治疗反应与患者 C 肽水平有关,较少有胰岛素抵抗存在。胰腺病变严重者应考虑手术切除,术后则长期使用胰岛素替代治疗。

4. 胰腺囊性纤维化 胰腺囊性纤维化(cysticfibrosis,CF)属常染色体隐性遗传性疾病,可导致慢性进行性肺损伤和胰腺囊性纤维化,胰腺外分泌及内分泌功能均可受损。目前发现,该病与囊性纤维跨膜转导调节子(cystic fibrosis transmembrane conductance regulator, CFTR)基因突变有关。胰岛病理显示淀粉样变,胰岛 β 细胞体积缩小。约50%的患者可出现继发性糖尿病或 IGT。降糖治疗宜选用胰岛素。

二、内分泌疾病所致糖尿病

内分泌疾病所致糖尿病是指患者本身有各种内分泌疾病并伴有糖代谢异常的表现。

1. 甲状腺功能亢进症与糖尿病 甲亢合并糖代谢紊乱在临床上比较常见,其可能机制如下:①甲亢时甲状腺激素升高所致的糖代谢紊乱;②甲亢导致胰岛 β 细胞功能受损;③甲亢导致外周组织的胰岛素抵抗;④共同的免疫紊乱机制引起自身免疫性甲状腺疾病和自身免疫性胰岛 β 细胞损伤。因此,在临床上甲亢合并高血糖状态主要见于以下 4 种情况:①甲亢合并糖耐量减低;②甲亢合并 1 型 DM;③甲亢合并或促发 2 型 DM;④甲亢导致的继发性糖尿病。

甲亢合并糖尿病易造成漏诊或误诊。甲亢患者应常规检查血糖,必要时行口服葡萄糖耐量试验(OGTT)。对于糖尿病患者,如出现:①体重明显减轻;②经积极降糖治疗,血糖控制不理想;③伴有心悸、出汗、手抖等症状,出现心律失常,尤其心房颤动者,应做甲状腺功能检查。对于无糖尿病病史而表现出甲亢和糖代谢紊乱者,应经正规抗甲亢治疗,在甲亢症状得到控制、甲状腺功能明显好转 3 个月后重新评估血糖和糖耐量,以明确是否存在甲亢合并糖尿病的诊断。

甲亢合并糖尿病的诊断标准:①甲亢患者血糖升高达到 DM 诊断标准;②甲亢患者血糖升高表现为胰岛素依赖性,可出现糖尿病酮症酸中毒或高渗昏迷;③甲亢控制后糖代谢紊乱虽有好转,但不能降至正常血糖水平。

2. 巨人症或肢端肥大症合并糖尿病 巨人症或肢端肥大症伴有高血糖症是因垂体生长激素瘤或分泌 GH 的细胞过度增生所致的内分泌代谢紊乱症状。导致糖代谢紊乱的原因较多,主要是胰岛素抵抗,在肢端肥大症患者中,约80%存在胰岛素抵抗。另外,该类患者胰岛素受体和受体后缺陷是糖代谢紊乱的另一原因。60%~70%的 GH 瘤患者可出现糖耐量异常,发生糖尿病的比率为10%~30%。临床表现上除具有巨人症或肢端肥大症的典型特征性表现外,还可出现口干、多饮、多尿、体重减轻等表现,血糖显著升高。此外,患者还可伴有高胰岛素血症及胰岛素抵抗。

3. 皮质醇增多症伴糖尿病 75%~80%的库欣综合征患者可出现糖耐量减低,但明显糖尿病者仅占 10%~15%,几乎所有患者均伴有高胰岛素血症和胰岛素抵抗。此外,患者还可表现为高血压、水牛背、满月脸、皮肤痤疮、多血质等糖皮质激素增多的临床表现。高皮质醇血症纠正后大部分糖尿病可治愈,部分患者可发展为永久性糖尿病。

4. 嗜铬细胞瘤伴糖尿病　70%的嗜铬细胞瘤患者伴有糖耐量异常。造成糖耐量异常的机制如下。①α_2受体抑制胰岛素的释放;②儿茶酚胺可促进肝糖原、肌糖原分解加速,促进糖异生;③脂肪分解加速。临床上,患者除具有嗜铬细胞瘤的持续性或发作性高血压表现外,还可出现血糖升高、糖代谢紊乱,甚至出现糖尿病及酮症酸中毒。对于血压较高或血压波动较大的糖尿病患者,应排除嗜铬细胞瘤的可能,避免漏诊或误诊。

5. 胰高糖素瘤　胰高糖素瘤(glucagonoma)为分泌胰高糖素的胰岛α细胞肿瘤,中年女性多见,常为恶性,少数为良性,早期可伴肝转移。其典型临床表现为出现反复多部位对称性坏死性游走红斑;同时有血糖明显升高,且不易控制,但无酮症倾向。实验室检查发现血胰高糖素水平显著升高,常超过1000ng/L,影像学检查可助发现胰腺肿瘤。

三、药物诱导性糖尿病

药物诱导性糖尿病是指由于应用某种药物引起的糖代谢异常。常见的药物有:糖皮质激素、利尿剂、β肾上腺素受体阻滞剂、镇静类药物、口服避孕药等。

1. 糖皮质激素　糖皮质激素诱导高血糖与药物使用剂量和疗程明显相关。长期使用皮质激素者,糖耐量受损的发生率为14%~28%。此外,类固醇性糖尿病与性别亦相关,男性较女性多见。肝功能损伤者使用糖皮质激素更易出现血糖异常。类固醇性糖尿病的诊断:原来无糖尿病史,使用糖皮质激素后出现高血糖,血糖升高的程度达到糖尿病诊断标准。

2. 利尿剂与β肾上腺素受体阻滞剂　利尿剂如噻嗪类利尿剂或呋塞米可引起糖耐量异常和糖尿病,血糖受损程度亦呈剂量相关性,停药后可逆。其机制未明,可能与胰岛素抵抗有关,也可能与利尿剂过度排钾、导致钾通道异常、影响胰岛素分泌有关。

β肾上腺素受体阻滞剂可因增加肝糖原和肌糖原分解,加重胰岛素抵抗而使服药患者发生糖尿病的风险增加。当噻嗪类利尿剂与β受体阻滞剂联合使用时,糖耐量异常的发生率更为升高。因此,2型DM患者应避免这两种药物联合应用。

3. 其他药物对血糖的影响　镇静类药物:吗啡和其他阿片类药物可诱导人胰岛产生β内啡肽和脑啡肽,后者能刺激胰高糖素的大量分泌,继而升高血糖。此外,长期服用安定类药物,DM危险性亦明显增加。

口服避孕药:性激素影响糖代谢的机制与糖皮质激素相似,也是通过受体后作用。长期口服避孕药的妇女血糖异常的可能性增加 4% ~ 35%,且存在剂量依赖性。1 型 DM 育龄妇女可使用小剂量口服避孕药,而对 2 型 DM 或有妊娠糖尿病病史者,不推荐使用避孕药。

长期大量饮酒的男性 DM 危险性增加。对于糖尿病高危人群,如老龄且有 2 型 DM 家族史、肥胖、明显胰岛素抵抗者,应避免上述药物或酗酒。

四、罕见型自身免疫介导的糖尿病

1. 胰岛素自身免疫综合征 胰岛素自身免疫综合征(insulin autoimmune syndrome,IAS)又称为 Hirata 病,或自身免疫性低血糖症(autoimmune hypoglycemia,AIH)。本病患者无胰岛素接触史,常伴有其他自身免疫性疾病,如系统性红斑狼疮、自身免疫性肝炎、Graves 病等,另有部分患者与使用某些药物,特别是含有巯基的药物(如甲巯咪唑、卡比马唑、青霉胺等)有关。上述因素诱导机体自身免疫机制发生紊乱,产生针对胰岛素的自身抗体,血胰岛素 - 胰岛素自身抗体处于动态结合 - 解离状态,当大量胰岛素 - 胰岛素自身抗体复合物突然解离,产生过多游离胰岛素,即引起低血糖症。本病临床表现为自发性严重低血糖,血糖在 1.1 ~ 2.2 mmol/L 或更低;伴高胰岛素血症,血浆总免疫反应胰岛素显著升高,可超过 10 U/L 或更高,血游离胰岛素亦明显升高,血浆总胰岛素与游离胰岛素比值增加;血循环中出现抗胰岛素自身抗体,OGTT 示糖耐量减低。

2. 黑棘皮病 又称为假性黑色棘皮病,可分为 A 型和 B 型两种。A 型胰岛素抵抗综合征是由原发的胰岛素受体基因突变造成的一种严重胰岛素抵抗综合征,临床表现为极度胰岛素抵抗,高胰岛素血症伴或不伴糖耐量减低,患者还可表现黑棘皮、卵巢雄激素过多症等。B 型胰岛素抵抗综合征是指胰岛素受体自身抗体所致的胰岛素抵抗,主要表现为难以控制的糖尿病、黑棘皮、卵巢雄激素过多,多数患者有系统性的自身免疫性疾病。

五、先天性遗传性疾病伴糖尿病

约 50 种先天性遗传性疾病可伴有糖耐量异常或合并糖尿病,这些疾病包括 Downs 综合征、Klinefelter 综合征、特纳综合征等。在机制上这些疾病伴发的血糖异常与胰岛素分泌缺陷,或存在胰岛素抵抗因素,如受体及受体后缺陷等有关。

1. 青少年发病的成年型糖尿病 青少年发病的成年型糖尿病(maturityonset diabetes in young,MODY)归属于特殊类型的糖尿病,是一组高度异质性的单基因遗传病。其主要特点是有三代或以上的家族发病史,符合常染色体显性遗传规律;发病年龄常小于 25 岁;无自发酮症,确诊后至少 5 年内不需要用胰岛素治疗。随着分子生物学和分子遗传学技术的发展,迄今已发现 11 种 MODY 亚型。MODY 主要发病机制是胰岛 β 细胞的胰岛素分泌功能缺陷,而不是胰岛素抵抗。此外,在遗传性上,MODY 与 1 型糖尿病不同,与 HLA 单倍型无关。本病的发病率各地区报道不一,占 2 型糖尿病的 2% ~ 5%。对于有糖尿病家族史,起病年龄轻(< 25 岁),无酮症倾向,不依赖胰岛素治疗的年轻 2 型糖尿病患者均应考虑此病,确诊有待于通过分子生物学技术检测各相关基因的突变。临床上,需要与成人迟发性自身免疫性糖尿病(LADA)和线粒体基因突变糖尿病相鉴别。

2. 线粒体基因突变糖尿病 线粒体基因突变糖尿病是 1992 年以来发现的一种特殊类型的糖尿病,临床上具有如下特征:①母系遗传;②发病年龄早,多在 40 岁以前;③体型较瘦,BMI 常小于 25kg/m²;④常伴神经性耳聋;⑤血清乳酸或乳酸/丙酮酸比率增高;⑥进行性胰岛素分泌缺陷,常需胰岛素治疗。此外,可进行基因突变检测以确诊。

线粒体性糖尿病为线粒体基因突变致细胞内氧化磷酸化障碍,引起糖代谢异常性疾病。本病的临床表现多具异质性,其特征与诊断依据为:均为母系遗传,子代基因变异率有高于母代的趋势,故发病年龄可明显早于母代;神经性耳聋,60% 以上的患者伴不同程度的听力障碍,呈高频听力损害,累及耳蜗,听力受损程度不等,耳聋可发生在糖尿病之前或之后,通常是双侧的,严重程度与糖尿病亦不相关,而随年龄增长呈进行性听力下降;非肥胖,绝大部分患者为正常或消瘦体型;发病早,大多数患者发病年龄 ≤45 岁,最早在 10 岁前起病,但亦可迟至 80 多岁后发病;胰岛 β 细胞分泌功能呈进行性衰退;而胰岛素抵抗多不明显;合并其他症候,如神经肌肉病变,患者可有 MEALS 综合征的表现如癫痫、脑卒中样发作、小脑共济失调、肌无力、肌萎缩、血乳酸增高等;或心肌病变,表现为心肌病、传导阻滞等;或出现视网膜病变,表现为不典型色素性视网膜病变,视网膜呈颗粒状"胡椒盐"样外观,某些区域有色素上皮萎缩,视力多不受影响。确诊有赖于基因诊断。

3. Wolfram 综合征 Wolfram 属于常染色体隐性遗传性糖尿病,常在儿童期发病,多表现为 1 型糖尿病,患者多出现尿崩症、糖尿病、视神经萎缩、耳聋等临床表现,患者可伴有情感障碍,出现精神异常。

4. 矮妖精综合征 染色体异常所致。常见临床表现如下:具有特殊体貌,如丑陋面容、两眼间距增宽、多毛、皮下脂肪萎缩、黑棘皮征、宫内及出生后发育迟缓;血糖异常升高,可有空腹及餐后高血糖;机体对胰岛素不敏感,表现为胰岛素受体数目或亲和力下降。

5. Laron 综合征　本病为 GH 受体突变所致的原发性 GH 抵抗综合征。主要临床表现为:身材矮小;血 GH 升高,而血胰岛素样生长因子 – 1(IGF – 1)水平降低;婴幼儿期易出现低血糖,青春期后(发育延迟)逐渐缓解,可出现胰岛素抵抗。

本节所述的糖尿病诊断思路见图 7 – 4。

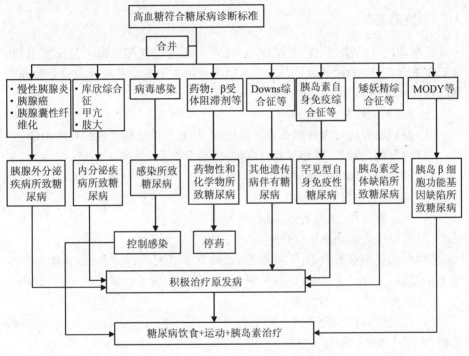

图 7 – 4　特殊类型糖尿病诊治流程

第五节　妊娠糖尿病

在妊娠期间首次发生或发现的糖耐量减低或糖尿病称为妊娠糖尿病(gestational dibetes mellitus),妊娠糖尿病患者中可能包含了一部分妊娠前已有糖耐量减低或糖尿病,在孕期首次被诊断的患者。妊娠期间高血糖的主要危害是围产期母婴临床结局不良和死亡率增加,包括母亲发展为 2 型糖尿病、胎儿在宫内发育异常、新生儿畸形、巨大儿(增加母婴在分娩时发生并发症与创伤的危险)和新生儿低血糖发生的危险增加等。一般来讲,糖尿病患者合并妊娠时血糖水平波动较大,血糖较难控制,大多数患者需要使用胰岛素控制血糖。相反妊娠糖尿病患者的血糖波动相对较轻,血糖容易控制,多数患者可通过严格的饮食计划和运动使血糖得到满意控制,仅部分患者需要使用胰岛素控制血糖。通常在分娩后血糖可恢复至正常范围。

一、临床表现

妊娠期可有多饮、多食、多尿症状,或外阴阴道假丝酵母菌感染反复发作,孕妇体重可超过 90kg,妊娠可并发羊水过多或巨大胎儿。妊娠糖尿病是特殊时期的糖尿病类型,其特殊表现可见以下三方面。

(一)妊娠对糖尿病的影响

(1)糖代谢方面可出现胰岛素用量增加,易发生低血糖症或酮症酸中毒。

(2)肾糖阈值降低,肾小球滤过率增高,负荷加重。

(3)加重视网膜增殖性病变。

(二)糖尿病对妊娠的影响

(1)可出现流产、胎儿畸形、羊水过多的情况。

(2)可发生妊娠高血压综合征。

(3)可出现酮症酸中毒:①高血糖;②胰岛素相对或绝对缺乏;③酮体产生增多;④恶心、呕吐、进食少(饥饿性酮血症);⑤胎儿慢性缺氧及酸中毒;⑥胎儿水、电解质平衡紊乱;⑦胎儿死亡。

(4)出现产道损伤和产后出血:①羊水过多;②巨大儿;③宫缩乏力;④产程延长;⑤产后出血;⑥产后感染。

(三)糖尿病对胎儿和新生儿的影响

对胎儿的影响可发生:①围生期死亡;②胎儿畸形;③巨大胎儿;④胎儿宫内缺氧;⑤胎儿宫内发育迟缓和低体重儿。

对新生儿可发生:①呼吸窘迫综合征;②低血糖症;③低钙血症和低镁血症;④高胆红素血症。

二、病因与发病机制

妊娠糖尿病除了具备 2 型糖尿病的发病机制中的遗传因素与环境因素、胰岛素抵抗、β 细胞功能缺陷、葡萄糖毒性和脂毒性等相关因素之外,具有特征性的是:妊娠初期绒毛膜促性腺激素(HCG)分泌增加,以后逐渐减少。妊娠 20 周后开始胎盘促乳激素(human placental lactogen 人胎盘催乳激素)分泌增加,血循环中浓度升高,促进脂肪分解。妊娠 30 周以后,血浆中黄体酮、绒毛膜生长催乳激素(human chorionic somatomammotropin)及雌激素水平均显著升高,持续至分娩,这些激素的增加,使靶细胞对胰岛素的敏感性显著降低。在分娩后加重胰岛素抵抗的激素水平明显下降,则胰岛素敏感性恢复,多数情况下,分娩后的胰岛素需要量会明显减少,甚至停用。

三、临床思路

妊娠糖尿病在诊断前可通过大面积筛查发现,但是在我国各地医院妇产科坚持进行妊娠糖尿病筛查与诊治的还比较少。

筛查妊娠糖尿病的高危人群有以下特点:①妊娠年龄≥25 岁;②妊娠年龄<25 岁但肥胖;③一级亲属有糖尿病;④既往曾发现尿糖阳性;⑤有异常产史如自然流产、早产、胎死宫内及巨大儿分娩史等。

当孕妇年龄小于 25 岁、孕前体重指数在正常范围、无偶发血糖升高或尿糖阳性史,无异常产史及一级亲属中无糖尿病者发生妊娠糖尿病的可能性较小。但是这些条件都具备的孕妇中也能发现少数妊娠糖尿病。首次产前检查时,应作 GDM 危险因素评估,若血糖正常,到 24 ~ 28 周应做口服葡萄糖耐量试验(OGTT)。

筛查试验方法是口服 50g 无水葡萄糖后 1 小时血糖≥7.2mmol/L(130mg/dl),则为可疑妊娠糖尿病,需进行诊断试验。筛查试验可在非空腹状态下进行,所有非高危孕妇应在妊娠 24 ~ 28 周普遍进行筛查试验。目前临床上多采用简化的一步法口服葡萄糖耐量试验 OGTT(75g 无水葡萄糖)作为确诊试验。

(一)诊断标准

与筛查试验类似,诊断需要用标准试验,具体方法是口服葡萄糖耐量试验 OGTT(75g 无水葡萄糖),空腹≥5.1mmol/L,或(糖负荷后)1 小时 PG≥10.0mmol/L;或(糖负荷后)2 小时 PG≥8.5mmol/L。以上指标中符合任意一条均可诊断妊娠糖尿病。关于妊娠糖尿病的诊断标准目前尚未完全统一,有待进一步完善。

诊断后可将妊娠糖尿病进行分级:①A1 级:空腹血糖<5.8mmol/L,经饮食控制,餐后 2 小时 PG<6.7mmol/L;②A2 级:空腹血糖≥5.8mmol/L 或经饮食控制餐后 2 小时 PG≥6.7mmol/L 者,需使用胰岛素控制血糖。

(二)鉴别诊断

可参照图 7 –3 与其他类型糖尿病相鉴别。

第六节　低血糖症

低血糖症是一组由多种病因引起的以血糖浓度低为特点的综合征,一般以静脉血浆葡萄糖浓度 <2.8mmol/L(50mg/dl)作为低血糖症的诊断标准;临床症状和体征主要为交感神经系统兴奋和中枢神经系统受抑制。既往推荐应用血胰岛素/血糖比值、胰岛素释放指数、血胰岛素原/血胰岛素比值协助进行病因诊断。

一、临床表现

1. 交感神经兴奋症状　心慌、焦虑、出汗、饥饿感、肌肉颤抖等。

2. 脑功能障碍表现　当血糖下降至2.5~2.8mmol/L 时,脑功能障碍明显,表现有神智改变、性格变化、虚弱、乏力、认知障碍、抽搐、昏迷等。

3. 其他　若患者长期反复低血糖,出现低血糖反应的血糖阈值下降,导致无知觉性的低血糖综合征,患者可无前驱症状而迅速进入昏迷状态,这是慢性和反复发作性低血糖者无明显临床表现的重要原因之一。

4. 特殊表现　儿童和老年人的低血糖表现可极不典型,易被误诊或漏诊。例如,婴儿低血糖发作时可表现为多睡、多汗,甚至急性呼吸衰竭;老年人发生低血糖时,常以性格变态、失眠、多梦或窦性心动过缓为主诉。

5. 患有脑部疾病的患者表现　对低血糖的应激反应是异常的,必须引起高度注意。低血糖的老年患者可无不适,其升高血糖的应激机制可能存在障碍。

二、病因与发病机制

引起低血糖病的病因有很多,包括疾病和药物,前者包括先天性和后天性疾病,后者包括药物和毒物。以上诸多病因虽然最终临床表现都是低血糖症,但发病机制各不相同,分述于下。

(一)葡萄糖来源减少

1. 糖原累积病　糖原累积病是由于先天性酶缺乏使肝糖原不能溶解,肝糖输出减少而引起低血糖症。多为年幼时发病。

2. 葡萄糖摄入过少　由于葡萄糖摄入过少而致低血糖症。

3. 升糖激素缺乏　胰升糖素、儿茶酚胺、生长激素、皮质醇和甲状腺素等激素均为升糖激素,对抗胰岛素作用,其缺乏则对低血糖症无血糖升高反应而使低血糖症继续保持和加重。

4. 严重心脏、肝脏、肾脏疾病　常伴有糖原储存和释放减少,糖异生障碍,胰岛素的降解和清除能力下降,体内胰岛素蓄积,故易出现低血糖。

(二)葡萄糖消耗增多

1. 胰岛素瘤　低血糖多于清晨空腹发作,发作时,血糖降低,而胰岛素水平升高。病情反复发作可导致智力下降,体重增加。可进行禁食 72 小时试验,低血糖时取血同时检测血糖及胰岛素。计算血胰岛素/血糖比值、胰岛素释放指数、血胰岛素原/血胰岛素比值协助进行病因诊断。

2. 胰岛素自身免疫综合征　服用某些含巯基的药物后产生胰岛素抗体,胰岛素受体抗体(IR - A)引起低血糖症与 IR - A 滴度相关,当 IR - A 滴度高时,大多数胰岛素受体被 IR - A 占据,使胰岛素不能与其受体结合,胰岛素受体下调而发生胰岛素抵抗与高血糖;IR - A 滴度低时,此时胰岛素能发挥最大作用而引起低血糖症。表现为无规律的低血糖发作,可查 IAA,多为阳性。

3. 功能性低血糖　多发生于进餐后,其时血糖水平并未低于 2.8mmol/L。其低血糖症状实际上是精神性的,而非低血糖所致,这些人往往有神经官能症。

4. 反应性低血糖　胃大部切除和胃空肠吻合术、幽门形成术、胃迷走神经切除术等,这些患者进食后,食物迅速进入肠道,一方面使餐后血糖升高;另一方面引起 GLP - 1 分泌增多,两者刺激胰岛素分泌增加。胰岛素抑制内源性肝糖输出,同时刺激糖的利用,导致餐后胰岛素相对过多而引起低血糖症。

三、临床思路

(一)诊断思路与要点(图 7 - 5、7 - 6)

2009 年 AACE《成人低血糖症评估和处置——内分泌学会临床实践指南》推荐:仅在有 Whipple's 三联征[低血糖的症状和(或)体征、低的血浆葡萄糖浓度以及血浆葡萄糖水平升高后低血糖症状或体征消失]的患者中评价和处置低血糖症。

糖尿病患者应用胰岛素或胰岛素促泌剂是低血糖症的最主要原因,在该类患者中应调整治疗减少造成低血糖症的风险因素。

在非糖尿病的低血糖症患者中,建议采用以下诊断路径。

(1)详细询问病史、查体并分析现有全部实验室检查结果,寻找潜在病因的线索:药物、严重疾病、激素缺乏以及非胰岛细胞肿瘤。

(2)如无证据提示以上病因,鉴别诊断应在意外的或蓄意的低血糖症与内源性高胰岛素血症之间进行。对疑诊内源性高胰岛素血症的患者,在自发低血

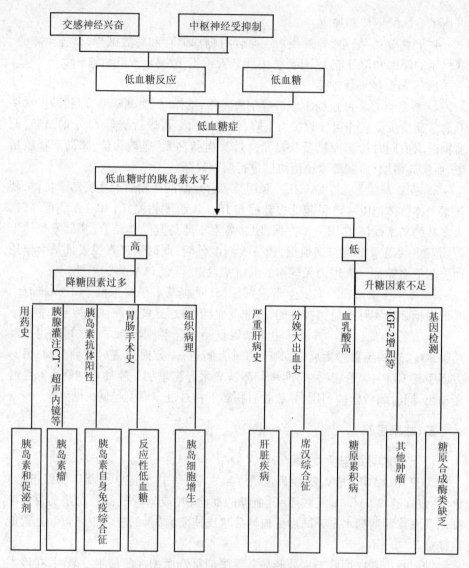

图 7-5　低血糖诊断流程图

糖或行 72 小时饥饿试验诱发低血糖时应检测指标和诊断标准如下：血浆葡萄糖浓度 < 3.0mmol/L(55mg/dl) 时，胰岛素 ≥ 3.0μU/ml(18pmol/L)、C 肽 ≥ 0.6ng/ml(0.2nmol/L)、胰岛素原 ≥ 5.0pmol/L、β - 羟丁酸 ≤ 2.7mmol/L。

　　(3)检测循环中导致低血糖症的口服药物。

　　(4)检测循环中的胰岛素抗体。

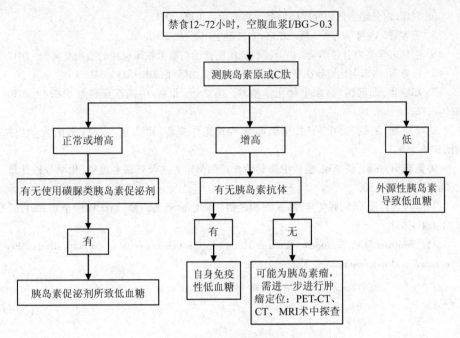

图 7 - 6　胰岛素瘤诊断流程

明确为内源性高胰岛素血症,并且循环中导致低血糖症的口服药物检测和胰岛素抗体检测均为阴性,应进行胰岛素瘤的定位检查:CT、MRI、经腹和内镜超声、胰腺动脉造影,必要时进行选择性胰腺动脉钙剂注射并测定肝静脉胰岛素水平。

(二)鉴别诊断要点

对可疑低血糖症患者,通过详细询问病史、查体、常规实验室检查仍不能明确空腹低血糖的原因,首先应考虑的诊断是引起高胰岛素血症的疾病,如胰岛素瘤、β细胞功能紊乱或误用磺脲类等胰岛素促泌剂或胰岛素。

(朱　巍　韩玉霞　刘　巍)

参考文献

1. 廖二元. 内分泌学. 第 2 版. 北京:人民卫生出版社,2007.
2. 陈家伦. 临床内分泌学. 上海:上海科学技术出版社,2011.

3. 刘超. 内分泌和代谢性疾病诊断流程与治疗策略. 2011.

4. 王吉耀. 内科学. 第 2 版. 北京:人民卫生出版社,2010.

5. 中华医学会内分泌学会. 内分泌代谢疾病诊治与激素临床应用的指南与共识. 2012.

6. 张秀明. 临床生化检验诊断学. 北京:人民卫生出版社,2012:833 – 871.

7. 郑铁生,鄢盛恺. 临床生物化学检验. 第 2 版. 北京:中国医药科技出版社,2010: 169 – 186.

8. 叶应妩,王毓三,申子瑜. 全国临床检验操作规程. 第 3 版. 南京:东南大学出版社,2006.

9. 戴新华,齐韬,杨梦瑞. 血清中葡萄糖含量的测定方法及其研究进展. 化学分析计量, 2008,17(3):78 – 80.

10. 陈忠余,张天娇,张传宝. 高效液相色谱法测定血清葡萄糖. 临床检验杂志,2011,29 (9):660 – 662.

11. Weitzner MA, Sonino N, Knutzen R, et al. Emotional aspects of pituitary diseas. Psychotherapy and psychosomatics. Karger, 1898.

第八章

高尿酸血症

第一节 概述

　　高尿酸血症是血清中尿酸盐过饱和的生化紊乱现象,在37℃时,血中尿酸饱和度为416μmol/L,如血中尿酸长时间持续超过这个饱和点,则称为高尿酸血症。高尿酸血症引起急性关节炎发作、痛风石形成以及关节和肾脏改变时,称为痛风。高尿酸血症为导致痛风发作的最重要生化基础,根据研究结果显示,约有10%～12%的高尿酸血症患者患有痛风。近几年研究发现,高尿酸血症往往合并高血压、高脂血症、糖耐量异常等,这些都是心血管疾病的高危因素,故控制高尿酸血症更应引起人们的重视。

一、高尿酸血症的病因

　　原发性高尿酸血症目前认为是由于遗传缺陷导致尿酸排泄减少或尿酸合成增加,继发性高尿酸血症主要因肾脏病、血液病或药物(比如长期服用利尿剂、阿司匹林、糖皮质激素等)、高嘌呤食物、大量饮酒引起,见表8-1。

表8-1　高尿血酸症的病因

原发性高尿酸血症	继发性高尿酸血症
PRPP 活性增高	先天性代谢性疾病
PRPPAT 活性增高	· Lesch - Nyhan 综合征
HPRT 缺陷	· 糖原贮积症
黄嘌呤氧化酶活性增高	系统性疾病
特发性高尿酸血症	· 白血病、多发性骨髓瘤、淋巴瘤
家族性肾病伴高尿酸血症	· 红细胞增多症、溶血性贫血

续表

原发性高尿酸血症	继发性高尿酸血症
Uromodulin 相关性肾病 SLC22CA12 基因多态性 NADH 脱氢酶亚基基因多态性	·肿瘤广泛转移和溶解 ·肿瘤放疗或化疗后 ·慢性肾脏病变 ·铅中毒 ·酮症酸中毒和乳酸性酸中毒 ·慢性酒精中毒 ·肝肾移植后 生理性升高 ·摄入过多富含嘌呤类食物 ·长期禁食与饥饿 药物所致高尿酸血症 ·噻嗪类利尿药、呋塞米、乙胺丁醇、吡嗪酰胺 ·阿司匹林、烟酸、乙醇、免疫抑制剂

二、高尿酸血症的实验室检查项目

目前用于高尿酸血症诊断最常用、最方便的实验室检查项目是尿酸,主要包括血清尿酸和 24 小时尿尿酸。但对于确诊和监测继发损害而言,滑囊液和痛风结节的检查(主要为显微镜检查)、尿液 pH 值检查同样有很大的帮助,也应予以关注。

(一)尿酸

尿酸是一种含有碳、氮、氧、氢的杂环化合物,为核蛋白和核酸中嘌呤的代谢产物,又称为 2,6,8 - 三氧化嘌呤。人体尿酸的来源有两个:①从富含嘌呤或核蛋白的食物中核苷酸分解而来的属外源性,约占体内尿酸总量的 20%;②由体内氨基酸磷酸核糖及其他小分子化合物合成和核酸分解而来的属内源性,约占体内总尿酸的 80%。由此可见,引起高尿酸血症的因素中内源性代谢紊乱较外源性更为重要。正常人体内尿酸池平均为 1200mg,每天生成约 750mg,排出约 500~1000mg。

1. 尿酸的合成　尿酸是嘌呤的代谢最终产物,嘌呤又是核酸氧化分解的代谢产物,因此其合成代谢与嘌呤密不可分,包括两条途径:①主要途径,即生物合成(biosynthesis),从非嘌呤基的前体,经过一系列步骤合成次黄嘌呤核苷酸(IMP),而后转换腺嘌呤核苷酸(AMP)或鸟嘌呤核苷酸(GMP);②补救途径(salvage pathway),直接从肝脏中来的嘌呤碱基(Cpurine base)合成嘌呤核苷酸(nucleotide),再通过进一步代谢形成尿酸。尿酸合成过程见图 8 -1。

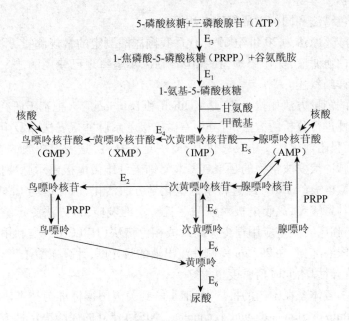

图8-1 尿酸的合成

E₁—磷酸核糖焦磷酸酰胺转换酶;E₂—次黄嘌呤-鸟嘌呤磷酸核糖转换酶;E₃—磷酸核糖焦磷酸合成酶;E₄—次黄嘌呤核苷-5′-磷酸脱氢酶;E₅—腺苷酸代琥珀酸合成酶;E₆—黄嘌呤氧化酶

2. 尿酸的代谢　参与尿酸代谢的嘌呤核苷酸有次黄嘌呤核苷酸(IMP)、腺嘌呤核苷酸(AMP)及鸟嘌呤核苷酸(GMP)3种。正常人体内尿酸约2/3是以游离尿酸钠盐形式由肾脏经尿液排泄,另1/3由肠道排出,或在肠道内被细菌分解,这部分尿酸的排泄方式在肾功能不全时有重要意义。

肾脏排泄尿酸是一个复杂的过程。需经肾小球滤过,近端肾小管再吸收(98%~100%)、分泌(50%)和分泌后再吸收(40%~44%),髓袢升支及集合管也可吸收少量尿酸,最终尿酸的排泄量仅占滤过的6%~12%。当每天产生的尿酸与排泄的尿酸量维持在平衡状态时,血尿酸的值才能保持稳定。

3. 尿酸的主要生理功能　尿酸具有以下功能:①清除氧自由基和其他活性自由基,能比抗坏血酸更显著地增强红细胞膜脂质抗氧化能力,防止细胞溶解凋亡;②能保护肝、肺、血管内皮细胞,防止细胞过氧化,延长其生存期,延缓自由基所引起的器官退行性病变;③延缓淋巴细胞和巨噬细胞凋亡,维护机体的免疫防御能力。

4. 实验室检查　血尿酸的测定始于20世纪20年代,测定方法也在不断改进与淘汰中,到目前为止已包括了磷钨酸还原法、酶法、伏安法、毛细管电泳法、高效液相色谱法和同位素稀释质谱法等。

磷钨酸还原法为 20 世纪 60 年代后我国尿酸测定的常规测量方法,由于需制备无蛋白血滤液,操作繁琐,在我国各临床实验室现已使用酶法。在检测原理部分会详细叙述。

其他的测量方法如伏安法,是 Kolthoff 和 Laitinen 等人把基于研究电流－电压曲线特性进行分析的方法,可分为有微电极差示脉冲伏安法和吸附溶出伏安法两种,而吸附溶出伏安法灵敏度高,有一定选择性,是测定尿酸的新方法;微电极差示脉冲伏安法常用的是聚甘氨酸修饰碳纤维微电极差示脉冲伏安法,利用碳纤维微电极(CFME)经过特定的电化学方法活化,活化后的 CFME 表面修饰一层聚甘氨酸膜,该膜电极对尿酸有近可逆的响应,该方法测定结果较为准确,但目前临床实验室应用很少。高效液相色谱法(HPLC 法)是利用离子交换树脂柱将尿酸纯化,在 293nm 检测柱流出液的吸光度,计算尿酸浓度,该方法技术简单、特异性高,同时精密度也很好。

随着参考体系在国内的推广,目前了解到美国国家标准与技术研究院(National Institute of Standards and Technology,NIST)建立的尿酸决定性方法是同位素稀释气相色谱质谱法(ID－GC/MS),该类方法是一种微量和痕量物质定量的权威测量方法。

(1)检测原理。磷钨酸还原(PTA)法检测原理为去蛋白血滤液中的尿酸,在碱性溶液中被磷钨酸氧化成尿囊素及二氧化碳;磷钨酸在此反应中被还原成钨蓝。钨蓝的生成量与反应液中尿酸含量成正比,可进行比色测定。

在临床实验室中应用最多的是酶法,其检测原理可分为一步法和偶联法。一步法的原理是尿酸在 293nm 时有吸收峰,当尿酸被尿酸氧化酶氧化成尿囊素后此吸收峰消失,293nm 吸光度下降值与尿酸浓度成正比,检测 293nm 吸光度变化即可测定尿酸含量。偶联法的测定原理是尿酸在尿酸氧化酶催化下,氧化生成尿囊素和过氧化氢。过氧化氢与 4－氨基安替比林(4－AAP)和 3,5 二氯-2－羟苯磺酸(DHBS)在过氧化物酶的催化下,生成有色物质(醌亚胺化合物),其色泽与样品中尿酸浓度成正比,据此测定尿酸含量。

以上两类方法学性能不尽相同,表 8－2 以一个厂家为例说明方法差异。

表 8－2　尿酸不同测量方法性能

方法	线性范围/($\mu mol/L$)	分析灵敏度/($\mu mol/L$)	精密度/%
磷钨酸还原法	54.4 ~ 2975	54.4	< 10
尿酸酶－过氧化物酶偶联法	0 ~ 855	34.7	< 5

（2）参考区间。尿酸国际上已有完整的参考系统，但由于我国参考系统研究起步较晚，目前尚未建立完整的参考区间。目前各类方法仍采用第 3 版《全国临床检验操作规程》推荐的参考区间，见表 8 - 3。

表 8 - 3　不同测量方法血清尿酸的参考区间

方法	性别	参考区间/（μmol/L）
磷钨酸法	男	262 ~ 452
	女	137 ~ 393
尿酸酶 - 过氧化物酶偶联法	男	208 ~ 428
	女	155 ~ 357
	>60 岁	男:250 ~ 476
		女:190 ~ 434

以上参考区间在使用时仍需考虑由患者的情况带来的影响因素。有 2% ~ 3% 患者呈典型痛风发作而血清尿酸含量小于上述水平。

24 小时尿尿酸目前尚无公认的参考区间，临床上主要采用血尿酸的标准来判断尿尿酸，且由于 60 岁以下的女性尿尿酸升高的较少，使用时可参考以下内容:尿尿酸含量在无嘌呤饮食及未服影响尿酸排泄药物的情况下，正常男性成人 24 小时尿尿酸总量不超过 3.54mmol。在使用该参考区间时应注意，90% 原发性痛风患者 24 小时尿尿酸排出小于 3.54mmol，此时尿尿酸排泄正常，但并不能排除痛风;若尿尿酸大于 4.76 mmol，提示尿酸产生过多。

（3）测量影响因素。血清尿酸在测量时存在以下影响因素:①高浓度维生素 C 的标本，可使测量结果偏低，试剂中的抗坏血酸氧化酶可排除抗坏血酸对结果的影响;②红细胞内存在多种非特异性还原物质，标本溶血影响测量结果;③磷钨酸方法不能用草酸钾作为抗凝剂;④血清与尿液标本中的尿酸在室温下可稳定 3 天;⑤以甲醛为防腐剂的商品尿酸标准液，仅可用于磷钨酸还原法，不能用于尿酸氧化酶法。

（二）滑囊液及痛风结节内容物检查

滑囊液及痛风结节内容物检查在大部分临床实验室并不常见，主要包括显微镜检查、紫外分光光度计测定及两种化学试验[紫尿酸铵（murexide）试验、尿酸盐溶解试验]。

显微镜检查是将滑液置于玻片上，偏振光显微镜下在细胞内或细胞外可见双折光细针状尿酸钠结晶的缓慢振动图像，用第一级红色补偿棱镜，尿酸盐结晶方向与镜轴平行时呈黄色，垂直时呈蓝色;而采用普通显微镜时，尿酸钠结晶呈杆状针状,检出率仅为偏振光显微镜的一半,但若在滑液中加肝素后,离心沉淀,取沉淀物镜检,则可提高其检出率。

采用紫外分光光度计对滑囊液或疑为痛风结节的内容物进行定性分析来判定尿酸钠,是痛风最有价值的方法,原理是待测标本的吸收光谱与已知尿酸钠的吸收光谱相同,即可判断。

对经过普通光学显微镜或偏振光显微镜检查发现有尿酸钠存在的标本,可通过紫尿酸铵(murexide)试验和尿酸盐溶解试验进一步确认。试验原理分别是尿酸钠加硝酸后加热产生双阿脲,再加入氨溶液即生成呈紫红色的紫尿酸铵,而尿酸盐溶解试验是加入尿酸氧化酶保温后,尿酸盐结晶被降解为尿囊素,可见结晶消失。

痛风结节内容物检查与滑囊液检查方法相同。

(三)尿液 pH 值

最佳的尿 pH 值为 6.2 ~ 6.8,由于尿液酸度增高是发生肾结石的主要原因之一,因此在使用促进尿酸排泄药物时更应定期监测。

三、临床思路(图 8 - 2)

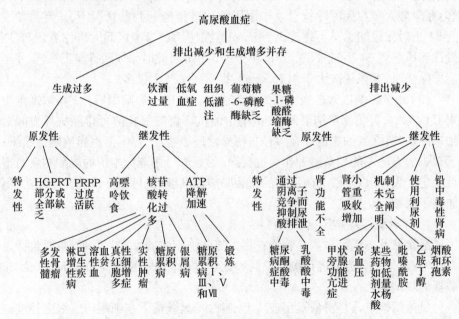

图 8 - 2　高尿酸血症的临床诊断思路

第二节　高尿酸血症与痛风

痛风是嘌呤代谢障碍所致的一组异质性慢性疾病。临床特点为高尿酸血症、反复发作的痛风性急性关节炎、痛风石、间质性肾炎，严重者呈关节畸形及功能障碍，伴尿酸性尿路结石。本病可分为原发性和继发性两类，其中以原发性痛风占绝大多数。

一、临床表现

原发性痛风发病年龄大部分在 40 岁以上，男性占 95%。较多患者伴有肥胖、2 型糖尿病、高脂血症、高血压、动脉粥样硬化和冠心病等。痛风临床表现的过程可分为四个阶段：无症状期、急性关节炎期、间歇期和慢性关节炎期。临床上，一般仅在发生关节炎时才称为痛风。

（一）无症状期

仅有血尿酸持续或波动性增高。从血尿酸增高至症状出现可长达数年至数十年，有些终身不出现症状，称为无症状高尿酸血症。

（二）急性关节炎期

急性关节炎是原发性痛风最常见的首发症状。初发时往往为单关节，后来变为多关节。以足拇趾的跖趾关节为好发部位，其次为足底、踝、足跟、膝、腕、指和肘。第一次发作通常在夜间，数小时内局部即出现红、肿、热、痛，白细胞增多与血沉增快等全身症状。疼痛往往十分剧烈，轻度按压便可有剧烈疼痛，患者常在夜间痛醒而难以忍受。受寒、劳累、酗酒、食物过敏、进食富含嘌呤食物、感染、创伤和手术等为常见诱发因素。

（三）间歇期

少数患者终身只发作一次便不再复发。也有隔 5～10 年以后再发，一般在 6 个月～2 年内会第二次发作。通常病程越长，发作越多，病情也越重，并出现 X 线改变。

（四）慢性关节炎期

多见于未经治疗或治疗不规则的患者。其病理基础是痛风石在骨关节周围组织引起损伤所致，故又称为痛风性慢性关节炎。此期关节炎发作较频，间歇期缩短，疼痛日渐加剧甚至发作之后不能完全缓解。痛风石的出现是尿酸盐沉积在软骨、滑膜、肌腱和软组织的结果，为本期常见的特征性表现。痛风石虽然不痛,但终因痛风石形成过多和关节功能损坏而造成手、足畸形。痛风石表面的皮肤可以变得十分菲薄,甚至溃破,排出白色粉末状的尿酸盐结晶。

（五）肾脏病变

病程较长的痛风患者约 1/3 有肾脏损害,表现为以下三种形式。

1. 痛风性肾病　为尿酸盐沉积于肾间质组织。早期可仅有间歇性蛋白尿和镜下血尿;随着病程进展,蛋白尿逐渐转为持续性,肾脏浓缩功能受损,出现夜尿增多、低比重尿等;晚期发展为慢性肾功能不全。部分患者以痛风性肾病为最先的临床表现,而关节症状不明显,易与肾小球肾炎和原发性高血压性肾损害相混淆。

2. 尿酸性肾石病　以尿酸性肾结石为首发表现。细小泥沙样结石可随尿液排出,较大结石常引起肾绞痛、血尿及尿路感染。

3. 急性肾衰竭　由于大量尿酸盐结晶堵塞肾小管、肾盂甚至输尿管所致。患者突然出现少尿甚至无尿,如不及时处理可迅速发展为急性肾衰竭。

继发性痛风的临床表现常较原发性者严重,肾石病多见,但关节症状多不典型,病程不长,常被其原发病的症状所掩盖而不易发觉,需引起注意。

二、病因与发病机制

（一）原发性高尿酸血症

由先天性嘌呤代谢障碍引起,其发病机制有以下两方面:①多基因遗传缺陷引起的肾小管尿酸分泌功能障碍,尿酸排泄减少,导致高尿酸血症;②嘌呤代谢酶缺陷,如磷酸核糖焦磷酸合酶(PRS)活性增加、次黄嘌呤 – 鸟嘌呤磷酸核苷转移酶(HGPRT)缺陷症、腺嘌呤磷酸核糖转移酶(APRT)缺陷症及黄嘌呤氧化酶活性增加,均可致血尿酸升高,前三种酶缺陷属于 X 性连锁遗传,后者可能为多基因遗传。

（二）消耗 ATP 所致的高尿酸血症

在酗酒、剧烈肌肉运动、手术、外伤及危重患者由于消耗大量 ATP,使氧、葡萄糖和脂肪酸氧化产生 NADH 的速度赶不上能量的消耗,最终使尿酸的生成增加。

（三）继发性高尿酸血症

除血液病及化疗、放疗时细胞核破坏过多,核酸分解加速使尿酸来源增加外,大多由于尿酸排泄减少所致,尤其是各种肾脏疾病及高血压性肾血管疾病晚期,肾衰竭致使尿酸滞留体内,有时可达很高水平。此外,当乳酸或酮酸浓度增高时,肾小管对尿酸的排泌受到竞争性抑制而排出减少。药物如双氢克尿噻、依他尼酸、呋塞米、吡嗪酰胺、小剂量阿司匹林等均能抑制尿酸排泄。慢性铅中毒也能使尿酸排泄受到抑制,结果均能导致高尿酸血症。

三、临床思路

（一）诊断思路与要点

对于中年以上男性,有或无诱因的突然出现第一跖趾等单个关节的红、肿、热、痛、活动障碍,尤其是伴有泌尿系结石病史或痛风石者,均应考虑痛风的可能性。结合血尿酸升高及骨关节摄片,滑囊液的检查发现有尿酸盐结晶,受累关节软骨下骨质穿凿样缺损等,一般诊断不困难。部分急性关节炎诊断有困难者,可给予秋水仙碱进行诊断性治疗。

（二）鉴别诊断思路与要点

1. 急性关节炎　痛风出现急性关节炎的发作多有自发性和自限性,伴或不伴有泌尿系结石或痛风结石,结合血清尿酸水平升高,滑囊液检查见尿酸结晶,X 线检查见软骨下骨质有虫蚀样缺损,一般诊断不难。部分不典型病例需与其他急性关节炎相鉴别。

（1）急性风湿性关节炎。痛风性关节炎急性发作期易与急性风湿性关节炎相混淆。急性风湿性关节炎一般多见于青少年,病前 1~4 周常有溶血性链球菌感染史。化验检查抗溶血性链球菌抗体、抗链球菌激酶、抗透明质酸酶等升高。

（2）急性化脓性关节炎。检查是否有原发性感染灶或化脓性灶,多见于髋、膝等大关节,寒战、高热等全身症状多比痛风性关节炎要重,关节腔穿刺可抽出化脓液,细菌学检查涂片或培养可见致病菌,多为金黄色葡萄球菌。

（3）外伤性关节炎。有关节外伤史,炎症固定在受累关节,无游走性,而少数患者轻微的关节外伤是痛风关节炎急性发作的诱因,注意鉴别。

（4）假性痛风。是由焦磷酸盐结晶沉积在关节的软骨、肌腱、韧带、滑囊、滑膜上,引起关节软骨钙化,急性发病酷似痛风,好发于双膝及肩、肘、髋等大关节。多见于老年人,男性多见,如果是甲状腺激素替代治疗的老年人,则女性多于男性。X 线检查有鉴别诊断意义,X 线片显示关节间隙变窄,关节软骨可见线状或密点状的钙化或关节旁钙化。滑囊液中可见焦磷酸盐结晶或磷灰石。少数患者秋水仙碱可以止痛,如果同时伴有痛风性关节炎,秋水仙碱治疗有效,使鉴别诊断更加困难,但是滑囊液中可见尿酸盐结晶和焦磷酸盐结晶。

（5）淋病性关节炎。急性发作时侵犯的跖趾关节可与痛风相似,但是可有冶游史或淋病表现,细菌学检查为淋病双球菌。

（6）关节周围软组织炎。常见的有蜂窝织炎、丹毒、化脓性或外伤性关节周围软组织炎症。关节周围软组织红、肿、热、痛明显,可伴有畏寒、发热等全身症状,关节疼痛不如痛风性关节炎明显,化验检查外周血白细胞数升高。

(7)其他。与系统性红斑狼疮性关节炎、复发性关节炎、Peiter 等相鉴别。

2. 慢性关节炎 反复发作的患者由于症状迁延和临床症状的不典型性,给诊断带来困难,这些患者需与其他慢性关节炎相鉴别。血清尿酸水平测定,滑囊液的检查,X 线检查,双能 X 线骨密度检查等有利于鉴别诊断。

(1)类风湿关节炎。痛风性关节炎发作间期或慢性期,易与类风湿关节炎相混淆。类风湿关节炎一般多见于中青年女性,好发于四肢的小关节,呈多关节、对称性、梭形肿胀,一般呈慢性过程,常有晨僵现象。但是有少数患者在关节的周围有小的皮下结节,反复发作的病例可有关节畸形,要与不典型的痛风鉴别。X 线检查有鉴别诊断意义,X 线见关节面粗糙,关节间隙变窄,晚期可见关节面融合,骨质疏松,但无明显的软骨下骨质虫蚀样缺损。化验检查血清类风湿因子阳性。

(2)银屑病性关节炎。多见于男性,多发生于银屑病之后,常侵犯远端的趾指间关节、指掌关节,少数患者可累及脊柱或骶髂关节,呈对称性关节炎,可有晨僵现象,部分患者可有指甲增厚变形,关节炎的症状随银屑病的好转而减轻,银屑病的恶化而加重。一般患者诊断并不难,但是少数患者可有血清尿酸水平的升高,需要与痛风性关节炎相鉴别,X 线检查有鉴别诊断意义,X 线检查见关节间隙变窄,骨质破坏和骨质增生,末端趾指远端呈铅笔尖状或帽状。

(3)结核变态反应性关节炎。该病是因结核杆菌感染导致变态反应所引起,多见于有结核活动病灶的患者,常先累及小关节,以后可以累及大关节,呈多发性、游走性关节炎特性,可以是急性关节炎发作,也可以表现为慢性关节疼痛,一般无关节强直畸形,关节周围皮肤常有结节红斑。X 线检查见骨质疏松,无骨质虫蚀样缺损,滑囊液检查中可见较多的单核细胞,PPD 试验呈强阳性反应,抗结核治疗有效有助于鉴别诊断。

3. 其他 与急性关节炎的后遗症、肥大性关节病等相鉴别。

(郭彩红 于洪远)

参考文献

1.廖二元. 内分泌学. 第 2 版. 北京:人民卫生出版社,2007.

2.陈灏珠,林果为. 实用内科学. 第 13 版. 北京:人民卫生出版社,2009.

3. 戴新华, 徐锐峰, 张春梅, 等. 血清中尿酸的测定方法及其研究进展. 现代科学仪器, 2006, 16(4): 83-86.

4. 周永国. 高效液相色谱法同时测定血清中肌酸、尿酸和肌酐. 分析科学学报, 1998, 14(1): 52-54。

5. L. Siekmann. Determination of Uric Acid in Human Serum by Isotope Dilution-Mass Spectrometry. Clin. Chem. Clin. Bliochem, 1985, 23(3): 129-135.

6. Polly Ellerbe, Alex Cohen, Michael J. Welch, et al. Determination of Serum Uric Acid by Isotope dilution Mass Spectrometry as a New Candidate Definitive Method, Anal. Chem., 1990, 62(20): 2173-2177.

7. 叶应妩, 王毓三, 申子瑜. 全国临床检验操作规程. 第3版. 南京: 东南大学出版社, 2006.

第九章

脂蛋白异常血症

第一节　概述

血浆脂蛋白是脂质与蛋白质的复合体,是血脂的运输及代谢形式。血脂是血浆所有脂质的统称,包括甘油三酯、磷脂、胆固醇及胆固醇酯,以及游离脂肪酸等。磷脂主要有卵磷脂(约70%)、神经鞘磷脂(30%)及脑磷脂(10%)。血脂有两种来源,外源性脂质从食物摄取入血,内源性脂质由肝细胞、脂肪细胞及其他组织细胞合成后释放入血。血浆脂蛋白中的蛋白质称为载脂蛋白。脂蛋白异常血症又称为高脂血症,是指血浆中的脂蛋白谱异常。通常表现为甘油三酯、总胆固醇、LDL－胆固醇、脂蛋白 a 和载脂蛋白 apo－B100 升高,HDL－胆固醇、apo－AⅠ、apo－AⅠ/ apo－B100 比值和 apo－AⅡ下降。

一、脂蛋白异常血症的分类与分型

1.病因分类　分为原发性和继发性两类。原发性高脂血症是由于遗传基因的缺陷所致,继发性高脂血症是因全身系统性疾病所致。可引起血脂升高的系统性疾病主要有糖尿病、甲状腺功能减退症、肝肾疾病、糖原累积病、系统性红斑狼疮、骨髓瘤、脂肪萎缩症、急性卟啉病等。此外,某些药物如利尿剂、β 受体阻滞剂、糖皮质激素等也可引起继发性血脂升高。

2.分型　1970 年世界卫生组织(WHO)建议将脂蛋白异常血症分为 6 型(表9－1)。

(1)Ⅰ型。主要是血浆中乳糜微粒浓度增高所致,血脂测定主要为甘油三酯水平升高,而总胆固醇水平可正常或轻度升高。此型在临床上较为罕见。

(2)Ⅱa 型。单纯性的血浆 LDL 水平升高,血脂测定只有总胆固醇水平升高,甘油三酯水平正常。此型在临床上比较常见。

(3)Ⅱb型。血浆中的 VLDL 和 LDL 水平均升高,血脂测定发现总胆固醇和甘油三酯水平均升高。此型在临床上最为多见。

(4)Ⅲ型。主要是血浆中的乳糜微粒残粒和 VLDL 残粒水平增加,血脂测定显示总胆固醇和甘油三酯浓度均明显升高,且二者升高的程度基本是平行的。此型在临床上很少见。

(5)Ⅳ型。血浆中 VLDL 水平增加,血脂测定显示血浆甘油三酯水平明显升高,而总胆固醇水平则正常或偏高。

(6)Ⅴ型。血浆中乳糜微粒和 VLDL 水平均升高,血脂测定甘油三酯和总胆固醇水平均升高,但以甘油三酯升高为主。

表 9-1 WHO 高脂血症分型

分型	升高的脂蛋白成分	血脂改变		人群发病情况
		总胆固醇	甘油三酯	
Ⅰ	乳糜微粒	-/↑	↑↑↑	遗传,少见
Ⅱa	β-脂蛋白(LDL)	↑↑↑	-	遗传,青年及成人
Ⅱb	β-脂蛋白(LDL)	↑↑↑	↑↑	获得性,暴食习惯者
	前β-脂蛋白(VLDL)			
Ⅲ	悬浮β-脂蛋白	↑↑	↑↑	遗传,较少见
Ⅳ	前β-脂蛋白(VLDL)	-/↑	↑↑↑	常见于中年人
Ⅴ	前β-脂蛋白(VLDL)	-/↑	↑↑↑	继发性,较少见

虽然 WHO 的分型方法对指导临床上诊断和治疗高脂血症有较大的帮助,但也存在不足之处,其最明显的缺点是过于复杂。因而,有人提出了一种高脂血症的简易分型方法(表 9-2),即将高脂血症分为高胆固醇血症、高甘油三酯血症和混合型高脂血症。

表 9-2 高脂血症的简易分型

分型	总胆固醇	甘油三酯	相当于 WHO 分型
高胆固醇血症	↑↑	-	Ⅱa
高甘油三酯血症	-	↑↑	Ⅳ(Ⅰ)
混合型高脂血症			
A.均衡型	↑↑	↑↑	Ⅱb(Ⅲ)
B.胆固醇升高为主型	↑↑	↑	—
C.甘油三酯升高为主型	↑	↑↑	Ⅳ、Ⅴ

3.基因分型 基因缺陷所致的高脂血症多具有家族聚集性,有明显的遗传倾向,临床通常称为家族性高脂血症。其中以家族性混合型高脂血症最为多见。此外,还有一些较为少见的家族性高脂血症,包括家族性多基因性高胆固醇血症、家族性高甘油三酯血症、家族性胆固醇酯转运蛋白缺陷症、家族性卵磷脂胆固醇酰基转移酶缺陷症、家族性高 α 脂蛋白血症、家族性高脂蛋白(a)血症等。

二、脂蛋白异常血症的实验室检查

(一)总胆固醇

胆固醇有游离胆固醇和胆固醇酯两种形式,广泛分布于各组织,但不均匀,约 1/4 分布在脑和神经组织,约占脑组织 20%。肾上腺、卵巢等具有类固醇激素合成功能的内分泌腺胆固醇含量也很丰富,达 1% ~5%。肝、肾、肠等内脏及皮肤、脂肪组织亦含较多胆固醇,以肝最多。

1.胆固醇的合成 肝脏是胆固醇合成的主要场所,占自身合成胆固醇的 70% ~80%,其次是小肠,合成 10%。胆固醇合成酶系存在于胞质及光面内质网膜。乙酰 CoA 和 NADPH 是胆固醇合成的基本原料。乙酰 CoA 是葡萄糖、氨基酸及脂酸在线粒体的分解产物,不能通过线粒体内膜,需在线粒体内与草酰乙酸缩合生成柠檬酸,通过线粒体内膜载体进入胞质,裂解成乙酰 CoA,作为胆固醇合成原料。每转运 1 分子乙酰 CoA,由柠檬酸裂解成乙酰 CoA 时消耗 1 分子 ATP。胆固醇合成还需 NADPH 供氢、ATP 供能。合成 1 分子胆固醇需 18 分子乙酰 CoA、36 分子 ATP 及 16 分子 NADPH。

胆固醇合成过程复杂,有近 30 步酶促反应,大致可划分为 3 个阶段。

(1)甲基戊酸(MVA)的合成。在胞液中,3 分子乙酰 CoA 分别经乙酰 CoA 硫解酶及羟甲基戊二酰 CoA 合成酶催化,缩合成 3 - 羟 -3 - 甲基戊二酸单酰 CoA(HMGCoA),此过程与酮体生成的反应机制相同,但亚细胞定位不同,酮体生成在肝线粒体进行,而胆固醇合成是在肝和其他组织细胞的胞液中进行。生成的 HMGCoA 则在羟甲基戊二酰 CoA 还原酶(位于滑面内质网膜上)催化下,由 $NADPH + H^+$ 供氢还原生成甲羟戊酸(mevalonic acid, MVA)。此反应是胆固醇合成的限速步骤,HMGCoA 还原酶为限速酶。

(2)鲨烯的生成。甲羟戊酸经脱羧、磷酸化生成活泼的异戊烯焦磷酸和二甲基丙烯焦磷酸。3 分子 5 碳焦磷酸化合物缩合成 15 碳焦磷酸法尼酯。在内质网鲨烯合酶的催化下,2 分子 15 碳焦磷酸法尼酯再缩合、还原生成 30 碳多烯烃——鲨烯。

(3)胆固醇的生成。30 碳鲨烯结合在胞质固醇载体蛋白上,经内质网单加氧酶、环化酶等催化,环化成羊毛固醇,再经氧化、脱羧、还原等反应,脱去 3 个甲基,生成 27 碳胆固醇。在脂酰 CoA 胆固醇脂酰转移酶的作用下,细胞内游离胆固醇能与脂酰 CoA 缩合,生成胆固醇酯储存。

2. 胆固醇的代谢　胆固醇并不能被分解为 CO_2 和 H_2O,而只能以游离胆固醇的方式分泌进入胆汁,或转变为胆汁酸后排入肠道。进入肠道的胆固醇约 50% 通过重吸收又再回到肝脏,其余部分则从粪便中排出。小肠中的胆酸有 97% 亦通过重吸收重新回到肝脏,二者共同构成肠肝循环。通过重吸收胆固醇和胆酸可抑制肝内胆固醇和胆酸的合成。

在胆酸合成的过程中,胆固醇 7α - 羟化酶是调节游离胆固醇转变为 7α - 羟化胆固醇的关键性限速酶。血液中胆固醇的水平主要受低密度脂蛋白(LDL)受体的调节。此受体分布于包括肝细胞在内的全身所有细胞表面,并调节细胞从血液中摄取富含胆固醇的脂蛋白(如 LDL)。

3. 胆固醇的主要生理功能　胆固醇主要用于合成细胞浆膜、类固醇激素和胆汁酸。

4. 实验室检查　血清中的胆固醇包括胆固醇酯(CE)和游离胆固醇(FC),各占约 70% 和 30%,二者合称总胆固醇(TC),换句话说,TC 是指血液中各脂蛋白所含胆固醇的总和。测定方法分为化学法和酶法两大类。

化学法测量血清胆固醇,经典、准确、可溯源的方法是 1934 年提出的 Schenheimer - Sperry 法(称量法),Abell 等于 1952 年推出血清皂化后石油醚(后改用正己烷)抽提,Liebemann - Burchard 反应(L - B 反应)显色法,其准确性可溯源于 Schenheimer - Sperry 法,美国疾病控制与预防中心(CDC)对此法做了评价与最适化研究,已成为国际公认的参考方法,称之为 ALBK 法。

其他化学方法还包括 1953 年 Zlatkis 及其同事用铁试剂直接测定血清中胆固醇的方法,但此法因胆固醇未提纯、$FeCl_3$ 反应特异性差,因此测量结果偏高;20 世纪 70 年代美国临床脂类研究(LRC)组织统一采用异丙醇抽提胆固醇,沸石合剂吸附干扰显色反应的物质,然后以 L - B 反应测定,准确性较好。

我国胆固醇化学法测定研究从 20 世纪 50 年代开始,当时临床上常用的 Bloor 氏法(1916)及醋酸抽提法,虽然比较简单但准确性不高。卫生部老年医学研究所生化室李健斋教授从研究 Schenheimer - Sperry 法开始,采用合理的抽提、皂化、分离纯化步骤,以比较灵敏而稳定的 $FeCl_3$ 反应代替 L - B 反应,达到准确定量的目的,并从 20 世纪 80 年代开始进行测定标准化研究,建立了高效液相色谱(HPLC)测定胆固醇的参考方法,制备了可溯源于参考方法的血清胆固醇标准物质,初步建立起我国胆固醇测定标准化的分析体系。

酶法测量血清胆固醇在国外是从 20 世纪 70 年代开始,由于具有简单、快速、特异性好、适用于自动化仪器等优点,酶法取代强酸试剂显色法成为必然趋势。目前国内实验室已普遍采用酶法,最早出现的国产胆固醇酯酶(CEH)和胆固醇氧化酶(COD)是上海医药工业研究院的"三合一酶",其中 CEH 为动物胰脏提取,材料来源有限,制备过程麻烦,产量低,且 CEH 水解胆固醇酯(CE)的速度较慢;河北省微生物所 1984 年筛选出一株产 CEH 的假单胞菌,从培养液中提取制备得一种高效、特异的 CEH,卫生部北京老年医学研究所生化室将其与诺卡菌 COD 联用,设计了以 Trinder 反应为基础的总胆固醇测定法,中华医学会检验分会将此法推荐为胆固醇测定的常规方法。

(1) 检测原理。化学法一般包括抽提、皂化、洋地黄皂苷沉淀纯化、显色等四个阶段,操作复杂,干扰因素多,目前实验室不常用。目前公认的参考方法包括水解 CE、石油醚提取和乙酸 - 乙酸酐 - 硫酸显色等步骤,一般实验室条件下,不易准确掌握。酶法一般采用胆固醇氧化酶 - 过氧化物酶偶联的 CHOD - PAP 法,其检测原理为酯被胆固醇酯酶分解成游离胆固醇和脂肪酸,游离胆固醇在胆固醇氧化酶的辅助下消耗氧,然后被氧化,导致 H_2O_2 增加。H_2O_2 与酚和 4 - 氨基安替比林形成的过氧化物酶的催化剂形式的红色染料,通过比色反应计算胆固醇浓度。

采用酶法测量总胆固醇时不同厂商的产品检测性能存在一定的差异,实验室应根据实际情况进行选择(表 9 - 3)。

表 9 - 3 不同厂家检测性能

酶法	线性范围/(mmol/L)	分析灵敏度/(mmol/L)	精密度/%
1	0.08 ~ 20.7	0.08	2.7
2	0.5 ~ 20	0.5	≤5

(2) 参考区间。血清胆固醇测定虽已有完整的参考系统,但我国目前尚未建立溯源基础上的中国人参考区间。由于溯源问题未得到有效解决,各类方法参考区间不尽相同,各实验室应建立自己的参考值。一般情况下,不同厂商酶法测量 TC、不同参考标准的参考区间见表 9 - 4、9 - 5。

表 9 - 4 不同厂商测量 TC 的参考区间

方法	正常范围/(mmol/L)	临界范围/(mmol/L)	异常范围/(mmol/L)
1	<5.2	5.2 ~ 6.2	>6.2
2	<5.17	5.17 ~ 6.18	>6.2

表 9 - 5 不同标准参考区间

标准	理想范围/ (mmol/L)	边缘升高/ (mmol/L)	升高/ (mmol/L)
《血脂异常防治建议》,1997	<5.2	5.23 ~ 5.69	≥5.72
美国胆固醇教育计划(NCEP),成人治疗组	<5.1	5.2 ~ 6.2	≥6.21

(3)测量影响因素。"分析前"各个环节对血脂测定有很大的影响。①患者应保持平常的生活和饮食习惯,24 小时内不饮酒、不做剧烈运动。②妊娠后期各项血脂都会增高,应在产后或终止哺乳后 3 个月查血,才能反映其基本血脂水平。③注意有无应用影响血脂的药物,应根据所用药物的特性,停止用药数天或数周,否则应记录有关用药的情况。④血脂水平有季节性变动,为了前后比较,应在每年同一季节检查。⑤体位影响水分在血管内外的分布,因此影响血脂水平,故在抽血前至少应静坐 5 分钟。⑥肝素抗凝不影响血浆中血脂水平,EDTA 抗凝血浆中的总胆固醇和甘油三酯水平比血清中约低 3%,EDTA 浓度越高血浆中偏低越明显。⑦室温下放置 30 ~ 45 分钟后离心,放置时间不得超过 3 小时。血清分离后必须吸出,转移至有盖小试管中,防止水分挥发,在 4℃可稳定 4 天, -20℃稳定 3 个月,不可反复冻融。⑧测量时,血清与酶试剂用量比例为 1∶100 时,测定上限最高,过高的提高血清用量的比例,会使测定上限降低。⑨血中抗坏血酸与甲基多巴浓度高于治疗水平时使结果偏低。⑩当血红蛋白高于 2g/L 会引起正干扰,胆红素高于 0.1g/L 时会带来明显的负干扰。

(二)甘油三酯

1. 甘油三酯的合成与代谢 肝、脂肪组织及小肠是合成甘油三酯的主要场所,以肝的合成能力最强。基本原料为甘油和脂肪酸,主要分别由糖代谢提供和糖转化形成,小肠黏膜细胞以脂酰 CoA 酯化甘油一酯合成甘油三酯,肝细胞及脂肪细胞以脂酰 CoA 先后酯化甘油 - 3 - 磷酸及甘油二酯合成甘油三酯。

甘油三酯水解生成甘油和脂肪酸。甘油经活化、脱氢、转化成磷酸二羟丙酮后,循糖代谢途径代谢。脂肪酸活化后进入线粒体,经脱氢、加水、再脱氢及硫解 4 步反应的重复循环完成 β - 氧化,生成乙酰 CoA,并最终彻底氧化,释放大量能量。肝 β - 氧化生成的乙酰 CoA 还能转化成酮体,经血液运输至肝外组织利用(图 9 - 1)。

2. 甘油三酯的主要生理功能 甘油三酯是机体储存能量的主要形式。甘油三酯在脂肪组织中以脂肪滴的形式贮存,也可作为某些脂蛋白的组成成分在

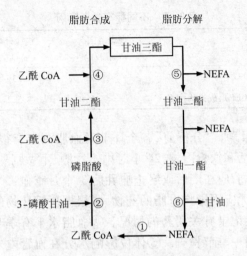

脂肪合成   脂肪分解

图 9 - 1　脂肪细胞中脂肪代谢循环

①乙酰 CoA 合成酶;②3 - 磷酸甘油酰基转移酶;③磷脂酸磷酸水解酶;④甘油二酯酰基转移酶;
⑤甘油三酯脂肪酶;⑥甘油一酯脂肪酶。NEFA—非酯化脂肪酸

血液中转运。

　　3.实验室检查　甘油三酯(TG)主要存在于乳糜微粒(CM)和极低密度脂蛋白(VLDL)中,又称中性脂肪,其甘油框架结构分别结合了 3 分子脂肪酸,由于结合的脂肪酸不同,造成 TG 的化学组成不均一,准确求其分子量较为困难,因此采用不同的检测标准,结果也不相同。

　　TG 检测方法一般可分为化学法、酶法和色谱法。早期的测定方法是以总脂质与胆固醇和磷脂之差估算。化学法是用有机溶剂抽提标本中的 TG,去除干扰物后皂化,以过碘酸氧化甘油生成甲醛后显色测定。二氯甲烷 - 硅酸 - 变色酸法为美国疾病预防与控制中心(CDC)测量"净"TG 的参考方法。分溶抽提 - 乙酰丙酮显色法为常规方法,但由于操作复杂,干扰因素多,现多不使用。

　　目前国内临床实验室绝大部分采用的是酶法,方法不同但基本步骤均为 3 步,首先选用合适的脂蛋白脂肪酶进行水解,然后用甘油激酶进行转化,最后再通过有机染料计算相应的 TG 浓度,此法操作简便、精密度高,一步法测定的是血清总甘油(习惯上称 TG),包括 TG、游离甘油、少量甘油二酯和甘油一酯。中华医学会检验分会建议酶法将甘油磷酸氧化酶 - 过氧化物酶 - 4 - 氨基安替比林和酚法(GPO - PAP 法)作为临床实验室测定血清 TG 的常规方法,一般临床实验室可采用一步 GPO-PAP 法,有条件的实验室(如三级以上医院)应考虑开展游离甘油的测定或采用两步酶法。两步酶法是为了消除游离甘油的干扰,该法不增加试剂成本和工作量。

核素稀释/气相色谱/质谱技术(ID/GC/MS)主要用于参考系统,费用昂贵,样品处理复杂。目前,美国 CDC 游离甘油测定的参考方法为同位素稀释色谱质谱法,此法 1992 年建立,主要原因是由于目前绝大多数常规测定 TG 均为酶法测总甘油,而单独一个测"净"TG 的参考方法难以满足 TG 标准化的需要,综上美国 CDC 测定 TG 的参考方法由化学法和质谱法两部分组成。我国北京老年医学研究所建立的高效液相色谱法(HPLC)测定总甘油和游离甘油的方法拟推荐为我国 TG 测定的参考方法,欧洲 TG 参考方法主要是 ID/MS 总甘油测定法,因此目前国际无公认的参考方法。

(1)检测原理。酶法(GPO-PAP 法)TG 是首先用脂蛋白酯酶(LPL)将血清中 TG 水解为脂肪酸和甘油,再用甘油激酶催化甘油磷酸化为甘油-3-磷酸,后者在消耗 O_2 的情况下经磷酸甘油氧化酶催化生成磷酸二羟丙酮和 H_2O_2,H_2O_2 与酚和 4-氨基安替比林形成的过氧化物酶的催化剂形式的红色化合物,通过比色反应计算 TG 浓度。二步酶法是将 GPO-PAP 法的试剂分成两部分,其中脂蛋白酯酶(LPL) 和 4-氨基安替比林(4-AAP)组成试剂Ⅱ,其余部分为试剂Ⅰ,血清加试剂Ⅰ,37℃孵育,因无 LPL,TG 不能水解。游离甘油在甘油激酶和磷酸甘油氧化酶作用下生成 H_2O_2,但因体系中不含 4-AAP,Trinder 反应不能完成,加入试剂Ⅱ后,TG 反应,生成红色苯醌亚胺。

表 9-6 选择不同厂商的产品说明检测性能的差异。

表 9-6 不同厂商检测性能比较

酶法	线性范围/(mmol/L)	分析灵敏度/(mmol/L)	精密度/%
1	0.05~11.4	0.05	<3
2	0.1~10	0.10	<5

(2)参考区间。血清 TG 测定虽已有完整的参考系统,但我国目前尚未建立溯源基础上的中国人参考区间。由于溯源问题未得到有效解决,各类方法参考区间不尽相同,我国《血脂异常防治建议》和美国胆固醇教育计划(NCEP)成人治疗组Ⅲ提出的判断标准有所差异,各实验室应建立自己的参考值。不同参考标准建议的 TG 的参考区间见表 9-7。

表9-7 不同标准参考区间

标准	理想范围/ (mmol/L)	边缘升高/ (mmol/L)	升高/ (mmol/L)
《血脂异常防治建议》,1997	<1.7	-	>1.7
美国胆固醇教育计划(NCEP),成人治疗组	<1.7	1.7~2.25	2.26~5.64

(3)测量影响因素。"分析前"各个环节的影响因素与 TC 相同。测量时影响因素包括:①甘油磷酸氧化酶(LDL)除能水解 TG 外,还能水解甘油一酯和甘油二酯,实际上测定的是总甘油酯;②血中抗坏血酸 >170μmol/L、胆红素 >100μmol/L 时会有明显的负干扰,血红蛋白的干扰是复杂的,血红蛋白本身的红色引起正干扰,溶血后,红细胞中的磷酸酶可水解磷酸甘油产生负干扰;③血中抗坏血酸与甲基多巴浓度高于治疗水平时使结果偏低;④在 37℃ 反应到达终点时间不应超过 8 分钟。

(三)脂蛋白

脂蛋白是脂质与蛋白质结合的一种可溶性复合物。只有通过脂蛋白的形式,从肠道消化吸收的和在肝脏合成的脂质才能在血液中转运,进而为机体各组织所利用或贮存。此外,脂蛋白还可转运脂溶性维生素、某些药物、病毒和抗氧化酶。脂蛋白中的脂质包括甘油三酯、胆固醇酯、游离胆固醇和磷脂。

脂蛋白可为乳糜微粒、乳糜微粒残粒、极低密度脂蛋白、低密度脂蛋白、中间密度脂蛋白和高密度脂蛋白等六种不同的类型,其在脂质转运中的作用各不相同,见表9-8。

表9-8 血浆脂蛋白的分类、性质、组成及功能

分类	密度法 电泳法	乳糜微粒	极低密度脂蛋白 前β-脂蛋白	低密度脂蛋白 β-脂蛋白	高密度脂蛋白 α-脂蛋白
性质	密度	<0.95	0.95~1.006	1.006~1.063	1.063~1.210
	电泳位置	原点	α_2-球蛋白	β-球蛋白	α1-球蛋白
组成/%	蛋白质	0.5~2	5~10	20~25	50
组成/%	甘油三酯	80~95	50~70	10	5
	磷脂	5~7	15	20	25
	胆固醇	1~4	15	45~50	20
载脂蛋白组 成/%	apo-A I	7	<1	-	65~70

续表

分类 密度法 电泳法	乳糜微粒	极低密度脂蛋白 前β-脂蛋白	低密度脂蛋白 β-脂蛋白	高密度脂蛋白 α-脂蛋白
apo-AⅡ	5	–	–	20~25
apo-AⅣ	10	–	–	–
apo-B100	–	20~60	95	–
apo-B48	9	–	–	–
apo-CⅠ	11	3	–	6
apo-CⅡ	15	6	微量	1
apo-CⅢ0-2	41	40	–	4
apo-E	微量	7~15	<5	2
apo-D	–	–	–	3
合成部位	小肠黏膜细胞	肝细胞	血浆	肝、肠、血浆
功能	转运外源性甘油三酯及胆固醇	转运内源性甘油三酯及胆固醇	转运内源性胆固醇	逆向转运胆固醇

1. 乳糜微粒 乳糜微粒是血浆中颗粒最大的脂蛋白。其脂质含量高达98%~99%(85%~90%为甘油三酯),蛋白质只占1%~2%,在未离心的血浆中处于漂浮状态。乳糜微粒含有 apo-B48、apo-AⅠ、apo-AⅣ、apo-E 及 apo-C 等多种载脂蛋白,但其特异性的载脂蛋白为 apo-B48。它主要存在于餐后血浆中,正常人的过夜空腹血浆中没有乳糜微粒。

乳糜微粒是在十二指肠和空肠上段上皮细胞的高尔基体中由甘油三酯、磷脂和胆固醇共同形成的。新合成的乳糜微粒中有 apo-B48、apo-AⅠ 和 apo-AⅣ 等载脂蛋白。在血液中,经过脂蛋白酯酶的作用,乳糜微粒中的甘油三酯释放出游离脂肪酸,其后转化成为少甘油三酯和富胆固醇的乳糜微粒残粒。在肝脂酶的作用下,乳糜微粒残粒被肝细胞摄取,很快从血浆中被清除。

2. 极低密度脂蛋白(VLDL) VLDL 由 85%~90% 的脂质(其中 55% 为甘油三酯,20% 为胆固醇,15% 为磷脂)和 10%~15% 的蛋白质构成,位于离心血浆的表层。其特异性载脂蛋白为 apo-B100。此外,还有 apo-E 和 apo-C。

VLDL 在肝脏合成。来自于饮食脂肪或由空腹和未控制的糖尿病脂肪组织中的脂肪酸动员而产生的游离脂肪酸,可增加 VLDL 的合成。甘油三酯和磷脂在肝脏中合成 VLDL。在脂蛋白酯酶和肝脂酶的作用下,VLDL 甘油三酯被水解为颗粒较小而胆固醇含量更多的中密度脂蛋白(intermediate density lipoprotein,

IDL)。IDL 丢失了多数的 apo – C,而保留了 apo – B100 和 apo – E。通过肝脂酶的继续作用,IDL 被降解为 LDL。约有一半的 VLDL 最终转化为 LDL,其余的一半是以 VLDL 残粒和 IDL 的形式直接被肝脏清除。肝细胞摄取 VLDL 残粒和 IDL 受 apo – E 的调节。

3. 低密度脂蛋白(LDL) LDL 是血浆中胆固醇含量最多的脂蛋白,约 70%的血浆总胆固醇存在于 LDL 之中。在 LDL 的构成中,脂质占 75%(其中 35%为胆固醇酯,10%为游离胆固醇,10%为甘油三酯,20%为磷脂),其余 25%为蛋白质。其蛋白质多为 apo – B100,及少量的 apo – E。

如前所述,LDL 是 VLDL 水解后的最终产物。肝脏摄取 75%左右的 LDL,其余部分为其他组织所摄取。近 2/3 的 LDL 摄取受 LDL 受体的调控,余下的 1/3 无受体参与,但其具体过程尚不清楚。LDL 具有致动脉硬化的作用。

4. 高密度脂蛋白(HDL) HDL 是一种很小的颗粒,由 50%的脂质(其中 25%为磷脂,15%为胆固醇酯,5%为游离胆固醇,5%为甘油三酯)和 50%的蛋白质构成。其主要的蛋白质为 apo – A I(65%)和 apo – A II(25%),还有少量的 apo – C 和 apo – E。

HDL 可分为三个亚类,其中以 HDL_2 和 HDL_3 为主。由于二者都缺乏 apo – E,所以均不能与 LDL 受体结合。HDL_1 是体内的 apo – E 库,血浆中的 apo – E 有 50%是存在于 HDL_1 之中。HDL 有三种主要来源:肝脏分泌的新生 HDL;由肠道直接合成的 HDL 颗粒和来自于乳糜微粒;VLDL 脂解过程中脱落的表面物质。

5. 小而密低密度脂蛋白胆固醇(sLDL – C) 血浆中 LDL 的颗粒大小不均,每一个体都有大、中、小颗粒 LDL,已证明血浆 TG 水平与 LDL 颗粒结构有关。当 TG < 1.70mmol/L(150mg/dl)时,大而轻的 LDL 较多,血浆电泳时 LDL 谱呈"A"型;当 TG > 1.70mmol/L 时,sLDL 水平升高,LDL 谱呈"B"型,并伴随血浆 apo – B 水平升高,HDL – c 及 apo – A I 水平降低。

目前认为 sLDL 具有很强的致动脉粥样硬化作用。

6. 实验室检查 脂蛋白的实验室检查部分主要介绍高密度脂蛋白胆固醇和低密度脂蛋白胆固醇。

(1)高密度脂蛋白胆固醇。根据各种脂蛋白的密度、颗粒大小、电荷等可应用电泳法、超速离心法、色谱法、化学法或免疫沉淀法将 HDL 与其他脂蛋白分开,测定 HDL 组分中胆固醇含量。

高密度脂蛋白胆固醇(HDL – C)因定义和准确测量非常困难,目前没有决定性方法,国际影响较大的参考方法是超速离心 – 化学沉淀法,即超速离心结合 ALBK 法。用超速离心法去除血清中密度小于 1.006 的组分(主要为乳糜微粒和极低密度脂蛋白),用肝素－锰离子试剂沉淀 LDL,测定上清液中的 HDL－C。参考方法因需要特殊仪器,对技术要求高,一般实验室难以开展。色谱法和电泳法因仪器、操作要求高等种种原因,临床常规实验室也较少使用。目前临床直接测定 HDL 含量的方法大致分为 3 代:第 1 代化学沉淀法;第 2 代为磁性硫酸葡聚糖法;第 3 代匀相测定法,为目前临床实验室采用的方法。

第 1 代化学沉淀法出现在 20 世纪 70 年代,多为阴离子沉淀法,有肝素－锰法、磷钨酸－镁法、DS－Mg 法和 PEG 6000 法等。由于其操作相对简便,被临床实验室用作常规测定,其中 DS 50000－镁法为 CDC 指定的比较方法,磷钨酸－Mg 法也常用作比较方法,此两种方法在临床实验室中应用最广泛,1995 年中华医学会检验学会曾推荐磷钨酸－Mg 法作为常规方法。但该类方法的主要缺点是需要将标本进行预处理,不能直接上机测定,且如果出现高 TG 的样本会由于低密度脂蛋白沉淀不完全而影响测定结果。

第 2 代磁性硫酸葡聚糖法是将试剂和血清于样品杯中混合,然后置磁盘上,非 HDL 与磁性 DS 结合沉淀,上层液中为 HDL,可上机测定,但仍需预处理,过程较第 1 代稍有简化,在我国未被推广。

第 3 代匀相测定法。1994 年 Kakuyama 等首先报道一个基于特异性抗体的匀相测定法,此法需要 4 个试剂,在日立 911 自动分析仪上测定;1995 年 Sugiuchi 等报道一个酶修饰法,为双试剂测定,稍后各厂家相继推出了匀相测定法,包括清除法、PEG 修饰法、选择性抑制法和免疫分离法。清除法又包括反应促进剂－过氧化物酶清除法(SPD 法)和过氧化氢酶清除法(CAT 法)。免疫分离法包括 PEG/抗体包裹法和抗体免疫分离法(AB 法)。

◈ 检测原理:反应促进剂－过氧化物酶清除法(SPD):在血清中加试剂Ⅰ,在反应促进剂的作用下,血清 CM、VLDL、LDL 与试剂Ⅰ形成可溶性复合物,其表面的 FC 在 COD 的催化下反应生成 H_2O_2,H_2O_2 在 POD 的作用下被清除,加入试剂Ⅱ,仅与 HDL 颗粒形成可溶性复合物,HDL 中的胆固醇与 CHER、COD 反应,生成 H_2O_2,并作用于色原体产生颜色反应,其颜色深浅与 HDL 的含量成正比。

过氧化氢酶清除法(CAT 法):首先在胆固醇酯酶(CHE)、胆固醇氧化酶(CHOD)和过氧化物酶(POD)的作用下,先清除非 HDL－C 成分,即乳糜微粒、VLDL 和 LDL 等。其次在表面活性剂、胆固醇酯酶(CHE)和胆固醇氧化酶(CHOD)作用下 HDL－C 氧化为 $\triangle^4$－胆甾烯酮和 H_2O_2。H_2O_2 在过氧化物酶(POD)作用下与 4－氨基比林和 HSDA 反应后形成紫蓝色化合物,颜色深浅与胆固醇浓度成正比。

PEG 修饰法:在镁离子介质环境中,硫酸葡聚糖与低密度脂蛋白、极低密度脂蛋白、乳糜微粒等选择性地形成水溶性复合物,这些复合物不能被 PEG 修饰的酶催化。通过 PEG 修饰的胆固醇酯酶及胆固醇氧化酶与高密度脂蛋白胆固醇反应来检测高密度脂蛋白的胆固醇浓度。

选择性抑制法(AB法):抗人脂蛋白抗体与低密度脂蛋白、极低密度脂蛋白和乳糜微粒结合形成抗原抗体复合物,余下高密度脂蛋白胆固醇被胆固醇酶法试剂反应。

需注意的是,以上各类方法学性能均不相同。在选择方法时应根据测量原理、仪器、试剂等多方面综合考虑。表9-9说明不同方法学、厂商的产品检测性能的差异。

表9-9 不同检测方法性能

方法	线性范围/(mmol/L)	分析灵敏度/(mmol/L)	精密度/(%)
过氧化氢酶清除法	0.23~3.27	0.01	<5
反应促进剂-过氧化物酶清除法	0.08~3.9	0.08	0.93
选择性抑制法	0.03~4.7	0.03	1.88
PEG修饰法	0.08~3.10	0.08	1.5

◈ 参考区间:血清HDL-C测定虽已有标准物质,但无完整的参考系统,我国目前无公认的中国人参考区间。由于溯源问题未得到有效解决,各类方法参考区间不尽相同,各实验室应建立自己的参考区间。

根据相关调查,我国成年男性多在1.16~1.42 mmol/L,女性较高,多在1.29~1.55 mmol/L,正常人HDL-C约占TC的25%~30%,我国《血脂异常防治建议》和美国胆固醇教育计划(NCEP)成人治疗组Ⅲ提出的判断标准有所差异,见表9-10。

表9-10 不同标准参考区间

标准	理想范围/(mmol/L)	降低/(mmol/L)
《血脂异常防治建议》,1997	>1.04	<0.91
美国胆固醇教育计划(NCEP),成人治疗组Ⅲ	≥1.55	<1.03

一般情况下,不同厂商测量HDL-C的参考区间如下,见表9-11。

表9-11 不同厂商测量HDL-C的参考区间

方法	参考区间/(mmol/L)
AB法	>0.9
CAT法	男性:>0.90
	女性:>1.15
SPD法	男性:1.16~1.42
	女性:1.29~1.55
PEG法	男性:>1.45
	女性:>1.68

❖ 测量影响因素:①甘油磷酸氧化酶除能水解 TG 外,还能水解甘油一酯和甘油二酯,实际上测定的是总甘油酯;②血中 TG <5.65mmol/L、胆红素 <513mmol/L、Hb <5g/L、抗坏血酸 <2.84 mmol/L 时无明显干扰;③游离脂肪酸和变性蛋白浓度升高可能引起高密度脂蛋白胆固醇的假阳性结果;④在罕见情况下,高浓度的免疫球蛋白可能引起高密度脂蛋白胆固醇的假性升高;⑤对于某些肝功能异常的患者,高密度脂蛋白胆固醇结果影响较大;⑥在治疗浓度条件下,使用国际临床化学方法的药物干扰研究手册上提供的药物没有观察到有干扰;⑦在罕见情况下,特定类型的免疫球蛋白 M(巨球蛋白血症)可能会产生不可靠结果;⑧一些常见干扰物低于下述浓度无显著干扰。常见干扰物质的干扰程度见表 9 - 12。

表 9 - 12　常见干扰物质对不同方法的干扰程度

方法	Hb/(g/L)	Bil/(mg/L)	LDL - C/(mg/L)	TG/(mg/L)	VLDL - TG/(mg/L)
PEG 法	10	100	3000 ~ 6000	10000 ~ 18000	−
SPD 法	6	300	2000	−	19000
AB 法	2	500	6000	−	9000
CAT 法	5	250	−	17000	−

(2)低密度脂蛋白胆固醇。根据各种脂蛋白的密度、颗粒大小、电荷等可应用电泳法、超速离心法、色谱法、化学法或免疫沉淀法将 LDL 与其他脂蛋白分开,测定 LDL 组分中胆固醇含量。目前尚无测定 LDL 的决定性方法。LRC (Lipids Research Clinic,脂类研究所)和 CDC 的参考方法是超速离心结合沉淀法,称 β - 定量法(BQ),即用超离心除去血清中密度小于 1.006 的组分主要为 CM 和 VLDL),用肝素 - 锰离子沉淀法分离,同时测定去 CM 和 VLDL 的组分[含 HDL、LDL、IDL 和 Lp(a)]和沉淀后的上清液(含 HDL)中的胆固醇含量,两者之差即为 LDL[含 IDL 和 Lp(a)]胆固醇含量。

由于各种脂蛋白的表面电荷不同,也可用电泳法将各脂蛋白分离,然后用胆固醇酶试剂染色,扫描仪测定,此类方法技术依赖性强,手续繁复。

1972 年,Friendewald 等介绍一个简单的根据 TC、HDL 和 TG 含量来计算 LDL - C 的公式(F 公式),该公式是建立在 TG/5 = VLDL - C 的基础上。由于 F 公式计算简便,曾为临床实验室广泛使用。

目前临床直接测定 LDL 含量的方法大致分为 3 代,第 1 代为选择性沉淀法;第 2 代为免疫分离法;第 3 代为匀相测定法,是目前临床实验室常规采用的方法。第 1 代选择性沉淀法为 20 世纪 80 年代发展,称第一代的直接测定法,加入相对特异的试剂,如肝素等沉淀 LDL,离心后测上层液中的胆固醇含量,和总胆固醇之差即 LDL - C。中华医学会检验分会曾推荐聚乙烯硫酸盐沉淀法作为

LDL－C 的常规测定方法。第 2 代方法是 20 世纪 90 年代初发展的免疫分离法,包括的两种方法只是在沉淀法的基础上对标本处理用了新的方法取代了离心步骤,并无实质的改进,这些方法在我国并未进行推广。第 3 代方法匀相测定法于 1998 年首先由日本学者报道,该方法免去了标本预处理步骤,可直接上机测定,中华医学会检验学会已推荐匀相法作为临床实验室测定 LDL－C 的常规方法。

检测 LDL－C 的匀相法有如下几类:①增溶性反应法(SOL 法);②表面活性剂法(SUR 法);③保护性试剂法(PRO 法);④过氧化氢酶法(CAT 法);⑤环芳烃法(CAL 法)。下面主要介绍匀相法测定低密度脂蛋白胆固醇的实验方法及性能评定。

◈ 实验原理:表面活性剂法(SUR 法):首先向标本中加入表面活性剂将非 LDL－C 的脂蛋白结构改变并解离,所释放出来的微粒化胆固醇分子与胆固醇酶试剂反应,产生的 H_2O_2 在缺乏偶联试剂时被消耗而不显色,它可使 LDL 释放胆固醇,参与 Trinder 反应而显色,颜色深浅与 LDL 量成正比。

增溶性反应法(SOL 法):样本中加入胆固醇脂酶,胆固醇酯被定量分解为游离胆固醇和脂肪酸。在氧气存在下,胆固醇被胆固醇氧化酶氧化为 $\triangle^4$－胆甾烯酮和过氧化物。过氧化氢在过氧化物酶(POD)作用下与 4－氨基比林和 HSDA 反应后形成紫蓝色化合物,颜色深浅与胆固醇浓度成正比。

过氧化氢酶法(CAT 法):首先在胆固醇脂酶(CHE)、胆固醇氧化酶(CHOD)和过氧化物酶(POD)的作用下,先清除非 HDL－C 成分,即乳糜微粒、VLDL 和 LDL 等。其次在表面活性剂、胆固醇脂酶(CHE)和胆固醇氧化酶(CHOD)作用下 HDL－C 氧化为 $\triangle^4$－胆甾烯酮和过氧化氢。过氧化氢在过氧化物酶(POD)作用下与 4－氨基比林和 HSDA 反应后形成紫蓝色化合物,颜色深浅与胆固醇浓度成正比。

环芳烃法(CAL 法):是一种新研发的检测试剂,尚未广泛销售。反应原理为:LDL 与环芳烃反应生成可溶性 LDL－环芳烃复合物,该复合物与 CHER(来源于金黄色葡萄球菌)、胆固醇氧化酶(CHOD)和肼反应生成 $\triangle^4$－胆甾烯酮腙,LDL－C 与 β－NAD、CHER、胆固醇脱氢酶反应生成 $\triangle^4$－胆甾烯酮腙和 β－NAD。

美国胆固醇教育计划"对 LDL－C 测定的建议"中指出:应开发 LDL－C 测定的新方法,应是直接测定 LDL－C 而不是用两个或更多个测定值之间的计算,匀相法符合这一要求。另外,LDL－C 测定的参考方法和化学沉淀法实际上包括IDL－C 和 Lp(a)－C,过去流行病学的基础资料也都基于上述测定方法。因此"建议"中指出,新方法的测定值是否包含IDL－C 和 Lp(a)－C 的值应确定,对于此点,目前还没有权威性的评价。

各类方法学检测性能不相同。在选择方法时应根据测量原理、仪器、试剂等多方面综合考虑。表 9－13 说明不同方法学、厂商的产品检测性能的差异。

表9-13 不同检测方法性能

方法	线性范围/(mmol/L)	分析灵敏度/(mmol/L)	精密度/%
SUR 法	0～10.34	0.01	<5
SOL 法	0.10～14.2	0.10	3.02
CAT 法	0～22.4	0.01	2.5

❖ 参考区间:血清 LDL-C 测定虽已有标准物质,但无完整的参考系统,我国目前无公认的中国人参考区间。由于溯源问题未得到有效解决,在实际应用中应注意不能使用同一参考区间,各实验室应建立自己的参考区间。

LDL-C 水平随年龄上升,中老年人平均为2.7～3.1mmol/L,我国《血脂异常防治建议》和美国胆固醇教育计划(NCEP)成人治疗组Ⅲ提出的判断标准有所差异。不同参考标准建议的 TG 的参考区间见表9-14。

表9-14 不同标准参考区间

标准	理想范围 /(mmol/L)	边缘升高 /(mmol/L)	升高 /(mmol/L)
《血脂异常防治建议》,1997	<3.12	3.15～3.61	>3.64
美国胆固醇教育计划(NCEP),成人治疗组Ⅲ	<2.58 2.58～3.33(接近理想)	3.64～4.11	4.13～4.88 ≥4.91(很高)

各类方法参考区间不尽相同,在实际应用中应注意不能使用同一参考区间。

表9-15 不同厂商测量 LDL-C 的参考区间一览表

方法	无风险/(mmol/L)	中度/(mmol/L)	高风险/(mmol/L)
SOL	<3.34	3.37～4.12	>4.14
CAT	<3.35	3.36～4.12	>4.13

❖ 测量影响因素 ①高 HDL、VLDL 对测定无明显影响;②血中 TG <5.65mmol/L、胆红素 <513mmol/L、HB <5g/L、抗坏血酸 <2.84 mmol/L 时无明显干扰。

(3)小而密低密度脂蛋白胆固醇。临床上尚无简便可靠的实用方法检测sLDL。常用的分析方法有分析性超速离心、密度梯度超速离心和非变性梯度凝胶电泳。分析性超速离心:是基于脂蛋白的沉降漂浮性;密度梯度超速离心:是基于脂蛋白水合密度;非变性梯度凝胶电泳:是基于颗粒大小和形状来进一步分离。而脂蛋白的沉降漂浮性、水合密度和颗粒大小有着基本对应关系。sLDL检测最好用空腹12小时静脉血清或血浆(EDTA-K$_2$抗凝),6小时完成检测,如不能及时检测可放置4℃3天、-20℃半年。

（四）载脂蛋白

载脂蛋白是脂蛋白中蛋白质成分的总称，在脂蛋白的结构、功能与代谢等方面具有非常重要的作用。目前已发现的载脂蛋白有 20 种，其中包括：apo－AⅠ、AⅡ、AⅣ、B48、B100、CⅠ、CⅡ、CⅢ$_{0-2}$、D、E、F、G、H（又称 β_2 糖蛋白）、富含脯氨酸蛋白、富含甘氨酸－丝氨酸蛋白、贫含苏氨酸蛋白、apo－（a）和 apo－J 等。它们大部分由肝脏合成。有 11 种载脂蛋白如 AⅠ、AⅡ、B48、B100、CⅠ、CⅡ、CⅢ、E、apo－（a）等的一级结构均已阐明。主要的载脂蛋白列于表 9－16。

表 9－16　人血浆载脂蛋白的分布、功能及含量

载脂蛋白	血浓度/（mg/dl）	分布	合成部位	主要功能
AⅠ	130	HDL	肝，肠	HDL 结构蛋白，LCAT 辅酶，HDL 受体的配体
AⅡ	40	HDL	肝	稳定 HDL 结构，激活 HL
AⅣ	40	HDL、CM	肠	辅助激活 LPL
B100	85	VLDL、LDL	肝	识别 LDL 受体
B48	可变	CM	肠	促进 CM 合成
CⅠ	6	CM、VLDL、HDL	肝	激活 LCAT
CⅡ	3	CM、VLDL、HDL	肝	激活 LPL
CⅢ	12	CM、VLDL、HDL	肝	抑制 LPL，抑制肝 apo－E 受体
E	5	CM、VLDL、HDL	肝，脑，皮肤，脾，睾丸	识别 LDL 受体
apo－（a）	可变	Lp(a)	肝	抑制纤溶酶活性
D	10	HDL	肠	转运胆固醇酯

载脂蛋白的功能包括以下几个方面：①维持脂蛋白的结构；②作为酶的辅因子，如 apo－CⅡ 和 apo－AⅠ 分别是脂蛋白酯酶和卵磷脂胆固醇酰基转移酶（LCAT）的辅因子；③作为脂质的转运蛋白，如 HDL 中的 apo－D 使 TG 和 CE 在 HDL、VLDL 和 LDL 之间转运；④作为脂蛋白受体的配体，如 apo－B100 和 apo－E 是 LDL 受体的配体，apo－AⅠ 是 HDL 受体的配体。通过它们与受体特异性识别和结合，介导脂蛋白的受体代谢途径。

血清载脂蛋白测定的决定性方法为氨基酸分析，apo－AⅠ、apo－B 和 LP（a）测定的标准化问题非常复杂，目前尚无公认的决定性方法和参考方法。候选参考方法为 RIA 法（用提纯的 apo－AⅠ 作原始标准）。apo－B 测定没有决定性方法，参考方法为 ELISA 法。各种免疫化学方法都可用作 apo－AⅠ 和 apo－

B 的常规测定。临床实验室早期多采用火箭电泳法测定血清中 apo - A、apo - B 的含量,以后相继出现酶联免疫吸附法(ELISA)及免疫浊度法,免疫浊度法包括速率散射免疫比浊法和免疫透射比浊法。

临床应用时,一般将脂蛋白(a)和载脂蛋白联合应用,因此在此部分介绍脂蛋白(a)的基本情况。脂蛋白(a)即 LP(a),是一种独立的脂蛋白成分,颗粒大小为 25.0nm,平均密度为 1.065,由 36% 胆固醇酯、9% 游离胆固醇、3% 甘油三酯、18% 磷脂、34% 蛋白质及 5% 蛋白结合糖构成。它具有类似于 LDL 的脂质核心,载脂蛋白为 apo - (a) 和 apo - B100。其中 apo - (a) 是 LP(a) 的抗原性蛋白,仅存在于 LP(a) 之中。LP(a) 主要在肝脏合成。它并不是由 VLDL 转化而来,也不能转化成其他的脂蛋白。目前对调控 LP(a) 产生和清除的因素尚了解不多。LP(a) 能和 LDL 竞争 LDL 受体,因此 LDL 受体缺陷可影响 LP(a) 的水平。

迄今有关 Lp(a) 的生理功能尚不十分明确,并且许多个体的血浆 LP(a) 水平为零或很低,但并没有引起任何缺乏症或疾病。许多临床流行病学资料支持 LP(a) 与 AS 发生有直接关系的学说,认为 LP(a) 是冠心病重要的、与遗传密切相关的危险因素。但是也有人认为 LP(a) 可能不直接引起 AS,而可能是经过某种形式修饰以后才具有致 AS 作用。比如:氧化修饰的 LP(a) 能使纤溶酶原激活抑制剂 I 过量产生,从而抑制纤溶和导致血栓形成。LP(a) 还能与 LDL 相互作用形成聚合物,延长其在内膜下的存留时间,有助于泡沫细胞的形成。LP(a) 能激活转化生长因子 - β(TGF - β),刺激平滑肌细胞增生并增强其活力。LP(a) 中的 apo - B100 在内膜下易与细胞外基质(蛋白黏多糖、纤维连接蛋白)结合,而游离的 apo - (a) 部分则能诱捕更多的富含 CHO 的颗粒,使巨噬细胞更大量地摄取经受体介导的 LDL 和 LP(a),表明 LP(a) 与动脉粥样硬化有密切的关系。

LP(a) 检测较为复杂,早期检测血浆 LP(a) 多采用电泳法,由于方法灵敏度差,主要用于定性检测。LP(a) 定量检测方法很多,临床常用的有酶联免疫吸附法和免疫浊度法,免疫浊度法又分为免疫透射比浊法(ITA)和免疫散射比浊法(INA),目前尚无公认的血清 LP(a) 测定参考方法。迄今,LP(a) 测定仍以整个颗粒的质量表达结果。Albers 等提出,不应提倡以总颗粒质量来表示,但有关 LP(a) 的结果表达还有待国际组织来统一。LP(a) 测定的标准化问题仍是值得研究的课题,IFCC 已证实,次级参考物质适合多数 LP(a) 试剂盒的应用,但如何使商品试剂盒的校准物可追溯到次级参考物质的值,还有待标准化,由于 LP(a) 结构的复杂性,其标准化比 apo - A I 和 apo - B 有更多的难题需要解决。

1. 检测原理　载脂蛋白检测通常采用免疫浊度法。免疫浊度法是血清中的某一载脂蛋白成分与试剂中的特异性抗体相结合,形成不溶性免疫复合物,使反应液产生浊度,测定透射光或散射光的强度以检测反应液浑浊度,浊度高低反映血清标本中相应载脂蛋白的含量。

同一方法学、不同厂商的产品检测性能存在差异见表9-17、9-18。

表9-17　apo-AⅠ不同厂商检测性能比较

免疫比浊法	线性范围/(g/L)	分析灵敏度/(g/L)	精密度/%
1	0~2.0	0.5	≤3
2	0.2~4.0	0.2	4.7
3	0.06~2.34	0.11	2.48

表9-18　apo-B不同厂商检测性能比较

免疫浊度法	线性范围/(g/L)	分析灵敏度/(g/L)	精密度/%
1	0~2.0	0.5	≤3
2	0.2~4.0	0.2	3.2
3	0.12~2.19	0.12	2.35

免疫比浊法(ITA)测定LP(a):血清(血浆)中的LP(a)与包被有乳胶颗粒的抗人LP(a)单克隆抗体结合引起抗原抗体反应,形成抗原抗体复合物,产生浊度,在固定时间内测定透射光或散射光的强度以检测反应液浑浊度,浊度高低反映血清标本中LP(a)的含量。不同厂商检测性能比较见表9-19。

表9-19　不同厂商检测性能比较

免疫浊度法	线性范围/(mg/L)	分析灵敏度/(mg/L)	精密度/%
1	30~1200	30	<3.06
2	30~1810	30	3.3

2. 参考区间　apo-AⅠ平均值为1.40~1.45g/L,女性略高于男性,年龄变化不明显,血脂正常者多在1.20~1.60g/L范围内。apo-B水平不论男女均随年龄上升,70岁以后不再上升或开始下降,中青年人平均为0.80~0.90g/L,老年人平均为0.95~1.05g/L。调查结果说明,我国人的apo-AⅠ水平与欧美白人和黑人的水平相似,但apo-B水平显著较低。这与我国人的HDL-C水平与欧美人相仿,而TC和LDL-C水平显著低于欧美人的情况相吻合。

血清 apo – A I 测定,我国目前也无公认的中国人参考区间。各实验室应建立自己的参考区间。一般情况下,不同厂商测量 apo – A I 、apo – B 的参考区间见表 9 – 20。

表 9 – 20   不同厂商测量 apo – A I 、apo – B 的参考区间

免疫浊度法	apo – A I /(g/L)	apo – B/(g/L)
1	1.0 ~ 1.6	0.6 ~ 1.10
2	0.1 ~ 3.05	男:0.66 ~ 1.33 女:0.60 ~ 1.17
3	1.2 ~ 1.76	0.63 ~ 1.14

正常人 LP(a)数据呈明显偏态分布,虽然个别人可高达 1000mg/L 以上,但 80% 的正常人在 200mg/L 以下。文献中给出的 LP(a)平均值多在 120 ~ 180mg/L,中位数在 81 ~ 117mg/L,通常以 300mg/L 为分界。LP(a)水平性别与年龄差异不明显。

3. 影响因素   免疫比浊法测定载脂蛋白基本不受其他脂蛋白干扰;血中 TG <5.65mmol/L、胆红素 <513μmol/L、Hb <5g/L 时无明显干扰;类风湿因子 <1200IU/ml 时未出现明显干扰,常规药物在治疗浓度下没有干扰;在少数情况下,丙种球蛋白病,特别是 IgM(Waldenström 氏巨蛋白血症)类,可能影响结果的可靠性。

测定 LP(a)时:①只能使用合适的试剂或采集容器进行样本的采集与准备;②样本为血清或血浆(肝素锂、EDTA – K$_2$ 抗凝);③样本 15 ~ 25℃ 可稳定 2 天,2 ~ 8℃ 可稳定 2 周,(–15) ~ (–25)℃ 可稳定 3 个月;④胆红素浓度 <1026μmol/L、Hb <1000mg/dl、RF <90 IU/ml 时没有显著干扰;⑤使用国际临床化学方法的药物干扰研究手册上提供的药物没有观察到有干扰。

第二节   高胆固醇血症

高胆固醇血症是指血浆总胆固醇浓度大于 5.2mmol/L(200mg/dl),而血浆甘油三酯水平正常,相当于 WHO 分型的 IIa 型,临床上较常见。

一、临床表现

尽管高脂血症可引起黄色瘤的产生,但其发病率并不很高,而动脉粥样硬

化的发生和发展又是一种缓慢渐进的过程。因此在通常情况下,多数患者并无明显症状和异常体征。不少人是由于其他原因进行血液生化检验时才发现有血浆脂蛋白水平升高。

(一)发病年龄、性别与种族

尽管纯合子家族性高胆固醇血症非常少见,但其发病年龄较早,患者在10岁前即可出现冠心病的临床症状和体征。如得不到及时有效的治疗,患者常于20岁左右死于心肌梗死。脂蛋白酯酶缺乏症从婴儿或儿童时期开始即可表现为乳糜微粒综合征。

家族性载脂蛋白 B100 缺陷症主要见于高加索种族人群,直到1993年才发现1例具有中国血统的患者。其 LDL-C 水平在儿童或青少年时期即开始升高。随着年龄的增长,血浆总胆固醇和 LDL-C 水平会继续升高。

(二)早发性心血管疾病

早发性冠心病在家族性高胆固醇血症较为常见,平均发病年龄为男性45岁、女性55岁。年龄最小的患儿于18个月即发生心肌梗死。其他部位的动脉亦可发生粥样硬化,如颈动脉发生粥样硬化可引起颈动脉狭窄,查体时在颈动脉部位可听到血管杂音。常有早发性冠心病的家族史。

家族性载脂蛋白 B100 缺陷症早发性冠心病的发生情况与家族性高胆固醇血症的杂合子类似。60岁以前发生冠心病者约占1/3。发生周围血管病变者常合并有高血压,48%的患者有颈动脉粥样硬化。

(三)黄色瘤

1. 扁平黄色瘤　主要见于眼睑周围,故又称为眼睑黄色瘤,在临床上较为常见。一般表现为上睑内眦处的扁平丘疹,呈橘黄色,米粒至黄豆大小,椭圆形,边界清楚,质地柔软。通常发展缓慢,数目可逐渐增多。少数可累及面、颈、躯干和肢体。主要见于家族性高胆固醇血症。

2. 肌腱黄色瘤　是一种特殊类型的结节状黄色瘤,发生在肌腱部位,常见于跟腱、手或足背伸肌腱、膝部股直肌和肩三角肌腱等处。为圆形或卵圆形,质硬的皮下结节,与皮肤粘连,边界清楚。约有58%的家族性高胆固醇血症患者可出现肌腱黄色瘤。

二、病因与发病机制

(一)病因

高胆固醇血症的病因可分为原发性和继发性两类,具体见表9-21。

表9-21 高胆固醇血症的常见病因

原发性增高	继发性增高
家族性高胆固醇血症[低密度脂蛋白受体（LDL-R）缺陷]	内分泌疾病
混合型高脂蛋白血症	甲状腺功能减退
家族性Ⅲ型高脂蛋白血症	糖尿病
	库欣综合征
	肝脏疾病:阻塞性黄疸,肝癌
	肾脏疾病:肾病综合征,慢性肾炎

（二）发病机制

轻度高胆固醇血症原因:轻度高胆固醇血症是指血浆胆固醇浓度为6.21~7.49mmol/L（240~289mg/dl）或LDL-C 4.15~5.41mmol/L（160~209mg/dl）。已知有几种异常原因能引起轻度高胆固醇血症:①LDL-C清除率低下和LDL-C输出增加;②LDL-C颗粒富含胆固醇酯,这种情况会伴有LDL-C与apo-B比值（LDL-C/apo-B）增高。

重度高胆固醇血症原因:重度高胆固醇血症是指CHO>7.51mmol/L（290mg/dl）或LDL-C>5.44mmol/L（210mg/dl）。许多重度高胆固醇血症是由于基因异常所致,绝大多数情况下,重度高胆固醇血症是下列多种因素共同所致:①LDL-C分解代谢减低,LDL-C产生增加;②LDL-apo-B代谢缺陷,LDL-C颗粒富含胆固醇酯;③上述引起临界高胆固醇血症的原因。大多数重度高胆固醇血症很可能是多基因缺陷与环境因素相互作用所致。

高胆固醇血症有原发性与继发性两类。原发性见于家族性高胆固醇血症、多基因家族性高胆固醇血症、家族性apo-B缺陷症、混合型高脂蛋白血症等基因遗传性疾病。继发性见于如动脉粥样硬化、冠心病、糖尿病、肾病综合征、甲状腺功能减退和阻塞性黄疸等疾病,在病理改变过程中引发脂质代谢紊乱时所形成的脂蛋白异常血症。

1. 原发性高胆固醇血症 该病目前可分为三类,分别是家族性高胆固醇血症、多基因家族性高胆固醇血症和家族性混合型高脂蛋白血症（FCH）。

（1）家族性高胆固醇血症。原发性高胆固醇血症主要见于家族性高胆固醇血症（FH）。家族性高胆固醇血症是单基因常染色体显性遗传性疾病,由于LDL-C受体先天缺陷造成体内LDL-C清除延缓而引起血浆胆固醇水平升高。

（2）多基因家族性高胆固醇血症。在临床上这类高胆固醇血症相对来说较为常见，其患病率可能是家族性高胆固醇血症的 3 倍。

该病是由多种基因异常所致，研究提示可能相关的异常基因包括 apo‑E 和 apo‑B。更为重要的是这些异常基因与环境因素相互作用，引起血浆胆固醇（CHO）升高。环境因素中以饮食的影响最明显，经常进食高饱和脂肪酸、高胆固醇和高热量饮食者是血浆胆固醇升高的主要原因。由于是多基因缺陷所致，其遗传方式也较为复杂，有关的基因缺陷尚不清楚。这类患者的 apo‑E 基因型多为 E4 杂合子或 E4 纯合子。其主要的代谢缺陷是 LDL‑C 过度产生或 LDL‑C 降解障碍。多基因家族性高胆固醇血症的临床表现类似于Ⅱ型高脂蛋白血症，主要表现为血浆胆固醇水平轻度升高，偶可中度升高。患者常无黄色瘤。

（3）家族性混合型高脂蛋白血症（FCH）。为常染色体遗传，在 60 岁以下患有冠心病者中，这种类型的血脂异常最常见（占 11.3%），在一般人群中 FCH 的发病率为 1%～2%。另有研究表明，在 40 岁以上原因不明的缺血性脑卒中患者中，FCH 为最多见的血脂异常类型。有关 FCH 的发病机制尚不十分清楚，目前认为可能与以下几方面有关：①apo‑B 产生过多，因而 VLDL 的合成是增加的，这可能是 FCH 的主要发病机制之一。②小而密颗粒的 LDL‑C 增加，LDL‑C 颗粒中含 apo‑B 相对较多，因而产生小颗粒致密的 LDL‑C。这种 LDL‑C 颗粒的大小是与空腹血浆 TG 浓度呈负相关，而与 HDL‑C 水平呈正相关。③脂酶活性异常和脂质交换障碍，脂蛋白酯酶（LPL）是脂蛋白代谢过程中一个关键酶。LPL 活性下降引起血浆 VLDL 清除延迟，导致餐后高脂血症。④apo‑AⅠ和 apo‑CⅢ基因异常。⑤脂肪细胞脂解障碍。

2. 继发性高胆固醇血症

（1）血浆胆固醇增高与动脉粥样硬化。胆固醇高者发生动脉硬化、冠心病的频率高，但冠心病患者并非都有胆固醇增高。高血压与动脉粥样硬化是两种不同，又可互为因果、相互促进的疾病，高血压病时，血浆胆固醇不一定升高，升高可能伴有动脉粥样硬化。因此，高胆固醇作为诊断指标来说，它不够特异，也不够敏感，只能作为一种危险因素。因此，血浆胆固醇测定最常用做动脉粥样硬化的预防、发病估计、疗效观察的参考指标。

（2）血浆胆固醇增高与糖尿病。胰岛素的生理功能是多方面的，它可以促进脂蛋白酯酶（LPL）的活性，抑制激素敏感脂肪酶的活性。此外，它还能促进肝脏极低密度脂蛋白胆固醇（VLDL）的合成与分泌，促进 LDL‑C 受体介导的 LDL‑C 降解等。由于胰岛素可通过多种方式和途径影响和调节脂质和脂蛋白代谢，据统计，大约 40% 的糖尿病患者并发有异常脂蛋白血症，其中 80% 左右表现为高甘油三酯血症,即Ⅳ型高脂蛋白血症。

(3)血浆胆固醇增高与甲状腺功能减退。甲状腺素对脂类代谢的影响是多方面的,它既能促进脂类的合成,又能促进脂质的降解,但综合效果是对分解的作用强于对合成的作用。该病患者的血脂改变主要表现为 TG、CHO 和 LDL - C 水平的提高。血脂变化的严重程度主要与甲状腺素的缺乏程度平行,而不依赖于这种缺乏的病理原因。甲状腺素能激活胆固醇合成的限速酶——HMG - CoA 还原酶,也可促进 LDL 受体介导的 LDL - C 的降解,还能促进肝脏胆固醇向胆汁酸的转化。这些作用的综合是降解和转化强于合成,故甲亢患者多表现为 CHO 和 LDL - C 降低,而甲状腺功能减退者表现为二者升高。

(4)血浆胆固醇增高与肾病综合征。肾病综合征血脂的主要改变为胆固醇和甘油三酯(TG)显著升高。血浆胆固醇与血浆白蛋白的浓度呈负相关。如果蛋白尿被纠正,肾病综合征患者的高脂蛋白血症是可逆的。肾病综合征并发脂蛋白异常的机制尚不完全清楚,多数学者认为是由于肝脏在增加白蛋白合成的同时,也刺激了脂蛋白尤其是 VLDL 的合成。VLDL 是富含 TG 的脂蛋白,它又是 LDL - C 的前体,另一可能原因是 VLDL 和 LDL - C 降解减慢。由于 VLDL 和 LDL - C 合成增加,降解减慢,故表现为 CHO 和 TG 的明显升高。

(5)血浆胆固醇增高与肝脏疾病。肝脏是机体 LDL - C 受体最丰富的器官,也是机体合成胆固醇最主要的场所,它还能将胆固醇转化为胆汁酸。由于肝脏在脂质和脂蛋白的代谢中发挥有多方面的重要作用,因此许多肝病并发有异常脂蛋白血症。

三、临床思路

血清胆固醇水平受年龄、家族、民族、性别、遗传、饮食、工作性质、劳动方式、精神因素、饮酒、吸烟和职业的影响,见图 9 - 2。

(1)性别和年龄。血浆胆固醇水平男性较女性高,两性的 CHO 水平都随年龄增加而上升,但 70 岁后不再上升甚至有所下降,中青年女性低于男性。女性在绝经后 CHO 水平较同龄男性高,这与妇女绝经后雌激素减少有关。美国妇女绝经后,血浆 CHO 可增高大约 0.52mmol/L(20mg/dl)。

(2)妊娠。女性妊娠中后期可见胆固醇生理性升高,产后恢复原有水平。

(3)体重。有研究提示血浆 CHO 增高可因体重增加所致,并且证明肥胖是血浆 CHO 升高的一个重要因素。一般认为体重增加可使人体血浆 CHO 升高 0.65mmol/L(25mg/dl)。

(4)运动。体力劳动较脑力劳动为低。血浆 CHO 高的人可通过体力劳动

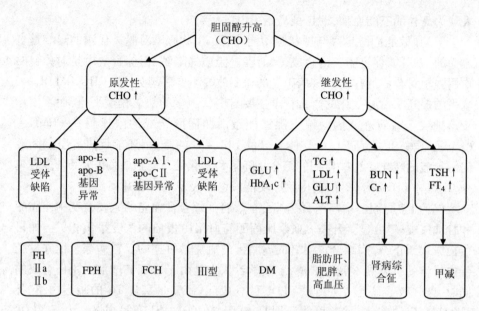

图 9－2　血清胆固醇诊断思路图

HbA₁c—糖化血红蛋白;FH—家族性高胆固醇血症;FPH—家族性多基因性高胆固醇血症;FCH—家族性混合型高脂蛋白血症;Ⅱa、Ⅱb、Ⅲ—分别为Ⅱa型高脂蛋白血症、Ⅱb型高脂蛋白血症、Ⅲ型高脂蛋白血症;甲减—甲状腺功能低下;DM—糖尿病

使其下降。

（5）种族。白种人较黄种人高。正常水平较高的人群往往有家族倾向。

（6）饮食。临界胆固醇升高的一个主要原因是较高的饱和脂肪酸饮食摄入,典型的美国人所摄入饱和脂肪酸大约为每日总热量的 14%,而理想的量应为 7%。一般认为,饱和脂肪酸摄入量占总热量的 14%,可使血浆 CHO 增高大约 0.52mmol/L(20mg/dl),其中多数为 LDL－C。但是 CHO 含量不像 TG 易受短期食物中脂肪含量的影响而上升,一般来讲,短期食用高胆固醇食物对血中 CHO 水平影响不大,但长期高 CHO、高饱和脂肪酸和高热量饮食习惯可使血浆 CHO 上升。素食者低于非素食者。

（7）药物。应用某些药物可使血清胆固醇水平升高,如环孢素、糖皮质激素、苯妥英钠、阿司匹林、某些口服避孕药、β 肾上腺素受体阻滞剂等。

（8）血液的采集。静脉压迫 3 分钟可以使胆固醇值升高 10%。在受试者站立体位测得的值相对于卧位也出现了相似的增加。在进行血浆检测时推荐使用肝素或 EDTA 作为抗凝剂。

(9)干扰因素。血红素 >2g/L 和胆红素 >700μmol/L(42mg/dl)时,会干扰全酶终点法测定。抗坏血酸和 a – 甲基多巴或 Metamizol 等类还原剂会引起胆固醇值假性降低,因为它们能和过氧化氢反应,阻断显色反应(即阻断 Trinder 反应过程)。

第三节　高甘油三酯血症

高甘油三酯血症是指血浆甘油三酯浓度大于 2.3mmol/L(200mg/dl),不伴有血浆总胆固醇或低密度脂蛋白胆固醇的升高,相当于 WHO 分型中的 I 或 Ⅳ型,临床上较为少见。

一、临床表现

在通常情况下,多数患者并无明显症状和异常体征。

(一)胰腺炎

家族性脂蛋白酯酶缺乏症患者可因乳糜微粒栓子阻塞胰腺的毛细血管,引起局限性胰腺细胞坏死而导致复发性胰腺炎的发生。约有 1/3 ~ 1/2 的患者可发生急性胰腺炎。常于进食高脂饮食或饱餐后发生,腹痛的程度与血浆甘油三酯水平呈正相关。此外,腹痛的表现常因人而异,如诊断不仔细易致外科手术失误。

(二)黄色瘤

疹性黄色瘤表现为橘黄或棕黄色的小丘疹,其中心发白,伴有炎性基底,类似于痤疮,好发于腹壁、背部、臀部及其他容易受压的部位,有时口腔黏膜也可受累。主要见于家族性脂蛋白酯酶缺乏症和家族性载脂蛋白 CⅡ缺乏症所致的严重高甘油三酯血症。

(三)其他表现

早发性角膜弓可见于家族性高甘油三酯血症。严重的高甘油三酯血症(>22.6mmol/L 或 2000mg/dl),使富含甘油三酯的大颗粒脂蛋白沉积于眼底的小动脉而产生脂血症眼底;甘油三酯沉积于网状内皮细胞还可引起肝、脾大;乳糜微粒血症尚可导致呼吸困难和神经系统症状。

二、病因与发病机制

(一)病因

高甘油三酯血症的病因可分为原发性和继发性两类,见表9 – 22。

表 9 – 22　高甘油三酯血症的病因分类

原发性增高	继发性增高
家族性高甘油三酯血症	糖尿病
LPL 缺乏	甲状腺功能减退
apo – CⅡ缺乏	高糖饮食
异常 β – 脂蛋白血症	肾功能衰竭
	肥胖或胰岛素抵抗
	β 受体阻滞剂
	应用固醇类制剂

（二）发病机制

高甘油三酯血症有原发性和继发性两类，前者多有遗传因素，包括家族性高甘油三酯血症与异常 β – 脂蛋白血症等。继发性见于肾病综合征、甲状腺功能减退、控制欠佳的糖尿病。但往往不易分辨原发或继发。高血压、脑血管病、冠心病、糖尿病、肥胖与高脂蛋白血症等往往有家族性积聚现象。例如，糖尿病患者胰岛素抵抗和糖代谢异常，可继发甘油三酯（或同时有胆固醇）升高，但也可能同时有糖尿病和高甘油三酯两种遗传因素。

1. 原发性高甘油三酯血症　通常将高脂蛋白血症分为Ⅰ、Ⅱa、Ⅱb、Ⅲ、Ⅳ、Ⅴ六型，除Ⅱa 型外，都有高甘油三酯血症。原发性高脂蛋白血症Ⅰ和Ⅲ型，甘油三酯明显升高；原发性高脂蛋白血症Ⅳ和Ⅴ型，甘油三酯中度升高。这些患者多有遗传因素。

（1）家族性高甘油三酯血症（FHTG）。该病是常染色体显性遗传。原发性高甘油三酯血症是因过量产生 VLDL 引起，但肝脏增加 VLDL 合成的生化机制尚不清楚，可能是由于某种独特的遗传缺陷，干扰体内 TG 的代谢。

（2）Ⅲ型高脂蛋白血症。亦称为家族性异常 β 脂蛋白血症，是由于 apo – E 的基因变异，apo – E 分型多为 E2/E2 纯合子，造成含 apo – E 的脂蛋白如 CM、VLDL 和 LDL – C 与受体结合障碍，因而引起这些脂蛋白在血浆中聚积，使血浆 TG 和 CHO 水平明显升高，但无乳糜微粒血症。

（3）Ⅰ型高脂蛋白血症。是极为罕见的高乳糜微粒（CM）血症，为常染色体隐性遗传。正常人禁食 12 小时后，血浆中已几乎检测不到 CM。但是，当有脂蛋白酯酶和（或）apo – CⅡ缺陷时，将引起富含甘油三酯的脂蛋白分解代谢障碍，且主要以 CM 代谢为主，造成空腹血浆中出现 CM。病因：①脂蛋白酯酶（LPL）缺乏，影响了外源性 TG 的分解代谢，血浆 TG 水平通常在 11.3mmol/L

（1000mg/dl）以上。由于绝大多数的 TG 都存在于 CM 中，因而血浆 VLDL 水平可正常或稍有增高．但是 LDL－C 和 HDL－C 水平是低下的。CM 中所含 CHO 很少，所以血浆 CHO 并不升高或偏低。②apo－CⅡ缺乏，apoC－Ⅱ是 LPL 的激活剂，LPL 在 TG 的分解代谢中起重要作用，需要 apo－CⅡ的同时存在。

2. 继发性高甘油三酯血症　许多代谢性疾病、某些疾病状态、激素和药物等都可引起高甘油三酯血症，这种情况一般称为继发性高甘油三酯血症。继发性高甘油三酯血症见于肾病综合征、甲状腺功能减退、未控制的糖尿病、饥饿等。

（1）高甘油三酯血症与糖尿病。糖尿病患者胰岛素抵抗和糖代谢异常，可继发甘油三酯（或同时有胆固醇）升高，这主要决定于血糖控制情况。由于病程及胰岛素缺乏程度不同，有较多的研究观察到高甘油三酯血症与胰岛素抵抗（IR）综合征之间存在非常密切的关系。青少年的 1 型糖尿病、重度胰岛素缺乏常伴有显著的高甘油三酯血症，这是由于胰岛素不足和来自脂肪组织的脂肪酸增加引起脂蛋白酯酶（LPL）缺乏，使 CM 在血浆中聚积的结果。这促进了甘油三酯的合成。HDL－C 通常降低，LDL－C 升高。胰岛素治疗后很快恢复到正常水平。在 2 型糖尿病患者的高胰岛素血症常引起内源性胰岛素过度分泌以补偿原有的胰岛素抵抗，大多数胰岛素抵抗综合征患者合并甘油三酯水平升高。同样，部分高甘油三酯血症患者同时有肥胖及血浆胰岛素水平升高，更重要的是，胰岛素抵抗综合征也可引起 LDL－C 结构异常，若与高甘油三酯血症同时存在时，具有很强的致动脉粥样硬化作用。2 型糖尿病时 TG 和 VLDL（50%～100%）会出现中度增高，特别在肥胖患者尤为明显，可能是由于 VLDL 和 apo－B100 合成增多，血浆 LDL－C 水平通常正常，但 LDL－C 富含甘油三酯。HDL－C 通常会减少且富含甘油三酯。

（2）高甘油三酯血症与冠心病。冠心病患者血浆 TG 偏高者比一般人群多见，但这种患者 LDL－C 偏高与 HDL－C 偏低也多见，一般认为单独的高甘油三酯血症不是冠心病的独立危险因素，只有伴以高胆固醇、高 LDL－C、低 HDL－C 等情况时，才有意义。

（3）高甘油三酯血症与肥胖。在肥胖患者中，由于肝脏过量合成 apo－B，因而使 VLDL 的产生明显增加。此外肥胖常与其他代谢性疾病共存，如肥胖常伴有高甘油三酯血症、葡萄糖耐量受损、胰岛素抵抗和血管疾病，这些和 2 型糖尿病类似。腹部肥胖者比臀部肥胖者 TG 升高更为明显。

（4）高甘油三酯血症与肾脏疾病。高脂血症是肾病综合征主要临床特征之一。肾脏疾病时的血脂异常发生机制，主要是因 VLDL 和 LDL－C 合成增加，但也有人认为可能与这些脂蛋白分解代谢减慢有关。低白蛋白血症的其他原因也会产生相同的结果。中度病例通常会出现低水平的高胆固醇血症（Ⅱa型），严重病例会出现高甘油三酯血症（Ⅱb型）。如果蛋白尿被纠正，肾病的高脂蛋白血症是可逆的。

高脂蛋白血症在慢性肾衰包括血液透析中常见，但和肾病综合征不同的是，它以高甘油三酯血症为主。其原因是脂肪分解障碍，推测可能是由于尿毒症患者血浆中的脂蛋白酯酶被一种仍然未知的因子所抑制，血液透析后患者会表现出 CM 浓度升高和 HDL-C 水平下降。接受过慢性腹膜透析（CAPD）治疗的患者也常出现高脂蛋白血症。肾移植以后接受血液透析更容易出现 LDL-C 和 VLDL 的升高。此时免疫抑制药物起主要作用。

(5)高甘油三酯血症与甲状腺功能减退症。此症常合并有血浆 TG 浓度升高，这主要是因为肝脏甘油三酯酶减少而使 VLDL 清除延缓所致，并可能同时合并有中间密度脂蛋白(IDL)生成过多。

(6)高甘油三酯血症与高尿酸血症。大约有 80% 的痛风患者有高甘油三酯血症，反之，高甘油三酯血症患者亦有 80% 有高尿酸血症。这种关系也受其他因素影响，如过量摄入单糖、大量饮酒和使用噻嗪类药物。

(7)异型蛋白血症。这种情况可见于系统性红斑狼疮或多发性骨髓瘤的患者，由于高甘油三酯血症与异型蛋白抑制血浆中 CM 和 VLDL 的清除，因而引起高甘油三酯血症。

(8)高甘油三酯血症与糖原累积病（Ⅰ型）。这种疾病是以葡萄糖-6-磷酸酶缺乏为特征，患者对低血糖敏感。当低血糖发生时，为补充能量的需要而动员脂肪组织，则自由脂肪酸的浓度和 VLDL 中的甘油三酯成分增加。

(9)高甘油三酯血症与脂肪营养不良（脂肪代谢障碍）。是一种罕见的代谢疾病，其特点是身体某一特殊区域的脂肪减少并伴有高甘油三酯血症，其发病机制尚不清楚。它可能是由于脂肪组织中脂蛋白酯酶减少或肝脏合成 VLDL 增加所致。

三、临床思路

血浆中乳糜微粒(CM)的甘油三酯含量达 90%~95%，极低密度脂蛋白(VLDL)中甘油三酯含量也达 60%~65%，因而这两类脂蛋白统称为富含甘油三酯的脂蛋白。血浆甘油三酯浓度升高实际上是反映了 CM 或 VLDL 浓度升高。凡引起血浆中 CM 或 VLDL 升高的原因均可导致高甘油三酯血症。病理性因素所致的 TG 升高称为病理性高脂血症。通常将血脂高于 2.3mmol/L

（200mg/dl）称为高脂血症,我国关于《血脂异常防治建议》中提出,TG 升高是指 TG 大于 1.7mmol/L。研究证实:富含 TG 的脂蛋白系 CHD 独立的危险因素,TG 增高表明患者存在代谢综合征,需进行治疗。诊断思路见图 9 - 3。

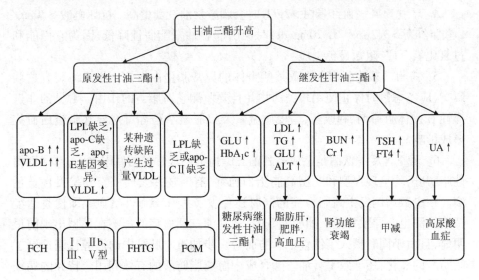

图 9 - 3 血清甘油三酯临床诊断思路图

FHTG—家族性高甘油三酯血症;FCH—家族性混合型高脂血症;FCM—家族性乳糜微粒血症;UA—尿酸;Glu—血糖;HbA₁c—糖化血红蛋白;I、IIb、III、V型—分别为I、IIb、III、V型高脂蛋白血症

健康人群甘油三酯水平受生活习惯、饮食条件、年龄等影响,在个体内和个体间的波动均较大。

1. 营养因素 许多营养因素均可引起血浆甘油三酯水平升高,大量摄入单糖亦可引起血浆甘油三酯水平升高,这可能与伴发的胰岛素抵抗有关,也可能是由于单糖可改变 VLDL 的结构,从而影响其清除速度。因我国人群的饮食脂肪量较西方国家为低,所以血清 TG 水平较欧美为低,与日本较接近。饭后血浆 TG 升高,并以 CM 的形式存在,可使血浆浑浊,甚至呈乳糜样,称为饮食性脂血。因此,TG 测定标本必须在空腹 12 ~ 16 小时后静脉采集。进食高脂肪后,外源性 TG 可明显上升,一般在餐后 2 ~ 4 小时达高峰,8 小时后基本恢复至空腹水平,有的甚至在 2 ~ 3 天后仍有影响。进高糖和高热量饮食,因其可转化为 TG,也可使 TG 升高,故在检查时要排除饮食的干扰,一定要空腹采集标本。较久不进食者也可因体脂被动员而使内源性 TG 上升。

2. 年龄与性别 儿童 TG 水平低于成人。30 岁以后,TG 可随年龄增长稍有上升。成年男性稍高于女性,60 岁以后可有下降,更年期后女性高于男性。

3. 血液的采集   静脉压迫时间过长和将带有血凝块的血清保存时间太长都会造成 TG 升高。

4. 干扰因素   血红蛋白 >2g/L 时会刺激甘油三酯增高。抗坏血酸 >30mg/L 和胆红素 >342μmol/L(20mg/dl)时会引起甘油三酯假性降低,因为它们能和过氧化氢反应,阻断显色反应。

5. 药物   某些药物会导致某些个体的异常脂蛋白血症。如果怀疑有这些影响,应考虑暂时停止使用相关药物并且要监测它对脂类的作用。常见的非选择性 β 受体阻滞剂、利尿药、糖皮质激素及口服避孕药等可对异常脂蛋白血症形成影响。

6. 酒精过度   饮酒是造成高甘油三酯血症的最常见的原因之一,常伴酒精性脂肪肝,均呈现Ⅳ型和Ⅴ型高脂蛋白血症,有时还并发胰腺炎和暴发性黄色瘤。在少数病例发生高脂血症的同时还伴发黄疸和溶血性贫血。即使是适度持续饮酒也会导致甘油三酯明显升高;高甘油三酯血症的影响在Ⅳ型出现前最明显,且由于同时摄入了饮食中脂肪而进一步加重。肝脏中的乙醇代谢抑制了脂肪酸的氧化,还导致了甘油三酯合成中游离脂肪酸的有效利用。特异的病征是脂质和 GGT 同时升高。戒酒会造成甘油三酯快速下降。

7. 生活方式   习惯于静坐的人血浆甘油三酯浓度比坚持体育锻炼者要高。无论是长期或短期体育锻炼均可降低血浆甘油三酯水平。锻炼尚可增高脂蛋白酯酶活性,升高 HDL 水平特别是 HDL_2 的水平,并降低肝脂酶活性。长期坚持锻炼,还可使外源性甘油三酯从血浆中清除增加。

8. 吸烟   吸烟可增加血浆甘油三酯水平。流行病学研究证实,与正常平均值相比较,吸烟可使血浆甘油三酯水平升高 9.1%。然而戒烟后多数人有暂时性体重增加,这可能与脂肪组织中脂蛋白酯酶活性短暂上升有关,此时应注意控制体重,以防体重增加而造成甘油三酯浓度的升高。

第四节   混合型高脂血症

混合型高脂血症是指血浆总胆固醇及甘油三酯水平同时升高,根据二者升高的程度不同,又分为均衡型、胆固醇升高为主型、甘油三酯升高为主型,临床上最为常见。

一、临床表现

（一）发病年龄、性别与种族

家族性混合型高脂血症患者除少数可在儿童期发病外,大多都在成年以后才出现高脂血症。除了显性遗传的载脂蛋白 E 突变以外,Ⅲ型高脂蛋白血症很少见于 20 岁以下的儿童和青少年,且男性较女性多见,男性的发病年龄亦早于女性,女性一般于绝经后才发病。

（二）早发性心血管疾病

早发性血管性病变在Ⅲ型高脂蛋白血症较为常见。除了早发性冠心病之外,下肢周围血管病变亦常有发生(表 9 – 23)。家族性脂蛋白酯酶缺乏症一般很少发生早发性冠心病。

表 9 – 23　Ⅲ型高脂蛋白血症的临床表现

临床表现	临床发生频率/%
男性	71
女性	29
黄色瘤	
手掌条状性	55
肌腱性	13
结节性和结节疹性	64
扁平性	7
角膜弓	11
冠心病	28
周围血管病	21
脑血管病	4
痛风	4
糖尿病	4
甲状腺功能减退	4

（三）黄色瘤

1. 掌纹黄色瘤　分布于手掌及手指的皱纹处,呈橘黄色的线条状轻度扁平凸起。此乃Ⅲ型高脂蛋白血症的特征性表现,约有 50% 的患者可出现掌皱纹黄色瘤。

2. 结节性黄色瘤 好发于肘、膝、指节等伸侧以及踝、髋、臀等部位,早期散在分布,为黄豆至鸡蛋大小的圆形结节,呈黄色、橘黄色或棕红色,边界清楚,质地柔软。一般进展缓慢。后期结节增多,并融合成大小不等的分叶状斑块,由于有纤维化形成,质地逐渐变硬,不易消退。如损伤或合并感染,可形成溃疡。此种黄色瘤主要见于Ⅲ型高脂蛋白血症,亦具有特征性。

3. 结节疹性黄色瘤 多见于四肢伸侧,如肘部和臀部,呈橘黄色结节状,可在短期内成批出现,有融合趋势,周围有疹状黄色瘤包绕,常伴有炎性基底。主要见于Ⅲ型高脂蛋白血症。

4. 肌腱黄色瘤 可见于部分Ⅲ型高脂蛋白血症患者。各种原发性高脂血症的临床表现见表9－24。

表9－24 原发性高脂血症的临床表现

高脂血症类型	黄色瘤	胰腺炎	早发性心血管疾病
家族性脂蛋白酶缺陷症	疹性黄色瘤	+	－
家族性载脂蛋白CⅡ缺乏症	疹性黄色瘤(少见)	+	－
家族性高胆固醇血症	肌腱黄色瘤	－	+
	扁平黄色瘤		
家族性载脂蛋白B100缺陷症	肌腱黄色瘤	－	+
Ⅲ型高脂蛋白血症	掌纹黄色瘤	－	+
	结节性黄色瘤		
家族性混合型高脂血症	－	－	+
家族性高甘油三酯血症	－	－	+

注:＋表示存在;－表示不存在。

二、病因与发病机制

混合型高脂血症亦分为原发性和继发性,其病因、发病机制分见表9－25及9－26。

表9－25 原发性高脂血症的病因及发病机制

高脂血症类型	突变基因	遗传方式	患病率	脂蛋白类型
家族性异常β－脂蛋白血症 (又称Ⅲ型高脂蛋白血症)	apo－E	常染色体隐性(少数为显性)	$1/10^5$	Ⅲ
家族性混合型高脂血症	待定	常染色体显性	1/100	Ⅱa、Ⅱb、Ⅳ (少数为Ⅴ)

表 9 – 26 继发性高脂血症的病因及发病机制

病因	高脂血症类型	脂蛋白升高情况	发病机制
内分泌与代谢紊乱			
糖尿病	Ⅳ,Ⅴ	VLDL,乳糜微粒	VLDL 产生过多,分解减少
甲状腺功能减退	Ⅱa(少数为Ⅲ)	LDL(少数为 β – VLDL)	LDL 清除减少,VLDL 产生过多
垂体性矮小症	Ⅱb	VLDL,LDL	VLDL 产生及其转化为 LDL 增多
肢端肥大症	Ⅳ	VLDL	VLDL 产生过多
神经性厌食	Ⅱa	LDL	胆汁中胆酸和胆固醇分泌减少
脂肪营养不良	Ⅳ	VLDL	VLDL 产生过多
Werner 综合征	Ⅱa	LDL	不明
急性间歇性卟啉病	Ⅱa	LDL	不明
糖原累积病	Ⅳ(少数为Ⅴ)	VLDL	VLDL 产生过多,分解减少
非内分泌疾病			
肾病综合征	Ⅱa 或 Ⅱb	VLDL,LDL	VLDL 产生过多
尿毒症	Ⅳ	VLDL	VLDL 清除减少
胆道阻塞	—	LP – X	胆管内胆固醇和磷脂进入循环
肝炎	Ⅳ	VLDL	抗体与肝素结合抑制 LCAT 活性
系统性红斑狼疮	Ⅰ	乳糜微粒	抗体与肝素结合 LPL 活性降低
免疫球蛋白病	Ⅱa,Ⅲ,Ⅳ	VLDL,IDL,LDL	抗体与脂蛋白结合影响其分解

三、临床思路

(一)诊断标准
美国 NCEP 高脂血症诊断标准见表 9 – 27。

表 9 – 27 美国 NCEP 高脂血症诊断标准(1993 年)

高脂血症类型	血浆总胆固醇水平		血浆甘油三酯水平	
	mmol/L	mg/dl	mmol/L	mg/dl
理想水平	<5.2	<200	<2.3	<200
临界升高	5.2 ~6.2	200 ~240	2.3 ~4.5	200 ~400
高脂血症	>6.2	>240	>4.5	>400
低 HDL – 胆固醇血症	<0.9	<35	—	—

多数国内学者认为血浆总胆固醇浓度大于 5.2mmol/L(200mg/dl) 可确定为高胆固醇血症,血浆甘油三酯浓度大于 2.3mmol/L(200mg/dl) 为高甘油三酯血症。此外,高密度脂蛋白胆固醇水平低于 0.91mmol/L(35mg/dl),可定为低高密度脂蛋白胆固醇血症。由于所测的人群以及所采用的检测方法不同,各地所制定的高脂血症诊断标准略有差异。表 9 - 28 所列分别为北京和上海地区提出的高脂血症诊断标准。

表 9 - 28　国内高脂血症诊断参考标准

高脂血症类型	北京		上海	
	mmol/L	mg/dl	mmol/L	mg/dl
高胆固醇血症	>6.465	>250	>5.689	>220
高甘油三酯血症	>2.258	>200	>1.806	>160
低 HDL - 胆固醇血症	<0.905	<35	<0.905	<35

(二)鉴别诊断

高脂血症的鉴别诊断主要包括原发性和继发性的鉴别以及四种原发性疾病的鉴别。见表 9 - 29 和 9 - 30。

表 9 - 29　常见高脂血症的鉴别诊断

高脂血症类型	高脂血症类型	
	原发性	继发性
胆固醇升高	家族性高胆固醇血症	甲状腺功能减退症
	家族性载脂蛋白 B100 缺陷症	肾病综合征
甘油三酯升高	家族性高甘油三酯血症	糖尿病
	脂蛋白酯酶缺乏症	酒精性高脂血症
	家族性载脂蛋白 C Ⅱ 缺乏症	雌激素治疗
	特发性高甘油三酯血症	
胆固醇及甘油三酯	家族性混合型高脂血症	甲状腺功能减退症
均升高	Ⅲ型高脂蛋白血症	肾病综合征
		糖尿病

表 9 - 30　四种原发性高脂血症的鉴别要点

项目	家族性高胆固醇血症	家族性高甘油三酯血症	家族性混合型高脂血症	Ⅲ型高脂蛋白血症
早发性冠心病	+ +	±	+ +	+ +
肌腱黄色瘤	+	-	-	±
掌纹黄色瘤				+

续表

项目	家族性高胆固醇血症	家族性高甘油三酯血症	家族性混合型高脂血症	Ⅲ型高脂蛋白血症
结节性黄色瘤	+	−	−	+
载脂蛋白 B 过多产生	−	−	+	−
LDL 受体功能障碍	+	−	−	−
载脂蛋白 E 变异	−	−	−	+
20 岁前出现高脂蛋白血症	+	+	−	−

注:+ 表示存在;± 表示可能存在;− 表示不存在。

第五节 低高密度脂蛋白胆固醇血症

低高密度脂蛋白胆固醇血症是指高密度脂蛋白胆固醇水平低于 0.91mmol/L(35mg/dl),可伴或不伴胆固醇、甘油三酯、低密度脂蛋白胆固醇水平的升高。

一、临床表现

多无特异的临床症状及体征。根据不同病因,可伴有早发性心血管疾病、黄色瘤等表现,详见本章第二节与第四节。

二、病因与发病机制

表 9 – 31　HDL – C 减低常见原因

原发性	继发性
Tangier 病	急性疾患
LCAT 缺陷症	急性心肌梗死
apo – A Ⅰ 异常	手术
家族性高胆固醇血症	烧伤
家族性混合型高脂血症	急性炎症
	低脂肪高糖饮食
	吸烟
	雌激素减少
	药物
	β 受体阻滞剂
	肥胖
	运动不足

三、临床思路(图9-4)

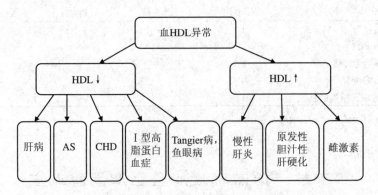

图9-4 血清HDL临床诊断思路图

AS—动脉硬化,CHD—冠心病

总胆固醇浓度超过5.2mmol/L(200mg/dl)时,就必须同时进行HDL-C的浓度测定。冠心病的发病和HDL-C之间存在负相关。HDL-C≤0.91mmol/L(≤35mg/dl)是CHD的危险因素,HDL-C≥1.55mmol/L(≥60mg/dl)被认为是负危险因素。HDL-C降低多见于心脑血管病、肝炎和肝硬化等患者。因此低HDL-C值便构成了一个独立的危险因素。

(一)除外非疾病因素

影响HDL-C水平的因素很多,主要有以下几个方面。

1.年龄 儿童时期,男、女HDL-C水平相同;青春期男性开始下降,至18~20岁达最低点。

2.性别 冠心病发病率有性别差异,妇女在绝经期前冠心病的发病率明显低于同年龄组男性,绝经期后这种差别趋于消失。这是由于在雌激素的作用下,妇女比同年龄组男性有较高水平的HDL-C。随着雌激素水平的不断降低,男、女HDL-C水平趋向一致,冠心病发病率的差异也就不复存在。

3.种族 黑种人比白种人高,中国人比美国人高。

4.饮食 高脂饮食可刺激肠道apo-AI的合成,引起血浆HDL-C水平升高,尤其是饱和脂肪酸的摄入增加,可使HDL-C和LDL-C水平均升高,多不饱和脂肪酸(如油酸)并不降低HDL-C水平,却能使血浆LDL-C水平降低,故有益于减少CHD的危险。

5.肥胖 肥胖者,常有HDL-C降低,同时伴TG升高。体重每增加1kg/m²,血浆HDL-C水平即可减少0.02mmol/L(0.8mg/dl)。

6. 饮酒与吸烟 多数资料表明:吸烟者比不吸烟者的血浆 HDL - C 浓度低 0.08 ~ 0.13mmol/L(3 ~ 5mg/dl),即吸烟使 HDL - C 减低。适度饮酒使 HDL - C 和 apo - A I 升高,与血浆 HDL - C 水平呈正相关,但取决于正常肝脏合成功能,长期饮酒损害肝脏功能,反而引起 HDL - C 水平下降。而少量长期饮酒因其血浆 HDL - C 和 apo - A I 水平相对较高,所以患 CHD 的危险性低于不饮酒者。

7. 运动 长期足够量的运动使 HDL - C 升高。

8. 药物 降脂药中的普罗布考、β 受体阻滞剂(普萘洛尔)、噻嗪类利尿药等,使 HDL - C 降低。

9. 外源性雌激素 据相关文献报道,接受雌激素替代疗法的妇女患 CHD 的危险性明显降低,这部分与雌激素能改善血脂代谢紊乱有关。雌激素可刺激体内 apo - A I 合成,使其合成增加 25% ,分解代谢无变化。孕激素可部分抵消雌激素升高血浆 HDL - C 水平的作用。然而,长期单用雌激素却有可能增加子宫内膜癌和乳腺癌的危险性,因此绝经后雌/孕激素干预试验需权衡到最佳的雌/孕激素配方,以发挥最大保护作用。

(二)血清 HDL - C 病理性降低

1. HDL - C 与动脉粥样硬化 血浆 HDL - C 浓度每降低 1% ,可使冠心病发病的危险升高 2% ~3% ,这种关系尤以女性为明显。绝经前女性 HDL - C 水平较高,与男性及绝经后女性相比冠心病患病率低。

2. HDL - C 与高脂蛋白血症 高脂蛋白血症时,HDL - C 有病理性降低。I 型高脂蛋白血症,血脂测定 LDL - C、HDL - C 均降低,CHO 多正常,TG 极度升高,可达 11.3 ~45.2mmol/L(1000 ~4000mg/dl)。

3. 家族遗传性低 HDL - C 即家族性低 α - 脂蛋白血症,临床很常见,系常染色体显性遗传,其主要特征为血浆 HDL - C 水平低下,通常还合并血浆 TG 升高。

4. 肝脏疾病 近年来特别值得注意的是肝脏疾病中 HDL - C 的改变。连续监测急性肝炎患者血浆中 HDL - C 的水平,发现 HDL - C 水平与病程有关:在发病的第一周末,HDL - C 水平极度降低,脂蛋白电泳几乎检不出 α 脂蛋白带,此后随着病程的发展 HDL - C 逐渐升高直至正常。在病毒性肝炎和肝硬化患者,HDL - C 的降低主要表现为 HDL_3 的降低,HDL_2 的变化较少,而且 HDL_3 越低,预后越差,因此,HDL_3 水平可作为一个评估某些肝脏疾病患者功能状态及转归预后的一项参考指标。

5. 其他 HDL - C 降低还可见于急性感染、糖尿病、慢性肾衰竭、肾病综合征等。β 肾上腺素受体阻滞剂、孕酮等药物也可导致 HDL – C 降低。

（高建勤　孙慧颖　刘淑明）

参考文献

1. 赵水平. 临床血脂学. 长沙：湖南科学技术出版社，2006.

2. Shlomo Melmed, Kenneth S, Polonsky, et al. Williams textbook of endocrinology (12th), 2011.

3. 朱立华. 实验诊断学. 北京：北京医科大学出版社，2002.

4. 贾弘禔，冯作化. 生物化学与分子生物学. 第 2 版. 北京：人民卫生出版社，2010.

5. 廖二元. 内分泌代谢病学. 第 3 版，北京：人民卫生出版社，2012.

6. 郑铁生，鄢盛凯. 临床生物化学检验. 北京：中国医药科技出版社，2010.

7. 李健斋，林国镐. 血清脂蛋白中胆固醇与磷脂含量的微量测定. 中华医学杂志，1957，43：857 – 861.

8. 董军，李健斋. 血清胆固醇测定方法及标准化问题（卫生部北京老年医学研究所生化室研究工作回顾）. 中华医学检验杂志，1998，21（1）.

9. 王抒，李健斋，李培瑛，等. 假单胞菌胆固醇酯酶的性能及其在血清总胆固醇测定中的应用. 中华检验医学杂志，1990，13：65 – 70.

10. 中华医学会检验分会血脂测定推荐方法. 血清总胆固醇酶法测定（草案）. 中华检验医学杂志，1995，18：185 – 187.

11. 鄢盛凯，夏良裕. 血清甘油三酯的测定方法与标准化研究最新进展. 中华检验医学杂志，2005，（28）4：454 – 456.

12. 杨昌国. 中华医学会检验分会血脂测定推荐方法（三）血清甘油三酯测定二步酶法（草案）. 中华检验医学杂志，1995，18：249 – 251.

13. 鄢盛凯. 关于临床血脂测定的建议. 中华检验医学杂志，2003，26：182 – 184.

14. Holani KK, Miller WG, Waymack PP. Robustness of three triglyceride reagents for matrix effects of proficiency testing. Clin Chem, 1993, 39：1126 – 1128.

第十章

水、盐代谢异常

第一节　概述

体液是细胞生命活动的内环境,其恒定的容量、渗透压、酸碱度和合适的各种离子浓度,对细胞的正常代谢起着重要的保证作用。水和无机盐(电解质)是体液的重要组成成分。机体在神经 – 体液 – 内分泌网络的调节下,保持水和无机盐的摄入量和排出量的动态平衡,并维持体内含量相对恒定。当病变破坏机体的调节机制或者其影响超越机体调节范围时,则导致水、盐代谢异常。

一、病因及分类

水、盐代谢异常主要分为水、钠代谢异常,钾代谢异常及钙、磷代谢异常,其中水、钠代谢异常包括低钠血症和高钠血症,钾代谢异常包括低钾血症和高钾血症,钙、磷代谢异常包括低钙血症、高钙血症、低磷血症和高磷血症。

二、实验室检查项目

电解质是指在溶液中能解离成带电离子而具有导电性的一类物质。在临床主要指体液中最常测定的 Na^+、K^+、Cl^-、Ca^{2+}、Mg^{2+}、CHO_3^- 和无机磷等。电解质在机体中具有许多重要生理功能,及时、准确分析体液中的电解质浓度,是临床实验室的重要检测内容。

（一）钾、钠离子

钾、钠离子的测定可通过原子吸收分光光度法、火焰分光光度法(FES)、化学法、酶法和离子选择电极法(ISE)等方法进行。20 世纪 50 年代开始,K^+一直采用四苯硼钠比浊法,此方法经多年实践证明精密度和正确度均存在相当多的问题,已淘汰。

火焰分光光度法是以火焰作为激发光源的原子发射光谱分析法,也称火焰发射光谱法,是测定被测离子的发射光强度。样本中的钾、钠原子接受火焰的热能而被激发处于激发态,激发态的原子不稳定,立即发射出特定波长的光线,迅速回到基态。发射光线的强度与样品中钾或钠离子浓度成正比关系,因其检测准确度高、精密度好得到发展并作为 Na^+、K^+ 测定的参考方法,但此方法对实验室技术人员要求高,操作繁琐且不容易掌握,目前临床实验室并不多见。

分光光度法可归纳为 2 类:①Na^+、K^+ 与大环色原(macrocyc1icchromophore)结合,引起吸收光谱的改变,大环色原分子表面具有许多原子基团,形成许多空穴,金属离子进入空隙,产生高亲和性结合,引起大环色原吸收光谱的改变。不同的大环色原具有不同的空隙,适合不同离子的结合,该法是目前化学法测量的主要内容。②根据离子对特定酶活性的激活作用,如钾离子激活 β – 半乳糖苷酶,水解对硝基苯酚 β – D – 半乳糖苷,产生有色的对硝基苯酚,是目前临床采用的酶法主要原理。化学法测量最早可追溯到 20 世纪 60 年代。1967 年 Pedersen 等发现一些大环聚醚和大环聚胺类物质能和一部分阳离子形成稳定的化合物,使得一些离子载体得以研究。20 世纪 70 年代后期,Sumiyoshi 等尝试用普通冠醚 – 阴离子染料萃取法测定去蛋白血清 K^+ 的浓度。20 世纪 80 年代中期,Wong 等提出了一种以 18 – 冠 –6 – 醚和苦味酸显色测定血清中的 K^+,该法与火焰光度法的结果具有高度的可比性,但是方法本身的复杂性使得在使用中存在很大的局限性。Chapoteau 等研制出特异性很好的生色冠醚和一步法测定 Na^+ 和 K^+。在此基础上,1988 年 Berry 等用半乳糖苷酶结合离子载体测定血清 Na^+,1989 年又提出用丙酮酸激酶结合离子载体测定血清 K^+,随后提出用丙酮酸激酶测定 Na^+,1992 年 Kimura 等提出用色氨酸酶法测定 K^+。酶法测量试剂成本较高。

20 世纪 80 年代以来,随着电化学传感器和自动化分析技术的发展,基于离子选择电极(ISE)的电解质分析仪出现,该方法简便、灵敏,适合装备大型自动生化分析仪,目前大多数实验室已普遍使用。

1. 检测原理 钾离子和钠离子测定在临床应用较广泛的是离子选择电极法和酶法,下面主要介绍这两种方法的检测原理及性能。

(1)离子选择电极法。利用电极电位和离子活性的关系来测定离子活度的一种电化学技术,其核心是采用对被测离子选择性响应的敏感膜。钠电极离子交换膜的主要成分是硅酸锂,对钠选择性比钾高数千倍,产生的电位与钠离子浓度成正比。钾电极采用含有缬氨霉素的中性载体膜,利用钾离子与缬氨霉素的强结合力,而达到高选择性。

ISE 分为直接法、间接法和多层膜干片法。直接法指血清等标本不需任何稀释直接用电极测量离子活度。优点:可采用全血测定,迅速方便,结果准确,不会因样本中水体积所占比例改变而影响结果。间接法指样本与一定离子强度缓冲液稀释后,再用电极测量离子活度。优点:样本用量少,由于进行了预稀释不易堵塞管道,降低了血脂、不溶性脂蛋白对电极的污染,以及对电极的损耗,延长使用寿命。多层膜干片法是采用了样本间相互独立的干式离子敏感卡测定各种离子。优点:快速,无交叉污染,操作灵活,携带方便。适于在急救中心和农村基层卫生院推广使用。

(2)酶法。β-半乳糖苷酶法测定 Na^+ 是因为 Na^+ 能激活 β-半乳糖苷酶,采用掩蔽剂掩蔽 K^+,β-半乳糖苷酶水解邻硝基酚 β-D-吡喃半乳糖苷(ON-PG)产生在 420nm 波长有特征吸收光谱的产物邻-硝基酚。邻-硝基酚产生的速率与 Na^+ 浓度成正比。

丙酮酸激酶法测定 K^+ 是采用掩蔽剂掩蔽 Na^+,用谷氨酸脱氢酶消除内源性 NH_4^+ 的干扰,磷酸烯醇丙酮酸(PEP)与二磷酸腺苷(ADP)在钾依赖性丙酮酸激酶(PK)催化下,生成丙酮酸和三磷酸腺苷(ATP),然后在乳酸脱氢酶催化下,所生成的丙酮酸和 NADH 反应,生成乳酸和 NAD^+。反应中 NADH 的消耗量与样本中 K^+ 浓度成正比。通过在 340nm 处检测吸光度下降速率,即可计算 K^+ 含量。

另外,有利用 K^+ 激活色氨酸酶催化色氨酸与 5-磷酸吡哆醛反应来测定 K^+ 的酶动力学方法。

以上方法学不同导致检测性能不同,在选择方法时应多方面综合考虑。表 10-1、10-2 说明不同方法学的产品检测性能的差异。

表 10-1　血清 K^+ 不同检测方法性能

方法	线性范围/(mmol/L)	分析灵敏度/(mmol/L)	精密度/%
离子选择电极法	1.5~15	1.5	<2
火焰分光光度法	0~153.4	0.1	<5
紫外分光光度法	0.98~9.7	0.98	<5

表 10-2　血清 Na^+ 不同检测方法性能

方法	线性范围/(mmol/L)	分析灵敏度/(mmol/L)	精密度/%
离子选择电极法	40~205	40	<1
火焰分光光度法	0~261	0.1	<5
紫外分光光度法	58.3~183	58.3	<3

2. 参考区间　血清 K^+ 和 Na^+ 有完整的参考系统。我国卫生部已组织国内部分实验室在溯源的基础上建立了中国人血清 K^+ 和 Na^+ 的参考值,中国人血清 K^+ 的参考区间是 $3.5 \sim 5.3$ mmol/L,血清 Na^+ 的参考区间是 $137 \sim 147$ mmol/L。

3. 测量影响因素　临床影响血清 K^+ 和 Na^+ 测量的因素包括:①标本类型。血浆 K^+ 比血清 K^+ 低 $0.2 \sim 0.5$ mmol/L,因血液凝固时血小板破裂会释放出部分 K^+;②脂血标本采用离子选择电极法测定,将造成假性低钠血症;③血钾标本在采血和处理过程中应避免溶血,否则 K^+ 由细胞内释出增多,将造成假性增高,但溶血标本对血钠测定影响不大;④全血标本若放置室温时间过长,可因细胞代谢作用使 K^+ 进入细胞内而血钾降低,但如果分析前全血标本被冷藏,将造成细胞内钾外移,使测定结果增高;⑤脂血标本不能用酶法测量,胆红素和溶血标本对酶法也有一定的影响;⑥火焰分光光度法测定应保持各种管道通畅,不得有堵塞,燃料气压和助燃气压应保持恒定,两者比例要合适,以保证结果的准确;⑦使用止血带会导致钾水平升高 $10\% \sim 20\%$,建议采血时不要使用止血带;⑧血液采集必须用标准的样品管或带有分离胶的管,如采集血浆标本需用肝素或 $EDTA - K_3$ 等抗凝管;⑨试剂盒与待测血清自冷藏处取出后应恢复至室温($18 \sim 25\,^\circ\text{C}$)后测定。

（二）血钙

钙是人体内含量最丰富的矿物质,约占人体体重的 $1.5\% \sim 2.0\%$,主要分布于细胞外,其中 99% 存在于骨骼和牙齿中,1% 存在于体液及软组织中。血浆中钙约占机体总钙的 0.1% ,称血钙。血钙以离子钙和结合钙两种形式存在,约各占 50% 。血钙中只有离子钙直接发挥生理作用。血钙测定包括总钙测定和离子钙测定两种方式。

1. 血清总钙　血清总钙测定可用血清或肝素抗凝血浆为样本。测定方法有滴定法(氧化还原滴定法、络合滴定法)、比色法(最常用的是邻 - 甲酚酞络合酮法、甲基麝香草酚蓝、偶氮胂Ⅲ法等)、火焰分光光度法、原子吸收分光光度法、同位素质谱法等。国际上自 20 世纪 70 年代起陆续建立了基于可靠或公认分析原理的决定性方法或参考方法,早期主要基于原子吸收光谱法(AAS),近些年倾向于用电感耦合等离子体质谱(ICP - MS)技术建立血清钙测定方法,美国国家标准和技术研究机构(NIST)建立的是同位素稀释热电离质谱法(ID - TIMS),是血清钙测定的决定性方法,其他的决定性方法如德国临床化学与检验医学学会(DGKL)的血清钙火焰原子吸收光度法(FAAS)等,目前国内尚未建立血清钙的参考方法。

用分光光度法测定血清总钙是临床上最常用的方法。分光光度法需要合适的金属指示剂或选择性结合钙离子后引起变色的染料化合物。使用过的许多钙结合染料中,邻-甲酚酞络合酮和偶氮胖Ⅲ至今一直在广泛应用,WHO和我国卫生部临床检验中心推荐的常规方法为邻-甲酚酞络合酮(O-CPC)法。

(1)检测原理。邻-甲酚酞络合酮(O-CPC)法检测原理是因O-CPC是金属络合指示剂,同时也是酸碱指示剂,在碱性溶液中与钙及镁螯合,生成紫红色螯合物。先利用掩蔽剂掩蔽镁离子,在pH为10的碱性环境中,O-CPC与钙形成紫红色螯合物,在575nm处有吸收峰,测定吸光度与同样处理的钙标准比色,计算钙的含量。

甲基麝香草酚蓝法检测原理是由于血清中的钙离子在碱性溶液中与麝香草酚蓝(MTB)结合,可生成一种蓝色的络合物,加入适当的8-羟基喹啉后,可消除镁离子对测定的干扰,与同样处理的钙标准液进行比较,可求出血清总钙的含量。

络合滴定法(乙二胺四乙酸二钠滴定法)检测原理是钙离子在碱性溶液中与钙红指示剂结合,成为可溶性的复合物,使溶液呈淡红色,乙二胺四乙酸二钠(EDTA-Na$_2$)对钙离子有更大的亲和力,能与复合物中的钙离子络合,使钙红指示剂重新游离,溶液变成蓝色。从EDTA-Na$_2$滴定用量可以计算出血清钙的含量。

原子吸收分光光度法检测原理是血清用镧-盐酸溶液稀释,送入乙炔火焰,基态钙原子吸收来自空心阴极灯的422.7nm光,用检测器测定这种吸收,吸光度值与火焰里钙浓度成比例,根据吸光度值可以求出样本中的待测元素的含量。

表10-3说明不同方法学的产品检测性能的差异。

表10-3 总钙不同检测方法性能

方法	线性范围/(mmol/L)	分析灵敏度/(mmol/L)	精密度/%
邻-甲酚酞络合酮法	1.25~3.75	0.05	1.5
甲基麝香草酚蓝法	0~3.75	0.15	<5
偶氮胖Ⅲ法	0.01~6.285	0.01	2.01
离子选择电极法	0.20~5.00	0.20	1.66
原子吸收分光光度法	0~7.49	—	<5

(2)参考区间。血清钙离子测定在国际上有完整的参考系统,但我国尚未建立血清钙离子的参考系统,也无统一的参考区间。因各厂商的产品不同,各

实验室应建立自己的参考值。《全国临床检验操作规程》(第三版)推荐的实验室测量血清钙离子的参考区间是成人总钙为 2.03 ~ 2.54 mmol/L,儿童总钙为 2.25 ~ 2.67 mmol/L,新生儿总钙为 1.07 ~ 1.27 mmol/L。但各类方法参考区间不尽相同,在实际应用中应注意。邻 – 甲酚酞络合酮(O – CPC)法血清总钙的参考区间为 2.18 ~ 2.58 mmol/L,偶氮胂Ⅲ法为 2.15 ~ 2.57 mmol/L,甲基麝香草酚蓝法成人总钙参考区间为 2.1 ~ 2.9 mmol/L,婴儿总钙参考区间为 2.5 ~ 3.0 mmol/L。

(3)测量影响因素。影响血清总钙测量的样本因素是不可使用络合钙离子的抗凝剂如 EDTA 等。①使用邻 – 甲酚酞络合酮(O – CPC)法,其反应体系的 pH 值对结果影响较大,需准确调节;②滴定法终点判断误差较大,溶血、黄疸影响终点判断;③批号不同的试剂不能混用,每批试剂应分别制作标准曲线;④实验过程应避免加样交叉污染,因钙离子到处都有;⑤当样本中抗坏血酸浓度 > 1704 μmol/L、胆红素浓度 > 684 μmol/L、血红蛋白浓度 > 5g/L、镁浓度 > 6.2 mmol/L、甘油三酯浓度 > 22.6 mmol/L 时,会影响偶氮胂Ⅲ法检测结果。

2. 血清离子钙检测　方法主要有生物学法、透析法、超滤法、金属指示剂法、离子选择电极法。临床普遍应用的离子选择电极分析仪能够直接测定全血中的游离钙以及其他电解质。

离子选择电极法的检测原理是钙离子选择性电极膜与钙离子结合,如果钙离子在膜内、外两面分布不均,将产生一个跨膜电化学电位,因电极内溶液离子钙浓度是恒定的,所以膜电位的变化与样本中离子钙浓度成正比。

健康成年人血清离子钙浓度的参考区间是 1.10 ~ 1.34 mmol/L,当血红蛋白 < 10g/L、胆红素 < 300mg/L、维生素 C < 5 g/L 时,不影响离子选择电极法测定离子钙。但样本采集后应尽快测量,避免样本因 pH 发生变化引起血清钙离子的变化。

(三)血清磷

磷约占人体体重的 0.8% ~ 1.2%,分布于细胞内外,80% 存在于骨骼和牙齿中,其余主要集中在各种细胞内液中。血磷是指血浆中的无机磷,80% ~ 85% 以 HPO_4^{2-} 的形式存在,其余为 $H_2PO_4^-$,而 PO_4^{3-} 仅含微量。血磷的浓度不如血钙浓度稳定,随年龄增长逐步下降,15 岁时达成人水平。

血清磷常用的检测方法有磷钼酸还原法、磷钼酸紫外分光光度法、酶法、原子吸收分光光度法、同位素稀释质谱法等。测定无机磷酸盐的最常用方法是基于磷酸盐离子和钼酸铵反应生成磷钼酸盐复合物,然后用光度法测定。酶学测定方法有两种,一种是利用糖原磷酸化酶反应,在偶联反应体系中,监测 NADH

的生成速率,计算体液中磷酸盐的含量;另一种是在嘌呤核苷磷酸化酶催化下,无机磷酸盐和肌酐反应生成次黄嘌呤,催化生成淡紫色化合物。优点是不受胆红素干扰,在中性 pH 环境中减少有机磷酸酯的水解。决定性方法为同位素稀释质谱法。卫生部临床检验中心推荐的常规方法是硫酸亚铁或米吐尔磷钼酸还原法。酶法测定是无机磷测定的发展方向,目前较为成熟的方法是黄嘌呤氧化酶法。

1. 检测原理 磷钼酸还原法是利用无机磷在酸性环境中与钼酸铵结合生成磷钼酸复合物,硫酸亚铁或者米吐尔将该复合物还原生成钼蓝,为蓝色化合物,在 650nm 波长处有最大吸收峰,其吸光度值与溶液中磷的浓度成正比。与同样处理的磷标准比较,可以计算出标本中磷的浓度。

黄嘌呤氧化酶法是无机磷与次黄嘌呤核苷在嘌呤核苷磷酸化酶的作用下,生成核糖 – 1 – 磷酸和次黄嘌呤,后者被黄嘌呤氧化酶氧化生成尿酸和 H_2O_2,生成的 H_2O_2 与色素原氨基安替比林和 EMAE 反应生成紫红色的化合物,与磷酸标准液比较,即可求得待测标本中磷的含量。

不同方法学的产品检测性能的差异见表 10 – 4。

表 10 – 4　血清磷不同检测方法性能

方法	线性范围/(mmol/L)	分析灵敏度/(mmol/L)	精密度/%
磷钼酸还原法	0 ~ 3.88	—	4.67
磷钼酸紫外分光光度法	0 ~ 4.84	0.1	< 8
黄嘌呤氧化酶法	0.25 ~ 5.0	0.25	2.79

2. 参考区间 各类方法参考区间不尽相同,在实际应用中应注意不能使用同一参考区间,各实验室应建立自己的参考值。实验室磷钼酸还原法测量血清磷时成人参考区间为 0.97 ~ 1.62mmol/L,儿童为 1.45 ~ 2.10mmol/L;磷钼酸紫外分光光度法成人参考区间为 0.81 ~ 1.55mmol/L,儿童为 1.29 ~ 2.26mmol/L;黄嘌呤氧化酶法成人参考区间为 0.97 ~ 1.45mmol/L。

3. 测量影响因素 实验室测量血清磷时应注意:①磷钼酸还原法标本应避免溶血,以免因红细胞内磷酸酯释放出被水解而使无机磷升高,另外因米吐尔试剂不稳定,不宜久置以免影响结果;②溶血和高胆红素样本可使结果偏高;③样本浊度 < 2000 浊度单位、抗坏血酸 < 500mg/dl 时对检测结果无干扰;④批号不同的试剂不能混用,每批试剂应分别制作标准曲线;⑤实验过程应避免加样交叉污染;⑥注意血清/血浆稳定时间,4 ~ 25℃保存可稳定 7 天,–20℃保存

可稳定 3 个月。

第二节 水、钠代谢异常

一、水、钠平衡概述

人体内的水、钠平衡密切相关,共同影响细胞外液容量及血浆渗透压。正常人血浆渗透压主要由钠与水的比例(即血钠浓度)决定,而细胞外液容量则取决于钠与水的绝对量。总体而言,人体血浆渗透压的调节主要是通过影响水的摄入和排出,从而影响血钠浓度来实现;而血容量的调节则主要通过影响尿钠的重吸收,继而间接影响肾脏保水来实现。所以,人体水平衡和钠平衡是一个相互交织的过程。

渗透压的调节机制:人体每时每刻都在通过呼吸道、皮肤、尿液及粪便失水,其总体效应为低渗性失水,致使人体血浆渗透压处于升高趋势。血浆渗透压调节主要通过抗利尿激素(ADH)分泌和刺激渴感实现。第 3 脑室旁存在调节 ADH 分泌的渗透压感受器——终板血管器(organum vasculosum of lamina terminalis,OVLT)和穹隆下器(subfornical organ,SFO),其促进 ADH 分泌的阈值为 280 ~ 285mOsm/L,当血浆渗透压超过此阈值,OVLT 和 SFO 刺激下丘脑视上核、室旁核的 ADH 合成,ADH 被运送至垂体后叶分泌入血,ADH 使肾脏重吸收水增加、尿液浓缩,但单纯依靠尿液浓缩并不能完全阻止人整体低渗性失水所致的血浆渗透压升高;在下丘脑视上核、OVLT 附近存在渴感的渗透压感受器——渴感中枢(thirst center),人产生渴感的阈值约为 295mOsm/L,当血浆渗透压继续上升超过此阈值后,人产生明显渴感,刺激饮水,使血浆渗透压下降。另外,当血容量明显下降(5% ~ 10%)、血压下降时,也可通过左心房、胸腔大静脉的容量感受器和颈动脉窦、主动脉弓的压力感受器刺激渴感和 ADH 释放。上述 ADH 和渴感两种机制共同维持血浆渗透压稳定在 280 ~ 285mOsm/L 狭窄范围内。因正常人体的血浆渗透压主要由血钠浓度决定,故上述渗透压调节过程实质即是血钠浓度的调节过程。

血容量的调节机制:血容量的调节主要通过肾素 – 血管紧张素 – 醛固酮系统(RAAS)来实现。当有效循环血容量减少时,位于肾小球入球小动脉的压力感受器受到灌注压下降的刺激,使肾小球旁器分泌肾素,肾素将血管紧张素原裂解为血管紧张素 I,血管紧张素 I 在肺中由血管紧张素转换酶(ACE)催化转变为血管紧张素Ⅱ,血管紧张素Ⅱ刺激肾上腺皮质球状带细胞分泌醛固酮,醛固酮作用于肾脏集合管,促进尿钠的重吸收,进而促进肾脏保水,恢复有效循环血容量。另外,儿茶酚胺、高钾血症、远曲小管内钠离子浓度降低(由肾脏致密斑感受)也可刺激肾素、血管紧张素、醛固酮的分泌。

上述机制出现异常,则导致水、钠平衡的紊乱,临床上常表现为低钠血症、高钠血症、低血容量致低血压(肾上腺皮质功能减退)、高血容量致高血压(醛固酮增多症)。肾上腺皮质功能减退症、醛固酮增多症在"第五章肾上腺疾病"中已有介绍,不再赘述。本节重点介绍低钠血症和高钠血症的临床诊断思路。

二、低钠血症

(一)临床表现

低钠血症的症状常常是非特异性的,并易为原发病所掩盖。缺钠时细胞内、外液均呈低渗状态,故无口渴症状。低钠血症的症状取决于血钠下降的程度及速度。一般患者易疲乏、表情淡漠、纳差、头痛、视力模糊,并有肌肉痛性痉挛、肌阵挛、运动失调、腱反射减退或亢进。严重时发展为谵妄、惊厥、昏迷以至死亡。这类患者往往并发明显的血容量不足,容易发生循环系统症状,表现为脉细速,静脉充盈时间延长,常发生体位性低血压。

按缺钠程度,临床表现可分为以下三度:①轻至中度(缺钠 0.5g/kg),尿钠与尿氯含量减少或缺如,但肾性失钠者除外。患者表现倦怠、淡漠、无神、直立性低血压或起立时昏倒等。②中至重度(缺钠 0.5~0.75g/kg),尿中无氯化物。患者除上述症状外,尚有恶心、呕吐,收缩期血压降至 12.0kPa(90mmHg)以下。③重度(缺钠 0.75~1.25g/kg),除以上症状外,患者可以呈木僵状态、抽搐,最后昏迷。这类情况多见于胃肠道严重丢失水、钠病例。在 12 小时内出现者均有意识障碍或癫痫样发作,血清钠为 115mmol/L 左右,血浆渗透压在 240mOsm/L 左右,死亡率高达 50%。而有症状的慢性低钠血症者,血钠可为 115mmol/L,血浆渗透压 220mOsm/L 左右,死亡率 12%。

(二)病因及发病机制

1. 假性低钠血症 见于高脂血症和高蛋白血症。实际上只有当血清脂质和蛋白质浓度很高时,例如血清总脂达 6g/L 或血清总蛋白 140g/L 时,才使血钠浓度下降约 5%。

2. 失钠性低钠血症 钠丢失后血浆容量减缩,这时机体对钠丢失的反应是刺激渴感和 AVP(ADH)分泌,使水潴留和血浆容量再扩张,因而发生低钠血症。机体往往牺牲体液的渗量,以保持血容量而防止循环衰竭,所以属于低渗性低钠血症。钠丢失可由以下原因引致:胃肠道消化液丧失、皮肤水盐的丢失、体腔转移丢失、肾性失钠、腹水引流。

3. 稀释性低钠血症　本症系指由于体内水分潴留,总体水量过多,总体钠不变或有轻度增加,而引起低血钠。

4. 低血钠伴总体钠增高　原发因素是钠潴留,如果水潴留大于钠潴留,将引起渐进性血钠降低。常见原因有:充血性心力衰竭、肝功能衰竭、慢性肾衰竭、肾病综合征。

5. 无症状性低钠血症　严重慢性肺部疾病、恶病质、营养不良等均可致血钠偏低,可能由于细胞内外渗透压的平衡失调,细胞内水向外移动,引起体液稀释。细胞脱水使 ADH 分泌及饮水增加,肾小管水重吸收增加,使细胞外液在较低渗状态下维持新的平衡。

6. 脑性盐耗损综合征　本征由于下丘脑或脑干损伤引起,其机制主要是下丘脑与肾脏神经联系中断,致使远曲小管出现渗透性利尿,患者血钠、氯、钾均降低,而尿中含量增高。

(三) 临床思路

低钠血症是指血浆钠浓度 <135mmol/L。

低钠血症鉴别诊断的第一步,需区分是下列何种低钠血症:①易位性低钠血症,是因高血糖或输入过多甘露醇等高渗物质导致血浆渗透压升高,进而使细胞内液转移至细胞外而导致血钠浓度下降,是机体维持渗透压正常的一种保护性机制,此类低钠血症其血浆渗透压不低反高。②假性低钠血症,是因血浆中血脂过高或蛋白含量过多使血浆中固相成分增加,水相所占比例相对减少,而目前绝大多数医疗机构采用间接离子特异性电极法进行血钠测定,血浆标本需要经过稀释(而实际被稀释的是水相),从而使测得的血钠浓度下降,但水相中的实际血钠浓度正常,故血浆渗透压正常。③低渗性低钠血症,其水相中血钠浓度降低,故血浆渗透压下降,是真正有病理意义的低钠血症,其病因多样、复杂。从上可以看出,血浆渗透压的测定(而非根据公式计算)是鉴别上述三种低钠血症的关键。若所在医疗机构尚无法行血浆渗透压测定,则可根据患者血糖情况、有无高渗液体输注、血脂水平、血蛋白水平间接帮助判断。若为易位性低钠血症或假性低钠血症,则较易确定其病因。

低钠血症鉴别诊断的第二步,是鉴别各种导致低渗性低钠血症的病因。低渗性低钠血症病因可根据患者细胞外液容量状态分类。低细胞外液容量性低钠血症病因有:脑耗盐综合征、盐皮质激素缺乏等导致的肾性失盐,消化道、第三腔隙丢失等肾外失盐。正常细胞外液容量性低钠血症病因有:SIADH、糖皮质激素缺乏、甲减、精神性多饮、酒狂等。高细胞外液容量性低钠血症病因有：急慢性肾衰竭、心衰、肝硬化、肾病综合征等。低细胞外液容量的表现有：低血压或体位性低血压、心动过速、皮肤干燥、皮肤弹性差、口腔黏膜干燥等。高细胞外液容量的表现有：水肿、腹水、高血压等。除细胞外液容量外，尿钠排出也是一个重要的鉴别点，见表10-5。

表10-5 低渗性低钠血症的病因鉴别

细胞外液容量状态	尿钠>20mmol/L	尿钠<20mmol/L
低细胞外液容量	脑耗盐综合征 盐皮质激素缺乏 急性肾衰多尿期	消化道丢失：如呕吐、腹泻 第三腔隙丢失：如腹水 皮肤丢失：如烧伤渗出
正常细胞外液容量	抗利尿激素不适当分泌综合征 甲状腺功能减退症 糖皮质激素缺乏 长期使用利尿剂	原发性烦渴：精神性多饮 渴感亢进 酒狂 长期钠摄入不足
高细胞外液容量	急慢性肾功能不全	水肿性疾病：肝硬化 肾病综合征 充血性心衰

细胞外液容量状态在临床上有时很难准确判断，故低渗性低钠血症病因的鉴别诊断也常需借助上述各种疾病的相关诊断性检查做一一排查，帮助诊断。

低钠血症鉴别诊断的第三步，则是对表10-5所列疾病做进一步的病因诊断，如确定低钠血症原因为抗利尿激素不适当分泌综合征，则需进一步查找病因。

三、高钠血症

(一)临床表现

口渴是早期的突出症状，是细胞内失水的临床重要标志。尿量明显减少，脉率及血压变动少。重者眼球凹陷、恶心、呕吐、体温升高，婴儿可出现高热、肌无力、肌电图异常，晚期可出现周围循环衰竭。

高钠性高渗状态的症状主要是神经精神症状。早期表现为嗜睡、软弱无力及烦躁，渐发生易激动、震颤、动作笨拙、腱反射亢进、肌张力增高，进一步发展可出现抽搐、惊厥、昏迷及死亡。

(二)病因及发病机制

1. 水摄入不足 见于水源断绝、患者极度衰弱无人帮助进水，或吞饮障碍

(如上消化道炎症或肿瘤)等情况。

2. 水丢失过多　主要见于:①中枢性尿崩症。本症部分病例与遗传因素有关,部分病例是由于创伤、肿瘤、感染及不明原因使下丘脑的神经束受损所致。这种患者如强迫禁饮或因渴感丧失,未适当补充水分,则容易发生高钠血症。②肾性尿崩症。本症是一种遗传性疾病,可显示不同程度的尿浓缩功能缺陷,尿渗透压远较血浆渗透压低,用加压素治疗无效。③渗透性利尿。水和溶质被大量排出,水丢失又多于钠丢失,可以发生高钠血症。④婴儿腹泻呕吐。⑤溶质摄入过多,高蛋白含盐饮食能引起渗透性利尿。吞饮大量海水亦可致渗透性利尿,因为海水含钠为 450 ~ 500mmol/L,氯 500 ~ 550mmol/L、镁 50mmol/L 和硫 25mmol/L。另外,在心脏骤停或乳酸酸中毒时使用大量碳酸氢钠治疗者亦可引起医源性高钠血症。⑥尿浓缩功能障碍时肾脏排水多于排钠。

3. 钠排泄障碍　见于:①肾上腺皮质功能亢进者。②尿崩症伴渴感减退者。③渴感减退(特发性高钠血症)伴 ADH 释放"阈值升高"症候群。

(三)临床思路

高钠血症是指血浆钠浓度 >145mmol/L。

除医源性过多过快输入高渗盐水外,高钠血症的病因主要分为失水过多和摄水不足两类。失水过多的病因有:尿崩症(包括中枢性尿崩症和肾性尿崩症)、大量出汗等。摄水不足的病因有:渴感减退、水源不足、消化系统疾病致饮水困难等。若患者仅单纯失水过多,而可得到充足的水源且渴感正常,其血钠浓度可维持正常或仅轻度升高。严重的高钠血症常由渴感减退,特别是渴感减退合并中枢性尿崩症所致。上述高钠血症病因中最重要的是尿崩症和渴感减退,其他病因通过病史即不难鉴别。尿崩症在第二章下丘脑 - 垂体疾病已有介绍,不再赘述。在此重点介绍渴感减退。

渴感为主观感受,科研中用视觉模拟评分法(visual analogue scale, VAS)来评估受试者渴感的强烈程度,即以刻度 0 ~ 10cm 的标尺,0cm 代表"无渴感",10cm 代表"极度口渴难忍",让受试者根据渴感程度做相应评分。在渴感阈值以下,受试者无渴感;在阈值以上,渴感的强烈程度与渗透压呈线性关系。判断一个患者是否存在渴感异常,需先做出患者的渴感程度——血浆渗透压关系图,再将其与正常人相比。此法较麻烦。有研究者提出了较为简便的判断渴感减退的标准:当血钠 >150mmol/L 或血渗透压 >310mOsm/L 时,患者仍无渴感及饮水欲望,即可认为存在渴感减退。

因渴感中枢与调节 ADH 分泌的渗透压感受器——终板血管器及 ADH 的合成部位——视上核、室旁核位置毗邻,故渴感中枢的受损常同时伴有 ADH 分泌受损,即中枢性尿崩症。根据渴感减退形式及其合并中枢性尿崩症的情况,目前发现了4种渴感减退的类型。

类型 A:渴感阈值及 ADH 分泌阈值均上调;但在调定点以上,渴感剧烈程度及 ADH 分泌对血浆渗透压升高的反应正常。此类型渴感减退罕见,且原因不明,既往报道的病例中下丘脑及垂体 MRI、CT 均正常。

类型 B:渴感阈值及 ADH 分泌阈值均正常,但渴感及 ADH 分泌对血浆渗透压升高的反应减弱。此类型也罕见,病因不明,推测可能为渗透压感受器(包括 OVLT、SFO 及渴感中枢)部分受损所致,高钠血症一般不严重。

类型 C:渴感及 ADH 分泌严重障碍,且对血浆渗透压无反应。此为渴感减退最常见类型,推测为渗透压感受器完全受损所致。最常见病因为前交通动脉瘤破裂或手术损伤导致 OVLT 缺血,其他病因有肿瘤(生殖细胞瘤、颅咽管瘤等)、肉芽肿(结节病等)、甲苯中毒等。因调节渗透压的两套机制均受损,故高钠血症严重。

类型 D:渴感严重减退,且对血浆渗透压无反应,而 ADH 分泌功能正常。此型最为罕见,原因不明。

表 10 - 6 总结了目前已知的可导致渴感减退的病因。

表 10 - 6　渴感减退的已知病因

病因类别	病因
下丘脑区肿瘤(占50%)	原发肿瘤:颅咽管瘤、松果体瘤、脑膜瘤、垂体嫌色细胞瘤转移瘤:肺癌、乳腺癌
肉芽肿性病变(占20%)	LCH、结节病
脑血管疾病(占15%)	前交通动脉瘤、下丘脑内出血、颈内动脉结扎
其他(占15%)	脑水肿、脑室囊肿、外伤、甲苯中毒、胼胝体发育不良

第三节　钾代谢异常

一、钾平衡概述

钾是细胞内最主要的阳离子,对维持血浆渗透压及酸碱平衡、神经肌肉功能和正常新陈代谢起重要作用。正常人体总钾的98%分布在细胞内液,浓度为 $140 \sim 160 mmol/L$;2%分布在细胞外液(血钾),浓度为 $3.5 \sim 5.5 mmol/L$。人体的钾来源于正常饮食,进食后几乎可全部被吸收,主要经尿液、少量经汗液及粪便排出体外。血钾浓度的稳定,由细胞内、外液分布及摄入、排出的平衡维持,主要通过钾的跨膜转运和肾排泄进行调节,肾外排钾途径也起一定作用。

跨膜转运:跨细胞膜的钾离子浓度差由 $Na^+ - K^+ - ATP$ 酶维持,为逆浓度差的主动转运过程。影响细胞内外钾分布的因素可通过作用于 $Na^+ - K^+ - ATP$ 酶活性、细胞内外钾浓度差、物质交换速率、细胞膜对钾的通透性等环节调节钾的跨细胞转移。影响钾在细胞内外分布的因素主要包括儿茶酚胺、机体总钾量、细胞外液钾浓度、物质代谢、渗透压、运动、酸碱平衡状态、细胞膜损伤等。

肾脏排钾:钾在肾小球滤过后,大部分被近端小管和髓袢重吸收,且比例较固定。肾脏排钾主要取决于远曲小管和集合管主细胞对钾的分泌量。基底膜 $Na^+ - K^+ - ATP$ 酶可维持细胞内低 Na^+,促进小管液中 Na^+ 经管腔膜 Na^+ 通道进入细胞,造成小管液呈负电,驱使细胞内 K^+ 通过管腔膜 K^+ 通道分泌进入小管液。因此,影响主细胞基底膜 $Na^+ - K^+ - ATP$ 酶活性和管腔膜对 Na^+、K^+ 通透性的因素均可影响钾的分泌量。肾脏排钾主要受细胞外液钾浓度、醛固酮、小管液流速、酸碱平衡状态的调控。其中,醛固酮是体内调节血钾平衡最重要的激素,其功能在于保钠排钾。醛固酮是肾素 - 血管紧张素 - 醛固酮系统(RAAS)的组成成分,RAAS 被激活后醛固酮分泌增加,进入远曲小管和集合管主细胞后,结合胞质内受体,进入细胞核,调控基因表达。醛固酮可诱导蛋白包括管腔膜 Na^+ 通道蛋白、线粒体合成 ATP 的酶以及基底膜 $Na^+ - K^+ - ATP$ 酶,最终促进 Na^+ 的重吸收和 K^+ 的排泌。高钾血症刺激 RAAS 的激活。

肾外排钾:粪便和汗液也含有少量的钾,在某些病理情况下也可成为重要的排钾途径。

二、低钾血症

(一)临床表现

临床表现和细胞内、外钾缺乏的严重程度相关,更主要的是取决于低血钾发生的速度、时限以及病因。血清 $K^+ < 2.5mmol/L$ 时,症状较严重。应用利尿剂、糖皮质激素发生的低钾多为逐渐形成,故临床表现一般不严重。若短时期内发生缺钾,则症状出现迅速,甚至引起猝死。

1. 神经肌肉系统　当血清 $K^+ < 3.0mmol/L$ 时可出现肌无力,$< 2.5mmol/L$ 时可以出现软瘫,以四肢肌肉受累最多见,周期性瘫痪患者可突然坐下或蹲下站不起来,卧床后不能翻身,发作前偶尔有麻木感。当骨骼肌及呼吸肌受累时,则出现呼吸困难和吞咽困难,膝反射减弱或消失。

2. 消化系统　缺钾可使肠蠕动减弱,轻度缺钾仅有食欲缺乏,轻度腹胀、恶心、便秘;严重低血钾通过自主神经引起肠麻痹而发生腹胀或麻痹性肠梗阻,可有肠管黏膜水肿。

3. 心血管系统 轻度低血钾多表现为窦性心动过速、房性及室性早搏。重度低血钾可致室上性或室性心动过速及室颤等严重心律失常。低血钾可加重洋地黄中毒,故更易出现心律失常。由于钾缺乏大多伴有其他电解质如镁、钙等代谢紊乱,致临床和心电图表现混淆不清。早期缺钾的症状不明显并常被原发病病情所掩盖。

4. 泌尿系统 长期低钾可引起缺钾性肾病和肾功能障碍,浓缩功能减退,出现多尿(尤其是夜尿增多)。

5. 内分泌代谢 长期缺钾可使儿童生长受阻,伴低血钾的矮小症,血压不高者可能为儿童 Bartter 综合征,血压高者可能为儿童原发性醛固酮增多症。低血钾还可使糖耐量减退。

(二)病因及发病机制

低钾血症是指血清钾浓度 <3.5mmol/L。低钾血症的诊断首先要排除假性低钾血症,所谓假性低钾血症是指当血白细胞 >50×10^9/L 时,若采得的血标本未及时送检,在常温下保存 1 小时以上,大量钾因被白细胞摄取,导致检测结果偏低。临床上将低钾血症分为以下几类。

1. 缺钾性低钾血症 指体内总钾缺乏导致低血钾,包括摄入不足和丢失过多。因食物中含有大量的钾,摄入不足很少作为单独因素引起低钾血症,常作为加重因素。丢失过多可分为经肾失钾和肾外失钾。肾性失钾常见病因有:①肾脏疾病,如急性肾衰多尿期、肾小管酸中毒等;②内分泌疾病,如醛固酮增多症、Cushing 综合征等;③长期使用排钾利尿剂,如呋塞米、布美他尼、氢氯噻嗪等;④渗透性利尿,如输注甘露醇、糖尿病等;⑤补钠过多,如肾小管钠钾交换增强;⑥某些特殊药物,如青霉素、庆大霉素等,其机制未明,可能因改变了肾小管上皮细胞内的电位差,致排钾增加。肾外失钾可分为:①胃肠道失钾,如长期大量呕吐、腹泻、胃肠引流、造瘘等;②其他途径,如大面积烧伤、大量出汗、放腹水、腹腔引流、腹膜透析、不适当的血液透析等。

2. 转移性低钾血症 指细胞外钾转移到细胞内所致。常见病因有:①酸中毒恢复期或碱中毒;②使用大量葡萄糖,特别是同时给胰岛素;③低钾性周期性麻痹;④急性应激,肾上腺素分泌过多,致钾进入细胞内;⑤棉子油、氯化钡中毒;⑥使用叶酸、维生素 B$_{12}$ 治疗贫血,新生红细胞迅速利用钾;⑦输冷存洗涤过的红血胞;⑧低体温,此时钾进入细胞内。

3. 稀释性低钾血症 见于不适当的大量补液。

（三）临床思路（图 10 - 1）

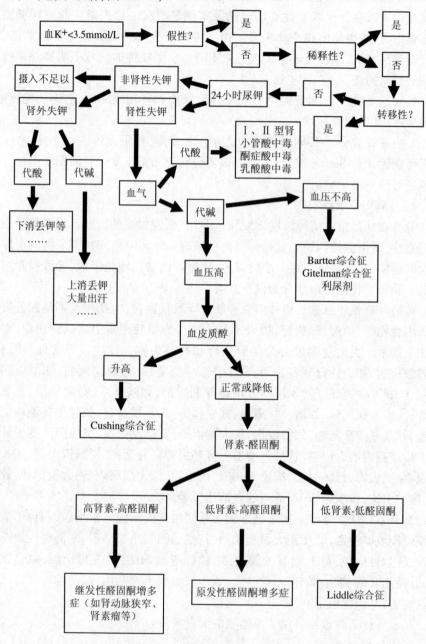

图 10 - 1 低钾血症的鉴别诊断流程

低钾血症的鉴别诊断可按图 10 - 1 所示路径进行。其中肾性失钾的标准为：当血钾 < 3. 5mmol/L 时，24 小时尿钾超过 25mmol；或当血钾 < 3. 0mmol/L 时，24 小时尿钾超过 20mmol。明确是否存在肾性失钾是低钾血症鉴别诊断的一个关键，故对低钾血症患者，在留取 24 小时尿钾前，不要急于将其血钾补至 3. 5mmol/L 以上。

三、高钾血症

高钾血症是指血清钾浓度 > 5. 5mmol/L。按病理生理机制可分为以下几种情况。

1. 钾摄入过多　只要肾脏排钾能力正常，摄入过多一般不会导致高钾血症，多见于医源性过多过快输入含钾液体所致，极为罕见。

2. 肾脏排钾能力下降　临床上导致高钾血症的最常见原因。见于：①各种原因所致的肾功能不全；②原发性肾上腺皮质功能不全（盐皮质激素缺乏）；③保钾利尿剂，如螺内酯、血管紧张素转换酶抑制剂（ACEI），因竞争性拮抗醛固酮作用或减少醛固酮的生成，从而抑制远曲小管和集合管对钾的分泌；④洋地黄过量，其机制为抑制 $Na^+ - K^+ - ATP$ 酶，使肾小管泌钾障碍并使组织细胞摄钾减少。

3. 细胞内钾离子大量逸出　主要见于：①大量血管内溶血；②溶瘤综合征；③挤压综合征、横纹肌溶解等导致组织细胞大量坏死的疾病；④严重酸中毒，其机制为细胞内 K^+ 外移，但同时肾小管上皮细胞 $Na^+ - H^+$ 交换增加、$Na^+ - K^+$ 交换减少致使肾脏排钾减少；⑤过量应用 β 受体阻滞剂，干扰 β 受体激动剂促进钾离子转入细胞内；⑥高钾性周期性麻痹。

第四节　钙、磷代谢异常

一、钙、磷平衡概述

人体内钙、磷代谢的平衡是维持机体正常生理功能的重要因素，钙、磷平衡主要通过 3 个激素——甲状旁腺激素（PTH）、维生素 D、降钙素和 3 个脏器——肾脏、骨骼、肠道来实现（见表 10 - 7）。

表 10 – 7　钙、磷平衡调节机制

激素	肾脏	骨骼	肠道	总的效应
PTH	增加钙重吸收 抑制磷重吸收	促进破骨细胞活性, 增加骨钙释放	通过促进活性维生素 D 合成增加钙、磷吸收	升高血钙 降低血磷
维生素 D	无直接作用	无直接作用	促进钙、磷吸收	升高血钙 升高血磷
降钙素	抑制钙重吸收 抑制磷重吸收	抑制破骨细胞活性	无直接作用	降低血钙 降低血磷

　　上述三种激素中,PTH 在维持血钙、磷浓度稳定中起主要作用。血液中的总钙包括结合钙(约占 52%)和游离钙(约占 48%)两部分。结合钙中大部分与白蛋白结合,其余与球蛋白结合或与其他大分子物质螯合。血液中,真正有生理意义的是游离钙,但因其测定不普及,故在血液蛋白含量稳定的情况下,常用总钙浓度替代游离钙,但当血液蛋白含量出现明显改变时,则需进行血钙浓度校正。当血游离钙浓度升高时,通过甲状旁腺主细胞上的钙敏感受体(CaSR),迅速抑制 PTH 的分泌,使尿钙排泄增加、骨钙入血减少,游离钙下降;当血游离钙浓度降低时,则可迅速刺激 PTH 的分泌,增加尿钙重吸收和骨钙入血,使游离钙上升。上述精确的调控机制使血钙稳定在一个狭窄范围内。血磷浓度的改变亦可刺激或抑制 PTH 的分泌,但血磷对 PTH 分泌的影响作用较弱,机体血磷浓度的调控不如血钙精确,故血磷浓度不如血钙稳定,波动较大,其正常值范围随年龄而异,儿童血磷浓度较成人高。

　　另外,血磷是指血液中以无机磷酸盐形式存在的磷,主要是 HPO_4^{2-},CaHPO$_4$ 在血液中的溶解度低,Ca^{2+} 和 HPO_4^{2-} 的浓度乘积(即钙磷乘积)为一常数,当超过这一常数时,多余的 Ca^{2+} 和 HPO_4^{2-} 将以 CaHPO$_4$ 形式析出,故血钙或血磷中某一种浓度过高,必将影响另一种的浓度。

二、高钙血症

高钙血症是指校正后的血总钙浓度超过 2.6mmol/L(不同实验室略有差别)。

(一)临床表现

高钙血症临床表现累及多个系统。症状的出现与否及轻重程度与血中游离钙升高的程度、速度及患者的耐受性有关。血钙低于 3.0mmol/L 时,症状常较轻或无症状,而血钙浓度大于 3.5~4.0mmol/L 时,几乎都有明显的症状,即出现高钙危象。

1.神经精神症状 一般表现有乏力、倦怠、软弱、淡漠。病情继续发展出现头痛、肌无力、腱反射抑制、抑郁、易激动、步态不稳、语言障碍、听觉和视力障碍、定向力丧失、木僵、精神行为异常等神经精神表现。一般血清 Ca^{2+} 为 $3.0 \sim 3.75mmol/L$ 时可出现神经衰弱样症候群,$4.0mmol/L$ 时出现精神症状,$>4.0mmol/L$ 时发生谵妄、惊厥、昏迷。

2.泌尿系统症状 高血钙可致肾小管损害,肾浓缩功能下降,使体液丢失,严重者每日尿量达 $8 \sim 10L$,致水、电解质、酸碱代谢失衡。患者出现烦渴、多饮、多尿、脱水。另外,高钙血症可引起肾间质钙盐沉积,导致间质性肾炎、失盐性肾病、尿路感染、肾石病、肾钙盐沉着症甚至肾衰竭。

3.消化系统症状 表现有食欲减退、恶心、呕吐、腹痛、便秘,甚至麻痹性肠梗阻。高血钙可促进胃泌素和胃酸分泌,故易发生消化性溃疡。而钙盐沉积阻塞胰管及高血钙刺激胰酶大量分泌可引起急性胰腺炎。

4.心血管系统和呼吸系统症状 患者可发生高血压和各种心律失常,心电图表现有 $Q-T$ 间期缩短,$ST-T$ 段改变,房室传导阻滞,低血钾性 U 波等。若未及时治疗,可发生致命性心律失常。高钙血症引起的水、电解质、酸碱失衡,使支气管分泌物黏稠,黏膜纤毛活动减弱,可致肺部感染、呼吸困难,甚至呼吸衰竭。

5.其他 高血钙时钙易异位沉积于血管壁,使肌肉组织供血营养障碍,可致肌无力、萎缩、麻痹。其他异位钙化灶可致眼角膜病、红眼综合征、结膜及鼓膜钙化、关节周围钙化、软骨钙化等。

(二)病因与发病机制

高钙血症的最常见病因为原发性甲状旁腺功能亢进症和恶性肿瘤,两者在高钙血症病因中占90%以上。为便于鉴别高钙血症的病因,建议首先测定血PTH 浓度,从而将高钙血症分为 PTH 升高的高钙血症和 PTH 不高的高钙血症。

1.PTH 升高的高钙血症病因

(1)原发性甲状旁腺功能亢进症。最常见病因,多为散发,可有家族史,可为多发性内分泌腺瘤病(MEN)1 型或 2A 型表现之一,病变性质多数为甲状旁腺腺瘤,其次为增生,再次为腺癌,因甲状旁腺病变引起 PTH 过量自主分泌所致。

(2)三发性甲状旁腺功能亢进症。各种原因所致的低钙血症可刺激甲状旁腺,使之增生肥大,分泌过多的 PTH 所致,称为继发性甲状旁腺功能亢进症,多见于肾功能不全、小肠吸收不良或维生素 D 缺乏等。在继发性甲状旁腺功能亢进症的基础上,由于甲状旁腺受到持久的刺激,部分增生组织转变为功能自主的腺瘤,自主分泌过多的 PTH,从而导致血钙升高,即为三发性甲状旁腺功能亢进症。原发性甲状旁腺功能亢进症和三发性甲状旁腺功能亢进症的鉴别诊断主要依赖于既往病史。

（3）家族性低尿钙性高钙血症。罕见，常染色体显性遗传，为 CaSR 基因失活性突变，致使钙对甲状旁腺分泌 PTH 的负反馈抑制消失，从而导致 PTH 过度分泌，血钙升高。

（4）恶性肿瘤异位分泌 PTH。罕见，报道的有肺小细胞癌、肺鳞癌、卵巢透明细胞腺癌、甲状腺乳头状癌等。

2. PTH 不高的高钙血症病因

（1）恶性肿瘤。最常见病因。其中，80% 因恶性肿瘤分泌甲状旁腺激素相关肽（PTHrp）所致，PTHrp 氨基端序列与 PTH 相似，可激活 PTH 受体，产生类似 PTH 的作用；20% 因恶性肿瘤累及骨，导致溶骨性高钙血症；另有恶性肿瘤分泌维生素 D 导致高钙血症的报道，但极为罕见。

（2）内分泌疾病。如甲状腺功能亢进症、肾上腺皮质功能不全、肢端肥大症等。

（3）结节病和其他肉芽肿性疾病。可能为肉芽肿组织产生活性维生素 D 所致。

（4）药物。如维生素 A 或 D 中毒、噻嗪类利尿剂等。

（5）其他。如制动、乳碱综合征等。

综上，PTH 升高的高钙血症几乎均为甲状旁腺功能亢进所致，需重点检查甲状旁腺；而 PTH 不高的高钙血症，则需重点筛查恶性肿瘤。

（三）临床思路（图 10 - 2）

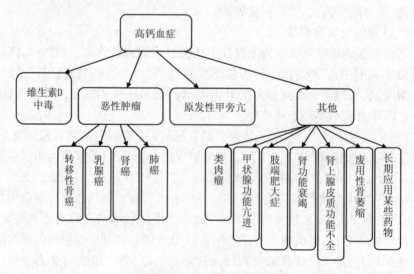

图 10 - 2　高钙血症诊断思路

三、低钙血症

(一)临床表现

低血钙临床表现与血钙下降的程度、速度、时间长短等因素有关,如果短时间内血钙迅速下降或伴碱中毒时,可出现威胁生命的严重后果。

低钙血症常伴发神经肌肉的兴奋性增高,并出现较特异的临床表现。慢性、中等程度的低血钙时,患者可感到唇、鼻、四肢麻木或刺痛,肌束颤动,面神经叩击征和束臂征阳性。当血钙下降严重或下降速度很快时,可出现自发性手足搐搦、腹痛、支气管哮喘,甚至喉痉挛、癫痫大发作,后者也可能与脑内病灶(如钙化灶)有关。甲旁减患者颅内(基底节、小脑、大脑皮质)可发生异位钙化,引起震颤、共济失调、手足徐动症、舞蹈症、抽搐等症状。长期低钙血症患者的记忆力减退、性格改变、抑郁、焦虑、精神错乱、儿童智力障碍。有些患者可并发心力衰竭,心电图表现为 Q-T 间期延长、T 波平坦或倒置。慢性低血钙时可有皮肤干燥、鳞屑增多、色素沉着、指甲易脆、指甲横沟、秃发、毛发稀疏,可发生白内障。另外,因免疫功能降低,易感染念珠菌病。儿童可出现牙齿发育不全。

(二)病因与发病机制

低钙血症是指校正后的血总钙浓度低于 2.1mmol/L。根据钙、磷平衡机制,低钙血症原因可分为以下几种。

1. 甲状旁腺激素分泌或作用障碍

(1)甲状旁腺功能减退症。因循环中 PTH 不足导致钙、磷代谢异常,以低血钙、高血磷为特点,临床常表现为肢端或口周麻木、感觉异常、手足搐搦,甚至出现癫痫发作、意识障碍、支气管痉挛、喉痉挛、心律失常、充血性心衰等严重症状,并可合并颅内钙化、低钙性白内障等并发症。病因包括先天或遗传性、获得性两大类(见表 10-8)。

表 10-8　甲状旁腺功能减退症的病因

序号	病因
1	甲状旁腺发育不全:多为染色体异常或基因突变所致
2	PTH 合成障碍:为前甲状旁腺素原基因突变,常染色体显性遗传
3	钙敏感受体激活性突变:PTH 分泌受抑制,常染色体显性遗传,少数为散发性
4	自身免疫性甲状旁腺炎: 1 型自身免疫性多发内分泌腺综合征(APS-1):AIRE 基因突变 CaSR 激活性自身抗体

续表

序号	病因
5	甲状旁腺浸润性病变
	过量金属沉积(如血色病、Wilson 病)
	恶性肿瘤浸润
	肉芽肿浸润
6	低镁或高镁血症致 PTH 合成及释放减少
7	颈部手术致甲状旁腺受损

(2)假性甲状旁腺功能减退症。为靶器官对甲状旁腺激素抵抗所致,患者 PTH 水平升高。

2. 维生素 D 代谢障碍　可见生成障碍和作用障碍。

(1)活性维生素 D 生成障碍性疾病。①食物中缺乏维生素 D;②日晒少致使皮肤维生素 D 生成减少;③消化道疾病致使维生素 D 吸收障碍;④维生素 D 羟化障碍,如肝硬化、肾功能不全、遗传性 1α - 羟化酶缺陷(即遗传性维生素 D 依赖性佝偻病Ⅰ型);⑤维生素 D 分解代谢加快,如苯巴比妥、苯妥英钠等药物可增加肝微粒体氧化酶活性,使维生素 D 加快分解为无活性的代谢产物。

(2)维生素 D 作用障碍。即遗传性维生素 D 依赖性佝偻病Ⅱ型,为维生素 D 受体基因失活性突变所致,呈常染色体隐性遗传。

3. 慢性肾功能不全　导致低钙血症的主要机制为:维生素 D1α 羟化障碍、肾脏排磷障碍致使血磷升高。

4. 抑制破骨细胞活性的药物　如降钙素、双磷酸盐等。

5. 成骨增加的情况　如成骨性骨转移、原发性甲旁亢术后致骨饥饿综合征等。

6. 血钙被结合为不易溶于水的物质

(1)急性胰腺炎。因脂肪分解释放大量脂肪酸,与钙结合形成不溶于水的皂钙,致使血钙下降。

(2)导致高磷血症的疾病。如溶瘤综合征、挤压综合征等。

(3)大量输注含枸橼酸盐的库存血。

7. 库欣综合征　虽破骨细胞活性增加致使骨钙动员入血,但因同时肾脏排钙增多,可致低钙血症。

（三）临床思路（图10-3）

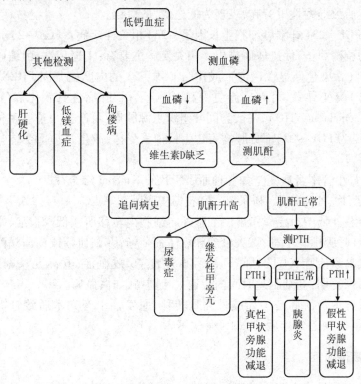

图10-3 低钙血症诊断思路

四、低磷血症

低磷血症是指空腹血清磷浓度<0.8mmol/L（儿童需根据其年龄段的正常值）。病因可分为以下几种情况。

1. **肠道磷吸收减少**

（1）摄入减少。因饮食中含大量的磷，故极少见，可见于精神性厌食等。

（2）维生素D缺乏或维生素D作用障碍（遗传性维生素D依赖性佝偻病Ⅱ型）致肠磷吸收减少。

（3）消化道疾病导致长期呕吐、腹泻。

（4）服用可与磷结合的药物致磷吸收障碍，如氢氧化铝、碳酸铝等。

2. **肾性失磷**

（1）PTH或PTHrp升高，促进肾磷排泄，见于原发性（三发性）甲旁亢、家族性低尿钙性高钙血症、恶性肿瘤分泌 PTHrp,表现为低血磷、高血钙;也可见于低钙血症所致继发性甲旁亢,表现为低血磷、低血钙。

(2)FGF-23(纤维母细胞生长因子-23)相关性疾病。FGF-23 是目前研究最多的调磷因子,促进尿磷排出。相关疾病主要有:①遗传性,由编码 FGF-23 的基因(常染色体显性遗传),或代谢 FGF-23 的内肽酶基因 PHEX(X 连锁显性遗传)突变导致,可有家族史,起病年龄早;②肿瘤性骨软化症(tumor induced osteomalacia,TIO),一般为间叶组织来源肿瘤,可产生一种或多种调磷因子,最常见为 FGF-23,部分肿瘤表达生长抑素受体,故生长抑素受体显像是主要筛查手段。

(3)肾小管本身病变。如各种原因所致的 Fanconi 综合征。

(4)药物,如降钙素、利尿剂、酒精、糖皮质激素等。

3. 转移性低磷血症　指磷由细胞外向细胞内转移所致低磷血症,常见病因有:①急性呼吸性碱中毒;②大量静脉输注葡萄糖;③高血糖或糖尿病酮症酸中毒时用胰岛素治疗;④长时间饥饿后再进食;⑤败血症;⑥高儿茶酚胺血症;⑦酸中毒恢复期;⑧细胞短时间内快速大量增殖,如白血病。

4. 成骨增加的情况　如成骨性骨转移、原发性甲旁亢术后致骨饥饿综合征、维生素 D 缺乏治疗后、Paget's 骨病等。

五、高磷血症

高磷血症是指空腹血清磷浓度 >1.6mmol/L(儿童需根据其年龄段的正常值)。病因可分为以下几种情况。

1. 肾脏排磷减少　主要原因有以下几个方面。

(1)肾功能不全。

(2)甲状旁腺激素分泌或作用障碍。①各种病因所致甲状旁腺功能减退症(见表10-8);②假性甲状旁腺功能减退症;③非 PTH 升高的各种原因导致高钙血症,使 PTH 分泌受抑制。

(3)肢端肥大症。

(4)甲状腺功能亢进症。

(5)肾上腺皮质功能减退症。

(6)肿瘤样钙质沉着症(tumoral calcinosis)。

(7)低碱性磷酸酶血症。

(8)药物:如肝素、双磷酸盐等。

2. 转移性高磷血症　指磷由细胞内向细胞外转移所致高磷血症,常见病因有:①溶瘤综合征;②挤压综合征、横纹肌溶解等导致组织细胞大量坏死的疾病;③溶血性贫血;④严重的代谢性或呼吸性酸中毒;④急性重型肝炎;⑤高热等。

3. 肠道磷吸收增加 少见,多为医源性,如维生素 D 过量、使用含磷酸盐泻剂等。

4. 其他原因 静脉过多、过快输注含磷制剂,如磷酸盐、磷脂等。

(季　宇　韩玉霞)

参考文献

1. Stricker EM VJG. Water intake and body fuids. Fundamental neuroscience, 2003, 1011 – 1029.

2. Robinson AG. Disorders of antidiuretic hormone secretion. Clin Endocrinol Metab, 1985, 14(1): 55 – 88.

3. Baylis PH, Thompson CJ. Osmoregulation of vasopressin secretion and thirst in health and disease. Clin Endocrinol (Oxf), 1988, 29(5): 549 – 576.

4. Kovacs L, Robertson GL. Disorders of water balance – hyponatraemia and hypernatraemia. Baillieres Clin Endocrinol Metab, 1992, 6(1): 107 – 127.

5. McKenna K, Thompson C. Osmoregulation in clinical disorders of thirst appreciation. Clin Endocrinol (Oxf), 1998, 49(2): 139 – 152.

6. Komatsu H, Miyake H, Kakita S, et al. Hypoplasia of the corpus callosum associated with adipsic hypernatremia andhypothalamic hypogonadotropinism: a case report and review of the literature. Pediatr Int, 2001, 43(6): 683 – 687.

7. 陈主初. 病理生理学. 第 1 版,北京:人民卫生出版社,2001.

8. 史轶蘩. 协和内分泌和代谢学. 北京:科学出版社,1999.

9. 王吉耀. 内科学. 第 1 版. 北京:人民卫生出版社,2005.

10. Melmed. Williams Textbook of Endocrinology, 12th ed. 2011 Saunders, An Imprint of Elsevier. Goldman, et al. Cecil Medicine, 24th ed. 2011 Saunders, An Imprint of Elsevier.

11. 陈家伦. 临床内分泌学. 第 1 版. 上海:上海科学技术出版社,2011.

12. Stewart AF. Hypercalcemia associated with cancer. N Engl J Med, 2005, 352(4): 373 – 379.

13. Shoback D. Clinical practice. Hypoparathyroidism. N Engl J Med, 2008, 359(4): 391 – 403.

14. Doyle DA. Chapter 565:Hypoparathyroidism. Nelson Textbook of Pediatrics, 2011, Saunders, 1916 – 1919.

15. Fauci. Harrison's Principles of Internal Medicine, 17th ed. 2008 McGraw – Hill Companies.

16. 张秀明. 临床生化检验诊断学. 北京:人民卫生出版社,2012:1248 – 1249.

17. 郑铁生,鄢盛恺. 临床生物化学检验. 第 2 版. 北京:中国医药科技出版社,2010:210 – 225,251 – 253.

18. 马怀安,王清涛,王金安,等. 血清钙测量参考方法的复现及方法学评价. 中华检验医学杂志,2009,32(5):526 – 530.

19. 叶应妩,王毓三,申子瑜. 全国临床检验操作规程. 第 3 版. 南京:东南大学出版社,2006.

20. 王刚,李勇,董伟. 血清钠、钾离子的均相直接测定方法研究进展. 生物技术通讯,2006,17(6):1011 – 1013.